艾扬格瑜伽学院教材系列

瑜伽花环

第1卷 · 文章 演讲 杂记

B.K.S.Iyengar

Aṣṭadaḷa Yogamālā

Articles Lectures Messages

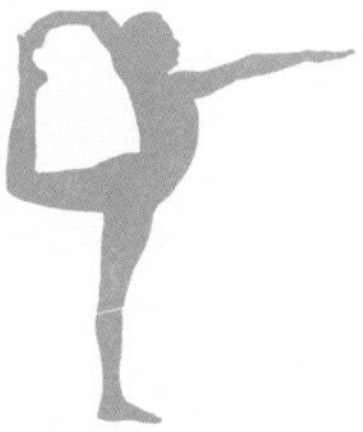

Volume 1

[印] B.K.S. 艾扬格 ——————著

刘子新 付静 译 吴华军 校

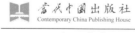

当代中国出版社

Contemporary China Publishing House

2020 年 · 北京

在此向联盟出版私营有限责任公司致谢

版权合同登记号 图字：01-2019-6050

图书在版编目（CIP）数据

瑜伽花环．第1卷，文章、演讲、杂记/（印）
B.K.S.艾扬格（B.K.S.Iyengar）著；刘子新，付静译
．-- 北京：当代中国出版社，2020.10
书名原文：Astadala Yogamala Volume 1 Articles
Lectures Messages
ISBN 978-7-5154-1063-0

Ⅰ．①瑜… Ⅱ．①B… ②刘… ③付… Ⅲ．①瑜伽—
文集 Ⅳ．①R793.51-53 ②G883

中国版本图书馆 CIP 数据核字（2020）第 174165 号

出 版 人　曹宏举
责任编辑　袁又文　李胜佳
责任校对　康　莹
印刷监制　刘艳平
封面设计　观止堂_未　氓
出版发行　当代中国出版社
地　　址　北京市地安门西大街旇勇里 8 号
网　　址　http://www.ddzg.net　邮箱：ddzgcbs@sina.com
邮政编码　100009
编 辑 部　（010）66572264　66572154　66572132　66572180
市 场 部　（010）66572281　66572161　66572157　83221785
印　　刷　北京润田金辉印刷有限公司
开　　本　720 毫米 × 1020 毫米　1/16
印　　张　17 印张　2 插页　插图 21 幅　275 千字
版　　次　2020 年 10 月第 1 版
印　　次　2020 年 10 月第 1 次印刷
定　　价　65.00 元

祈祷文

ॐ

yogena cittasya padena vācāṃ
malaṃ śarīrasya ca vaidyakena
yopākarottaṃ pravaraṃ munīnāṃ
patañjaliṃ prāñjalirānato'smi
ābāhu puruṣākāraṃ
śankha cakrāsi dhāriṇaṃ
sahasra śirasaṃ śvetaṃ
praṇamāmi patañjaliṃ

我俯首于最高贵的圣哲帕坦伽利的面前。
他赐予我们瑜伽，让我们享有心灵的宁静圣洁；
他赐予我们语法，让我们享有明晰纯净的语言；
他赐予我们医药，让我们享有纯净完美的健康。
我心悦诚服地拜倒在崇高的圣哲帕坦伽利的脚下。
他头顶千头之蛇，是阿迪舍沙（Ādiśeṣa）的化身。
蛇神上身人形，一手执海螺，一手握法轮，
一手掌祛昧之慧剑，一手福佑众生，下身如卷曲之蛇。

yastyaktvā rūpamādyaṃ prabhavati jagato´nekadhānugrahāya

prakṣīṇakleśarāśirviṣamaviṣadharo´nekavaktrāḥ subhogī

sarvajñānāprasūtirbhujagāparikaraḥ prītaye yasya nityaṃ

devohīṣaḥ savovyātsitavimalatanuryogado yogayuktaḥ

我拜倒在主阿迪舍沙的脚下，
他化身为帕坦伽利降临人间，
使人类饮惠沐泽于康宁之中。
我向主阿迪舍沙致敬，他是千头蛇神，
口含剧毒，丢下这一切，化身为帕坦伽利来到人间，
只为消除无知和痛苦。我代表无数的追随者，向主敬礼。
我向主祈祷，他原初的身体闪耀着平静和洁白的光辉。
他是一名瑜伽大师，将自己所有的瑜伽之光赐予人类，
使我们能够安住在不朽的灵魂之中。

前言

这本书是《瑜伽花环》（*Aṣṭadaḷa yogamālā*）的第一卷。《瑜伽花环》收录了我在不同时期与不同场合完成的文章、演讲、谈话、采访、问答与教学内容。

这一文集由若干卷组成。第一卷的内容包括我的个人传记、瑜伽的定义，以及关于帕坦伽利瑜伽的阐述。这所有文字的灵感，均来源于帕坦伽利在论述瑜伽八支时充满智慧的语言。这八支分别为禁制、劝制、体式、调息、制感、专注、冥想与三摩地。这八支借助这样的方式予以整合与呈现，以点燃读者的兴趣并启发他们实践瑜伽。

这一文集也凝聚着我几位学生的智慧，他们是来自法国的斯里查兰·法伊克·比利亚（Sricharan Faeq Briria）博士、来自西班牙的文学硕士帕西·利萨尔迪斯（Patxi Lizardi）、来自伦敦的约翰·埃文斯（John Evans），以及我的女儿吉塔（Geeta）。多年来，他们从散落在世界各地的各种资源里搜集材料。我想，如果不是他们先行甄别这些繁杂的材料并花费数月的时间对原稿进行反复编辑，如果不是斯蒂芬妮·奇克（Stephanie Quirk）日以继夜并充满耐心地在电脑前对原稿进行整合以使我的作品在被进一步修正和校对时变得容易，这卷书永远不可能问世。

由于这些谈话与文章源自我瑜伽旅程中的不同时期，因此出现重复也在所难免。它们之中的某些部分被有意保留下来，以使读者能够观察与学习我从年轻时期的不间断习练中所获得的进步与成长。

这些在文本中与时间长河里保持着一致的新想法，兴许还会激发出你们对自己习练的新想法或新智慧。因此，我请求读者怀着热情去接纳与审视这些新的想法，也许它们能在你们的心灵和头脑里留下深刻的烙印，并为想在生活里修习瑜伽的人们提供服务与指引。

所有为这一文集的问世而作出贡献的我的学生们，都将与我共享它的价值与荣誉。

请让我向比利亚博士、利萨尔迪斯先生以及我的女儿吉塔表达谢意，感谢他们齐心协力编写出这本书。他们付出了令人赞叹的努力，将瑜伽在科学与哲学层面的细微差别呈现出来，以使所有人都能读懂它。

我更要感谢哈珀柯林斯出版社（Harper and Collins Publishers），它曾出版过《瑜伽花环》所收录的我的所有作品。如果没有这些作为参考，这本书是不完整的。

同时，我还要感谢联合出版社（Allied Publishers）欣然同意出版本卷以及正在编写之中的另外几卷，以使读者更熟悉了解瑜伽这项宝贵的人类精神文化遗产。

2000 年 11 月，普纳拉玛玛尼艾扬格纪念瑜伽学院

目录

第一部分　传记作品

1.1　瑜伽如何改变我？ ……003

1.2　我的瑜伽旅程 ……009

命运的角色 ……009

古鲁的变幻莫测 ……012

环境的改变 ……013

播下成为瑜伽教师的种子 ……014

到达普纳 ……014

瑜伽的传承 ……015

我的第一次公开亮相 ……017

痛苦 ……018

我的首次创新 ……018

来自医务人员的挑战 ……019

我如何开始调息法？ ……020

我的调息实践 ……021

梦境 ……022

命运在我的婚姻中的角色，1943 年 ……023

我的求婚是神的安排 ……023

结婚 ……024

我们在普纳的生活 ……024

Ramā 的去世 …… 025
瑜伽的传播 …… 026
人们如何对瑜伽开玩笑？ …… 028
遇见克里希那穆提 …… 029
比利时王太后陛下 …… 032
与 Lokanayak Jayaprakash Narayan 相识 …… 033
重塑我的身体 …… 034
打在骄傲上的一耳光 …… 034
瑜伽的传播 …… 035
瑜伽书籍 …… 036
1.3 我的古鲁吉——克里希那玛查雅 …… 037
1.4 我是如何学习调息的？ …… 048

第二部分 阐述瑜伽

2.1 定义瑜伽 …… 055
瑜伽是一门身体学科、心理学科还是两者都是？ …… 055
误导充斥 …… 055
瑜伽结合 …… 056
四和八 …… 056
发现“君主” …… 058
2.2 描述瑜伽 …… 059
发现真实的性格 …… 059
接触宇宙灵魂 …… 060
瑜伽—— 一门灵性学科 …… 060
2.3 瑜伽—— 一种古老的文化 …… 061
瑜伽来到西方 …… 061
2.4 自我分析与瑜伽 …… 063
2.5 瑜伽—— 一种普世文化 …… 065
2.6 瑜伽是艺术、科学、宗教还是哲学？ …… 073

2.7 瑜伽——引领个体抵达神的科学 ……075
2.8 通往救赎的道路 ……077
道路 ……078
瑜伽的方法 ……078
2.9 瑜伽——发现真我的道路 ……083
2.10 瑜伽——借助规训抵达自由 ……085
教育的目的 ……085
bhoga、Roga 和瑜伽 ……085
从复杂到简单 ……086
客观知识和主观经验 ……088
从自由的知识到真我的知识 ……088
禁制和劝制 ……089
体式和调息 ……089
制感 ……090
无知识，无冥想 ……090
冥想——通往成熟智性与纯粹的道路 ……092
纯净、简单与神圣的存在 ……093
2.11 瑜伽——所有灵性道路的源泉 ……094
2.12 我们为何习练瑜伽？ ……099
这些潜印象是什么？ ……100
瑜伽如何让人从动机中解脱 ……100
2.13 yoga sam̐pat—— 瑜伽的财富 ……102
2.14 瑜伽带来健康与幸福 ……110
2.15 瑜伽与和平 ……114
真我的仆人 ……115
意识诱惑真我 ……116
真我的工具 ……118
修习者的进步阶段 ……122
《哈达瑜伽之光》与《瑜伽经》的同一性 ……123

和平之轮 …… 130
2.16 瑜伽——保持和平的一种方法 …… 132
2.17 瑜伽和思想文化 …… 135
2.18 瑜伽与正法 …… 137
瑜伽是什么？ …… 137
正法是什么？ …… 137
种姓 …… 138
生命四行期 …… 140
人生四目标 …… 140
正法的分类 …… 141
2.19 瑜伽讲求修习的效率 …… 146

第三部分 帕坦伽利与他的瑜伽体系
3.1 帕坦伽利的《瑜伽经》
——智慧的珍宝 …… 155
3.2 帕坦伽利瑜伽 …… 166
3.3 瑜伽之灵
——瑜伽的不朽 …… 170
3.4 瑜伽的行动 …… 173
3.5 帕坦伽利瑜伽经的精髓 …… 179
帕坦伽利 …… 179
《三摩地篇》 …… 182
《修习篇》 …… 185
克里亚瑜伽修习 …… 186
《力量篇》 …… 187
《解脱篇》 …… 187
3.6 anuśāsanam——研读指引 …… 189
帕坦伽利《瑜伽经》四章 …… 189
身体的元素与鞘层 …… 190

修习克里亚 ……………………………………………………191
痛苦 ……………………………………………………………193
原质与原人联结的效用 ………………………………………194
瑜伽如何借助原质与神我的联结实现进化？ ………………195
3.7 瑜伽，献给人类的礼物
——帕坦伽利《瑜伽经》四章的摘要 ………………………198
《三摩地篇》……………………………………………………198
《修习篇》………………………………………………………201
《力量篇》………………………………………………………206
《解脱篇》………………………………………………………207
3.8 瑜伽智慧的珍宝 …………………………………………210
《瑜伽经》………………………………………………………212
《三摩地篇》……………………………………………………213
《修习篇》………………………………………………………224
《力量篇》………………………………………………………232
《解脱篇》………………………………………………………237
3.9 《瑜伽经》主题索引 ………………………………………242
为何习练瑜伽？ ………………………………………………242
预防与治疗 ……………………………………………………243
什么是瑜伽？ …………………………………………………243
瑜伽八支及其效用 ……………………………………………245
联结 ……………………………………………………………253
修习 ……………………………………………………………253

附 录

所获奖励与荣誉 ………………………………………………255
作者作品 ………………………………………………………258
关于艾扬格瑜伽的其他作品 …………………………………258

插 图

图 1　巴拉吉和拉克希米 ……………………………………………007
图 2　克里希那玛查雅 …………………………………………………010
图 3　哈努曼式 …………………………………………………………012
图 4　根茎式 ……………………………………………………………013
图 5　脑后留着一簇长头发，前额的剃了一半 …………………016
图 6　1938 年在德干俱乐部…………………………………………017
图 7　仰卧三角式 ………………………………………………………019
图 8　仰卧侧角式 ………………………………………………………019
图 9　仰卧战士式 ………………………………………………………019
图 10　仰卧半月式 ……………………………………………………019
图 11　年轻的拉玛玛尼 ……………………………………………024
图 12　艾扬格（左）和克里希那穆提在一起 ……………………030
图 13　轮式 ……………………………………………………………032
图 14　比利时王太后陛下 …………………………………………033
图 15　帕坦伽利 ………………………………………………………056
图 16　三角伸展式 ……………………………………………………227
图 17　三角侧伸展式 …………………………………………………227
图 18　战士 II 式 ………………………………………………………227
图 19　战士 I 式…………………………………………………………227
图 20　桥式肩倒立 ……………………………………………………234
图 21　支撑肩倒立 ……………………………………………………234
图 22　支撑头倒立 ……………………………………………………234
图 23　双脚内收直棍式 ………………………………………………234

表格

表 1　六个灵性属性 …… 103
表 2　瑜伽八支的规训和六个灵性属性的发展 …… 104
表 3　瑜伽文献中的禁制 …… 105
表 4　瑜伽文献中的劝制 …… 105
表 5　帮助习练者培养良好的心智脾性的方法 …… 106
表 6　痛苦 …… 107
表 7　修习的阶梯——以三本瑜伽经典为基础 …… 124
表 8　正法的分类 …… 139
表 9　修习的分类 …… 142
表 10　主观整合（人的内在世界）的阶段 …… 144
表 11　《瑜伽经》四章中的修习 …… 150
表 12　三摩地的分类 …… 183
表 13　五种传统鞘层及其对应元素 …… 191
表 14　禁制与劝制的相互联结 …… 195
表 15　瑜伽八支及其对应波动 …… 205

第一部分

传记作品

ॐ

1.1 瑜伽如何改变我?

命运会在一瞬间作用于人，改变他的外在和性格。在有些人身上，它很快产生影响，对另一些人呢，命运等待勤奋、持续、耐心的努力，然后才开花结果。在我这，是后者的情况。什么是命运？命运是过去世累积的业力和反作用，储存起来在今世产生影响。当命运像闪电一样击中你，并且被接纳，你就得毫不动摇地面对挑战。要记得，只有命运是不够的。用平衡、坚定的努力去培养性格，从而达到进步的必需条件。命运和努力一起出现时，它们就会陶冶和改变个体的生命。如果这些改变被接纳，那么，幸运的大门就向他敞开，通向成功，拥抱成就。

我认为自己是成千上万回应命运那一声召唤的人之一。从我跃入的那一刻起，我以信念执着于它，尽管一个又一个失败令我绝望、沮丧、痛苦。我想，接纳这些失败吧，它们可能是通往成功的阶梯，所以我带着毫不犹豫的决心追寻我的命运所选择的道路。35 年持续不断的奋斗后，我的努力结出了果实，使我的生命有了价值。可以说是命中注定或源自上帝之手吧。命运和不知疲惫的努力，使我理解并实现了我的人生目标，使我的生命对这个世界有所贡献。

虽然述说或书写自己是有点尴尬的，但我应当把虚假的谦虚放在一边，我要告诉人们，对瑜伽的兴趣如何使我积聚了动力并改变我，以及带着我的瑜伽练习的新的光芒，我如何吸引人们来学瑜伽，使瑜伽流行起来。我希望对我早年生活的叙述能帮助瑜伽学生和爱好者去建立练习的勇气和力量，是命运把他们带到了我面前。

我出生于 1918 年，也就是世界性流感爆发那一年，在印度卡纳塔克邦科拉尔区（Kolar District of Karnataka State）一个叫百勒尔（Bellur）的村子。我诞生的准确日期是 1918 年 12 月 14 日星期六的夜里 3 点，根据印度标准时间变成了星期日。因为我的母亲感染了流感，所以我能活下来的希望很渺茫，但死神之手放过了我们两个。尽管活了下来，而我一生下来就有病，手臂和腿瘦弱不堪，肚子突出，大脑袋。我的样子不讨人喜欢，我孱弱的身体令我感到绝望。

悲伤和痛苦像锁链一样接踵而来，我的健康状况持续恶化，持续的疟疾、伤寒，以及肺结核，我几乎接近了死神。我成了自己和父母的负担。在我马上到 9 岁时，我的父亲咽下了最后一口气，留给这个家一片虚空。家里没人能指引我获得健康。我的学习受到很大影响，因为我得花更多的日子卧病在床，不能去上学。这使我成了一个差生，我考得总是比及格分低。长辈们鼓舞我进入更高的年级，希望着我能跟别人合得来。学习对我来说变成了枯燥和费劲的事。

我生命的转折点发生在 1934 年 3 月。我的古鲁/上师（guru），克里希那玛查雅（Śri T. Krishnamacharya）是我的姐夫。他和我姐姐结婚了。结婚前，他在瓦拉纳西学习各种各样的哲学（darśana）。他接着去了尼泊尔，跟随一位名叫罗摩莫瀚（Śri Ramamohana Brahmacāri）的伟大上师学习瑜伽。从北印度回到故乡卡纳塔克后，他在各地开办瑜伽研讨班。当时在世的迈索尔大公克里希纳·巴度尔四世（Krishna Rāja Wadiar Bahadur IV）听说了我的古鲁，他在迈索尔的扎格莫汗（Jaganmohan）宫建立了一所瑜伽学校（yogaśālā）并且进行资助。他指派我的古鲁吉（guruji）在那里教瑜伽，还把他派去其他各地去传播瑜伽。

1934 年，大公派我的古鲁吉和他的弟子们拜访卡瓦拉亚达瀚慕（Kaivalyadhāma）瑜伽学院在罗纳瓦拉（Lonavla）和孟买的分院。古鲁吉在班加罗尔停下来休息。当时我正在放暑假，他问我是否去迈索尔陪伴我的姐姐，直到他回来。我没有去过迈索尔，但听说过那里的宫殿和茂盛的花园，我很高兴地说“好啊”，接受了他的建议。他给我钱，买了去迈索尔的车票。

我的姐夫从孟买回来时，我征求他让我回到在班加罗尔的母亲和兄弟姐妹身边的许可。他没让我回家，却建议我参加迈索尔的学校，练习一点体式，获得健康。很可能，命运当时正在计划改变我未来的生活。我的家庭贫穷，父亲去世后，变得更加穷苦，我们得审时度势地活着。因此，我同意了姐夫的建议，留了下来，进入了学校，反正对我来说，在班加罗尔还是迈索尔，并没什么分别。

为了我的健康，他开始教我体式。我已经卧床好几年，身体僵硬得几乎不能弯下，手碰不到膝盖。因为我的姐夫已经在我身上种下瑜伽的种子，我开始叫他古鲁吉。

虽然我刻苦努力地学习瑜伽，但是我不确定瑜伽到底对我有没有好处，因为我的身体没有什么回应。我在古鲁身边待了两年。一开始，他没有表现出教我的兴趣，恐怕因为我的身体条件太弱。一年后的一天，一个跟随他的高级别年轻学生悄无声息地永远地走掉了。这使我的古鲁将注意力转向我，他要求我每天练习，早晚都要练。他还变得非常严厉，我产生了一种恐惧的情结。所以，我得按他的要求做瑜伽。每天从家走到学校，从学校到家，从家到瑜伽学校（yogaśālā），从瑜伽学校到家，还要做家庭作业，高强度的瑜伽练习，使身上疼得厉害，我本来就脆弱的体格更加疲惫。筋疲力尽影响了我的思想，学习变得如此困难，以致我一坐下来写作业，就睡着了。尽管我练习瑜伽，古鲁吉却没有给我解释任何瑜伽的准则或微妙之处。形势迫使我按照我的古鲁的要求去做。我转向瑜伽不是作为一项职业，因为我没有生在瑜伽士、圣者或哲人的家庭中。现在，我把它看作是好运，瑜伽追逐我，尽管我对它不理不睬。不久之后，只要古鲁在家，他就叫我在瑜伽学校带课。

在那个年代，女性们不好意思练习瑜伽，没有准备好站在一群成年和老年男人前面。因为我是学生中最小的，我的古鲁让我给女性上课，她们高兴地接受了我做老师。由此，种在我身上的瑜伽的种子，慢慢地成长为繁茂的参天大树，枝叶遍布六大洲，瑜伽在其上栖息，将在接下来的世世代代健康地成长。

人们开始请我教瑜伽。我在这个领域是个新人。教学要求经验。我不成熟的练习和有限的经验挫伤了我的勇气。一方面，承担这份责任令我很紧张，另一方面，思想不停地问，我为什么不抓住机会？所以，心中怀着恐惧，我顺从地同意进行教学，并且小心翼翼地不做任何冒险的事。温顺的心迫使我越来越多地练习，以求越来越快地获得经验，原因有两个。首先，为了改善健康，进行规律的练习，并且分享给我的学生们；其次，年纪轻轻就能获得独立生活的喜悦。对瑜伽的兴趣不是出于爱瑜伽，而是为了养活自己。

1937 年，普纳的德干俱乐部（Deccan Gymkhana）邀请我的古鲁派一名导师去教 6 个月瑜伽。古鲁吉非常热忱地派人前往教学。6 个月只是很短暂的一段时间，但没有一个高级学生愿意接受这个任务。那时，他的学生都来自迈索尔梵语学校（Mysore Saṃskṛta Pāṭhaśālā）。只有我念的是有英文必修课的学校。因为我会一点英文，古鲁吉想起我，命令我去普纳。我同意了，因为我正想寻找自由，摆脱恐惧。我见到了俱乐部的成员，他们派我在各个大学、学校和体育中心教课。以我当时的年纪，这是相当繁重的责任。来上课的学生们比我年长、体格强壮，也更有教养。

能借着教瑜伽的机会走入大学，我欣喜若狂，那时我连中学都没念完呢。我体重大约 32 公斤，胸围只有 22 英寸，吸气后也就增加半寸。我面对的第一个羞辱来自那些大学生嘲笑我的身材。讽刺的是，他们的行为反倒让我能理直气壮地面对他们，并且接受挑战。我的第二个弱点是语言。我英语讲得不好，自己的母语也说不好，更别提普纳当地马拉地语了。第三个弱点是，我没有理论知识和实践经验。我没有任何资格，但我非得管自己叫瑜伽老师，我当时面临的选择是：要么从书本获得知识，要么刻苦地练习以获得经验知识。我下定决心通过主观体验得到第一手信息，所以我选择了第二条路，然后，我每天练 10 个小时，想要掌握我从古鲁那学到的一点东西。

不久之后，大学的领导们肯定了我的工作，我的服务期被延长了 3 年。之后，我继续独立教学。我付出的努力改善了我的健康，教学给了我活下去的最低限度的经济支持，只能满足我的基本生活需求。多年的练习才获得了对身体的控制。我慢慢地获得了身体健康和思想的稳定，我对生活问题的解决方式也变成哲学性的。我承认，一开始，我的思想不能捕捉这门艺术的广阔背景和瑜伽的科学，但是，虔诚的努力还是增加了我的知识。又是多年的耐心和勤奋努力，才把各行各业的人们吸引到瑜伽中。但我经历的痛苦难以言表。

刻苦的练习给我的身体、神经、思想，甚至自我都带来了极大的痛苦。我在两头摇摆不定：有时身体拒绝合作，有时思想忍受不了痛苦。我的身体和思想就这样分离了。能量被耗尽，思想很是疲惫。如果我不尝试，内在自我会更加不安；如果我尝试，失败会带来绝望。筋疲力尽经常让我濒临崩溃。我吃不下喝不下，睡眠几乎是不可能的。疼痛和失败使身体和思想不得安宁。连让自己放松都成了一个问题。尽管我持续练习瑜伽多年，沮丧和怀疑仍摧残着我，只有进一步的努力才能给思想片刻安宁。每一天都是炼狱，但是神的恩典迫使我面对每一个失败都再做一次尝试。因为没有人指导我，我犯了很多错误，但是，从观察自己的错误中，我学会了分辨。形势迫使我自己养活自己，有时，几天我都没有饭吃。经常，我一天只靠一杯茶充饥，但是内在的火焰一直激励我以巨大的热情完成每日的练习。慢慢地，我开始感觉身体的力量增加了，不安激荡的思想有了稳定性。虽然我 1934 年就开始练习瑜伽，但是直到 1946 年，对瑜伽本身的兴趣才在我心中升起。

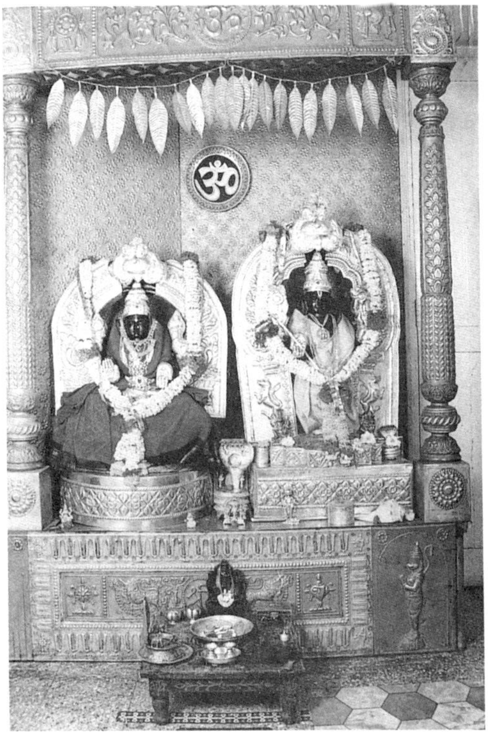

图 1　巴拉吉和拉克希米

我做了一个梦，梦中，我见到了神。我们的家族之神——文卡特瓦拉［Venkaṭeśvara，一般叫做巴拉吉（Bālāji）］冲我微笑，在梦中祝福我。神告诉我，我的天职不是别的，就是练习和教授瑜伽。神的一只手祝福我，另一只手给了我几粒米。慈爱的神告诉我，从现在开始，我不应为生计发愁。这个梦给我带来了继续练习的希望。同一天夜里，我的妻子也梦到了拉克希米女神（Devi Lakṣmi），女神给了她一枚硬币并告诉我妻子，她还给她很久以前从我们这里借走的同样数量的钱。

第二天，学生们让我给他们上课，从那时起，我的信心一直上升，神的恩典一直笼罩着我。我现在唯一后悔的就是，我对他献上的感谢没有在艰难的日子中对他的诅咒那么多。从 1934 年到 1946 年，瑜伽胡乱地粘在我身上。今天，是我粘在瑜伽上面，但一路而来，并非一帆风顺。

1958 年，我感觉自己失去了对体式的控制力。我头晕、沉重、僵硬。和其他瑜伽士，包括我的古鲁的通信往来也没有带来宽慰。我只被告知，是婚姻生活和年龄夺走了我对体式的控制。哪怕前屈体式都令我非常疼痛。但是，3 年的努力后，我恢复了，重新获得了对体式的控制，一直到 1979 年才再次失去。1979 年，我的 60 岁生日庆祝刚刚结束，我就发生了两起摩托车事故。它们把时钟调回了原点。我要重新学习瑜伽，跟初学者一样。以前身体上的老痛处又出现了。我又花了 8 年的时间奋斗，才重新获得对身体和思想的控制。这一次，也是通过坚决的努力，才让我回到瑜伽之中，而瑜伽也给了我恩泽。

尽管付出了这么多的努力，今天，我仍然不能说自己已经完全掌握了这门艺术和科学。越是不断完善，我越感到我的努力越显得微不足道，并且尚未达致完美。练习带领我的思想和智性更加靠近我存在的核心。我的经历使我愿意给你们我所有的鼓励，哪怕完美总是躲着你，你依然不要减少努力。

瑜伽修习将人不人鬼不鬼的我提升到另一个层次，使我成为自信的人，并且真诚、努力、强壮和诚实、思维清晰、问心无愧。

如果不是瑜伽找到我，或者我又离开瑜伽，很可能这门艺术不会来到大众面前，也不会变得流行。早年间，我被看不起，还管我叫“疯帽子”（请原谅我说出来）。现在，我是这个世界上最骄傲的人，因为我和我的许多学生传播了瑜伽的信息，以身体健康、心理平衡、智性清明、灵性抚慰的形式来到了全世界成千上万人的身边。是瑜伽指引我的修习（sādhana），在万事万物中看到神。如果瑜伽能为我这样一个从小就没有健康和营养的人做这么多，那么，不难想象，它会给那些在更幸运的情况下开始瑜伽练习的人多么巨大的帮助。

毫无疑问，瑜伽艺术和科学是广博的，所以我们的进步就显得非常非常缓慢。那时，每个医生的检查结果都是，由于肺结核，我只能活到差不多 20 岁，但是，瑜伽习练不仅使我的生命满足和愉快，它还令我成为全世界的信使。

尽管日益年长，我仍然体会着新的感觉。我毫不迟疑地把我的新体验的光芒分享给我的学生们。我的生命在身体的细胞中，我的生命也在心中。我愿意练习瑜伽，谦卑地服务瑜伽，直到最后一口气。我唯一的愿望是，以一个瑜伽姿势，拜倒在神的跟前，献上最后一次呼吸。

1.2 我的瑜伽旅程

虽然“我的瑜伽旅程”这个题目很好听，但谈论自己总是挺尴尬的。当我不得不讲述我的瑜伽之旅时，你们应当知道，我的生命和瑜伽交织着，瑜伽也和我的生命交织着。自然而然地，把瑜伽和我当作两个事物来讲述，就非常非常困难。瑜伽交织着我的生命，我一说起瑜伽，我就全然被纳入其中了。忘掉我说的关于我的事吧，只汲取瑜伽精髓来学习，在瑜伽的领域中，根据你们自身的处境进行调整。

我不知道是否命运安排了我要做瑜伽，或者童年的什么力量改变了我的命运轨迹。自我记事起，命运大概一点也不眷顾我，哪怕我在娘胎中，母亲就感染了夺取千万人生命的世界性传染病——流感。幸运的是，我们都活下来了，代价是我的身体健康和智性增长。疾病严重地损害了我的身体和心理健康。从出生到青春期，生活一直步履维艰。我的姐妹和表姐妹们常常说，我的头挂在如此丑陋的身体上，一看到我的样子，她们从不会触碰我。这就是神给我的身体。

学校里，每 6 个月就有体检。13 岁那年，整个邦有两个公共考试。一个是中考，另一个是高中会考。只有通过了中考，才能进入高中学习。由于我中考失败，我不得不在下一年继续考试。我非常困难地在 1933 年通过了考试，并且入读高中。鉴于我很贫穷，1933 年，他们为我半免学费。1936 年，我在会考中不及格，也失去了半免待遇。我的学校教育也就停止了。

命运的角色

命运一定给我安排了其他角色。1934 年，迈索尔的大公请我的姐夫去孟买和罗纳瓦拉，考察那里在瑜伽领域的科学研究进展。姐夫在班加罗尔中断旅行，问我哥哥和我是否能去迈索尔陪伴我姐姐，直到他旅程归来。我哥哥没有表现出兴趣。当时我正在放暑假，我同意去找姐姐，希望能见到大公，还能参观迈索尔城，看那些宫殿和繁茂的花园。我姐夫给了我火车车费，我就乘火车去了迈索尔。拜访了罗纳瓦拉、孟买、达尔瓦尔、贝尔高姆和其他地方后，我姐夫回到了迈索尔，那时我的假期也要结束了。我就请他允许我回到班加罗尔上学。但他建议我在迈索尔上高中，继续学业。我犹豫不决时，他劝我说他会教我瑜伽，改善我的健康。因为自打出生，我就不知道健康到底是什么，于是，我接受了这个充满诱惑力的提议，留了下来。

等了大约一个月左右，我姐夫展示给我改善健康的方法。他把我叫来，教给我几个体式。当我开始课程时，由于多年卧床，前屈时，我的中指都不能碰到膝盖。因为他教我瑜伽，我就叫他古鲁吉。古鲁吉说如果我不努力，我就不能重获健康。他教了我几天后，他建议我先吸收他所教的，再教我下一步的内容。因为我的身体像棍子一样僵硬，他忽视我，也失去了教我的兴趣。我在班加罗尔的老朋友们没有了，在迈索尔也没有交到朋友，因为除了学校，古鲁吉不让我去任何地方。他起床非常早，然后安排我们每天要做的事。他的脾气总是很大。人们叫我狮子，但我不知道如果你们见过早年的他，会叫他什么。我的古鲁是个拥有不计其数知识的人，也有着不可预测的脾气。读他的心思可不容易。如果他说过一件事，那么，他常常在另一个时间就说了相反的事。我们必须完全接受和遵守他的话，不得质疑。比如，如果我平常地交叉腿坐着，左腿在前，他会说，“右腿在前”；如果右腿在前，他会说，“把左腿放在前边”；如果我站着，他会说，“是这么站着吗”；如果我改变姿势，他会说，“谁让你变了”；如果我用

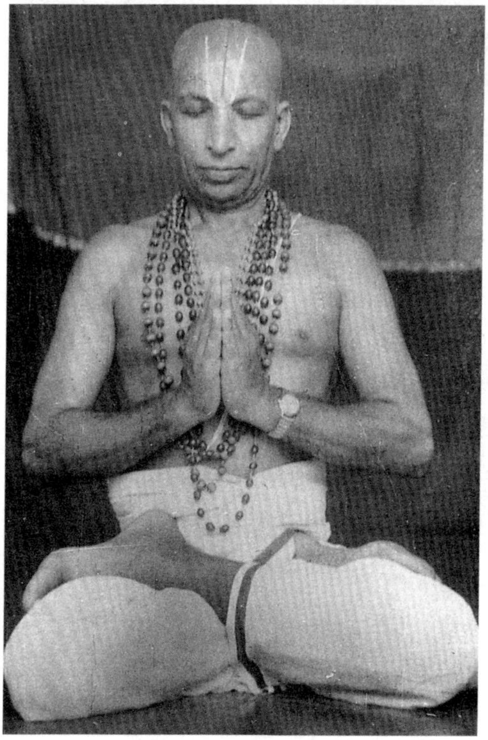

图 2　克里希那玛查雅

某些手指取食物，他会说，“用别的手指”。如果我遵守他之前的建议，他又会责备我。生活变得令人费解。年龄的差别在我心中种下了恐惧，他的出现就像可怕的噩梦。

由于我姐夫的性格，他的熟人和朋友们都避着他。我记得很清楚，如果他走在右边，人们就会走在左边。

对古鲁吉的恐惧，在我思想中带来了困惑，无论他让我做什么，我都做不好。这种恐惧和困惑反过来使我的思想不稳定。那时，有个非常可爱的学生，叫做 Keshavamurthy，瑜伽做得非常好。这个男孩的体式被记录在坎纳达语（Kannāda）版本的书籍——*Yogamakaranda* 中，是我的古鲁吉 50 年前的作品，这本书的一个简短的版本叫做 *Yogāsanagalu*，由迈索尔大学出版，是一套流行丛书的一部分。一个风和日丽的早上，这个男孩子突然地永远地离开了古鲁吉。这给我带来一片空虚，因为除了他，我没有其他朋友。无论何时古鲁吉批评他、我或我们两个，我们都会互相安慰。我们这样子一起生活了一年。他的离开是我生命的转折点。古鲁吉是个命令性和要求都很高的人，因为我是他的亲戚，他对我就比对其他学生更有权力。我唯一的朋友走后再也没回来，自然而然，古鲁吉的目光就转向了我。

1935 年 12 月，国际 YMCA① 大会在迈索尔举行。作为如此有声望的大会，当时的大公克里希纳·巴度尔四世，一个明智和慈善的国王，为代表们延伸举办了一个本地项目，并让古鲁吉和几个学生一起做一场展示。我的古鲁吉说他会花几天时间教我一组体式，我要每天练习，为展示做准备。作为他的小舅子，我觉得如果我展示失败，迈索尔大公会找出更严重的错误，责备整个展示。自然而然地，为了他的荣誉，我对自己说，“我要做好”。我非常努力，眼泪在打转，身体在颤抖。他从来不叫我在他面前排练，他只告诉我要准备好。因为虚弱，要当众上台我非常紧张。但他的话语是命令。不管你们信不信，我按照要求地做了，还从迈索尔王公的手中获得了梦寐以求的 50 卢比的奖励，作为他的赞赏的表示。虽然那一刻，我心中充满狂喜，但接下来的几个月里，我都在带着痛苦和颤抖垂死挣扎。

---

① YMCA，Young Men's Christian Association 的简称，中文译名“基督教青年会”，是一个普世基督化青年运动，其旨趣以《巴黎本旨》为标准，提倡满足个人生活兴趣的需要，提倡有意义的康乐、文化、教育活动及表彰“非以役人，乃役于人”的服务精神等。

古鲁的变幻莫测

现在我要讲几个小故事。1935 年的一天，Madras 高等法院的著名的刑事法官 V.V. Srinivas Iyengar 拜访了我们在迈索尔的瑜伽学校，想和古鲁吉讨论瑜伽并且观看展示。每个学生都被要求轮流做一些体式。轮到我时，我的古鲁吉叫我展示哈努曼式（hanumanāsana）。他知道他的高级学生们不会做。因为我跟他在一起，他知道我会遵守他的命令。我走近他，对他耳语道，我不知道哈努曼式。他立刻站起来，叫我将一条腿向前直直地伸展，另一条腿向后，并且坐直。那就是哈努曼式。为了避免这个非常困难的体式，我告诉他，我的内裤太紧了，无法伸展腿。在当时，内裤被叫作 hanuman caḍḍi。裁缝们缝得非常结实，以至于手指也不能在腹股沟和内裤之间穿过。摔跤手使用它们，因此对手就不能抓着他的衣服。这些内裤卡着皮肤，留下抹不去的痕迹，还改变了腿根的皮肤颜色。为了从这酷刑中逃出，而且我知道自己不能做这个体式，我告诉他，内裤太紧了。他没让我得到怀疑的好处，他叫一个高级学生 C.M. Bhat（后来在孟买教瑜伽）去办公室拿剪刀，从两边剪开内裤，又叫我做这个体式。因为我不想成为他愤怒的道具，我屈从了他的意愿，做了这个体式，但我的腘绳肌

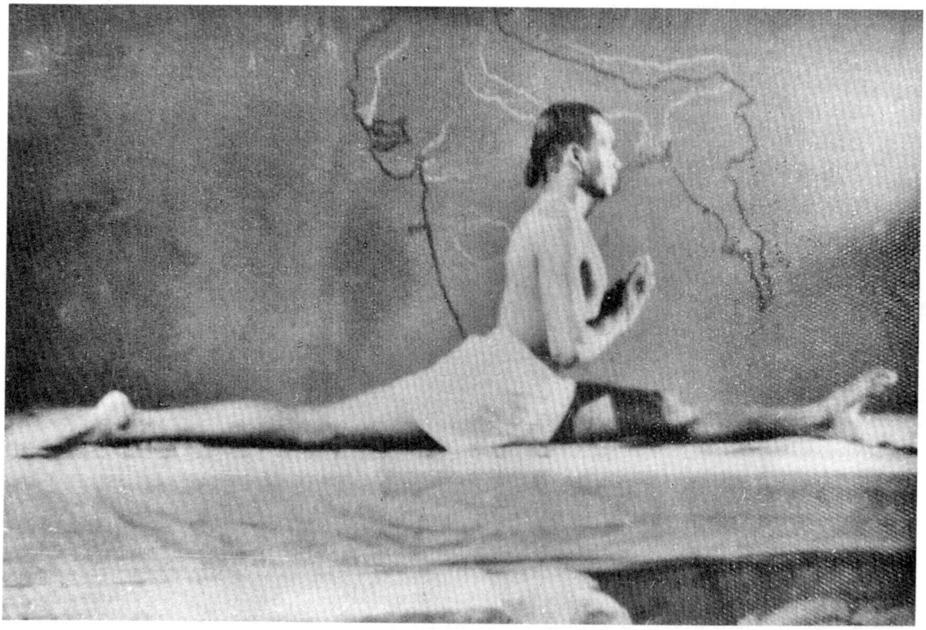

图 3　哈努曼式

撕裂了，好几年才恢复。

1938年，当时我在普纳，古鲁吉来普纳拜访。在Agnihotri Rajwade家，我的学生们安排了一个关于mīmāṃsā（弥漫差，六派哲学之一）和瑜伽的讲座。展示正在进行时，他叫我做根茎式（kandāsana）。我知道这个名字，但从没尝试过，因为我的脚踝、膝盖和腹股沟疼。我表达了对这个体式的无知。他说，"双脚向胸腔并拢，仿佛你用脚做祈祷式。"当时已经品尝了自由的滋味，我有勇气告诉他我不能做。他突然大怒，用我们的语言（泰米尔语）告诉我不要贬低他或让他在台上当着这么多人的面出丑。好吧，跟以往一样，我对他的愤怒投降了，带着巨大的困难做了这个体式，保住了他的荣誉。但我的被迫表演给腹股沟留下了严重的疼痛。我告诉他我的疼痛时，他说我应当学着与疼痛共处。简而言之，当我是学生时，我的古鲁吉的教学方式就是，只要他要求了某个体式，我们就要立刻做出这个体式，没有任何废话。如果我们拒绝了，我们就没有食物和水，我们得放弃睡眠，被迫给他按摩双腿，直到他说够了。如果我们的手指停止移动，他有力的大手就会在我们脸上留下记号。

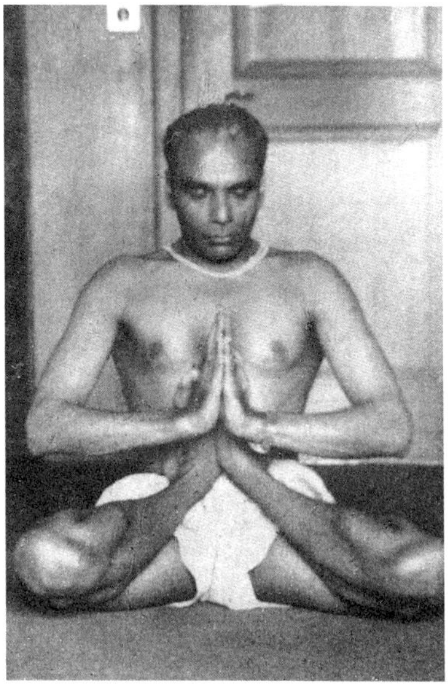

图4　根茎式

环境的改变

我和古鲁吉以及他的妻子，也就是我的姐姐一起生活了两年。1936年，迈索尔的大公让古鲁吉和他的一些学生到达尔瓦尔、胡布利、贝尔高姆和其他一些地方做巡回的讲座和展示。古鲁吉叫我陪同他和他的高级学生们一同前往。作为最年轻的学生，我被要求从井里给每个人提洗澡水。胡布利和达尔瓦尔的井有50~60尺深，要从那么深的地方给所有人提水实在是个重活。我做了两三天。绳索划破我的手掌和手指的皮肤。给所有人提水超过了我的体力。我告诉成员们，我会给古鲁吉提水，剩下的人要自己提水。这让我们之间产生了分裂，抱怨传到了古鲁吉那里。古鲁吉听了他们说的，告诉我应该给所有人提水。这激怒了我，我拒绝了命令，说我不是每个人的仆人，那些想洗澡的应当自己从井里提水。我把手给古鲁吉看，他并没有检查我的手掌，而是被我唐突的答话和拒绝伤害了。他有几天不跟我讲话，开始叫我“长官”，因为当时有个长官跟我同名。我仍然坚持着，这使他的态度发生了改变，开始给我机会跟其他人一起当众做展示。

通过我们的瑜伽展示，人们感兴趣了，开始请求我的古鲁给他们开瑜伽课。在 20 世纪 30 年代，女士们不跟男人共处，男女同校也不流行。女孩和男孩，男人和女人是分开的。女士们也请求古鲁吉给他们教瑜伽。他让一些高级学生去教，但女士们害羞，希望跟我学习，因为我是团体中最年轻的。这是命运赋予我的角色。我的古鲁别无选择，只有允许我去教她们。虽然我所知甚少，但在 15 天内，参加我的课的女士们很喜欢我的教学，并且告诉古鲁吉她们很愉快。达尔瓦尔的女士们成功地点燃了我对瑜伽教学的兴趣。

播下成为瑜伽教师的种子

从达尔瓦尔出发，我们来到了贝尔高姆，在城里安排了我们的项目。在那儿，一位公务员外科医生 V.B.Gokhale 在看过我们的展示后，对瑜伽很感兴趣，他请求我的古鲁吉派一些资深学生到普纳的学校、大学和体育场里教瑜伽，为期 6 个月。古鲁吉想派一位资深弟子接受这个提议，但是几乎所有人都不情愿去 6 个月；另一个原因是，他们既不熟悉普纳本地的语言，也不熟悉英语，他们只懂梵语和他们的母语 —— 坎纳达语。所以，任务就落在了我的头上。因为我在上高中，所以我懂一点英语。古鲁吉叫我接受这份责任，去普纳教瑜伽。

到达普纳

当我到达普纳时，我是一个 18 岁的男孩子。V.B.Gokhale 医生告诉我，我要在学校和大学中教授瑜伽。在当时，瑜伽通常是个别地被教授，不是集体地被教授。我只知道如何单独地教学生，不会教集体课。我告诉自己，我应当面对并接受这份挑战。那时，瑜伽不是一门流行的学科。不发达的经济状况让人们远离纯粹的文化活动，造成了沟通的隔阂。这种原因不难追溯。帖木儿郎、穆罕默德·戈里、马哈茂德·加兹尼和后面的英国人侵略并且蹂躏这片土地时，早期的文献和资料被摧毁了。人们为了保护文献免遭破坏，跑到了偏远的地方。因此，一切都被分散化了，只有小块的经文散落在各处。我们要复兴艺术、科学和哲学，包括瑜伽，形成一条思想链条，令人们能清晰地理解这些学科。

瑜伽的传承

你应当知道，很多人的印象仍然是：我的瑜伽方法和传统的瑜伽艺术形式毫不相关。这根本不是事实，我的古鲁有古鲁，古鲁的古鲁也有古鲁。我的瑜伽习练有传承（paraṃparā）。我的古鲁曾经在尼泊尔跟随他的古鲁学习瑜伽，那里距离加德满都大约有 210 英里，是在一个叫做 Muktinarayaṇakṣetra 的地方。在罗摩莫瀚（Śri Ramamohana Brahmacāri）古鲁的指引下，伟大的哲人 Gaṅganatha Jha（Amarnath Jha 的父亲，Kashi vidyā Peeth 的校长）收下我的古鲁为徒。我的古鲁在一年之内通过了数论、Tarka① 和弥漫差的考试，在所有科目中都名列第一。Gaṅganatha Jha 建议他的这位徒弟去找自己的熟人罗摩莫瀚古鲁，接受瑜伽的实践训练。我的古鲁去了尼泊尔，被罗摩莫瀚古鲁接受了，成为了他的瑜伽学生。他在那里待了很多年，跟从他的古鲁直接学习这门艺术。我的古鲁来自卡纳塔克邦，后来，他回到了迈索尔，在那里定居并开始教授瑜伽。

作为他的学生，我的瑜伽方法基于他的教导。所以，自然而然地，我与传统紧密相连。

在我们的传承中，有一位伟大的瑜伽士，名字叫那塔牟尼（nāthamuni），是亚穆纳大师（Yāmunācārya）的曾祖父。那塔牟尼写了一份瑜伽论文，叫做 *Yoga Rahasya*（瑜伽密义或瑜伽之道）。虽然他的论文现在散佚了，但所有学者都认为它存在过，并且继续作为瑜伽大师的理论引用。因此，这不是我的瑜伽，而是完全纯净的传统瑜伽。正如爱因斯坦成为了原子科学之父，我认为我的古鲁和我的古鲁的古鲁，播下了一颗思考和分析这门学科的实践层面的种子，带来了这门艺术的进一步发展。树的种子可能是同样的，但树会向不同方向生长，结出不同滋味的果实。我们也是这样，来自同样的种子，我和我的同学们可能改变了一些技法，就像树上的枝杈，但是我们都属于同一棵树。带着传统的背

① 印度菜中的塔尔卡（Tarka）是一种用油或酥油加热的香料调味食物的方法。

景，当机会来到了我的面前，我就把瑜伽的信息传播出去。

在这里，我开始在学校、大学和俱乐部中教学。大学生们不仅比我年纪大，而且还受过良好的教育、有教养、文明。我是个思想简单的人，不知道如何像他们那样言行举止。但是，我下决心不因此焦虑或沮丧，我要努力，证明瑜伽的价值。借着顽强的意志力，我可以在给他们教学和表演体式时不显出疲惫。这是赢得他们的心的转折点。我的自卑情结的另一个原因是，我的后脑勺上有一长簇头发，前额的头发又剃了一半。我来自一个正统的印度教婆罗门家庭，不能剪发。在街上，留着长头发走来走去，自然是个问题，所以我常常用帽子把头发藏起来。年轻时，人们叫我“疯帽子”、疯子，因为被问起时，我会骄傲地说，我练习瑜伽。为了自由，只要允许我做个自由职业者，我也宁可承受这些伤人的评语。然而，比起人们叫我“疯帽子”，我更害怕我的古鲁吉的脾气。我偶然地得到了自由，我不想以任何代价失去它。如果我回去了，我就得又回到古鲁吉身边。那意味着生活在连绵不断的恐惧的罗网里。所以，无论如何，我都下决心要享受这神赐的自由。为了守护我的自由，我觉得我应当更多习练，还要把英语说得更好，因为我对英语不是很熟悉。尽管为了得到这门学科的基本概念，我阅读了瑜伽书籍，但是那些书我一点也不感兴趣。我观察了这些书中展示的体式，一个人的支撑头倒立（sālamba śīrṣāsana）跟另一个人的就不一样，每个体式都被作者们按不同方式解释，我感觉这些习练者在随心所欲地阐释体式。怀疑和困惑令我把他们讲的所有方法都试了一遍，发现正确的方式，就排除掉错误的。我开始按着解说模仿体式，但是，它们从未令我满意或给我对的感觉。然后，我再也不阅读或看瑜伽书了。我的真正的瑜伽旅程一旦开始，试

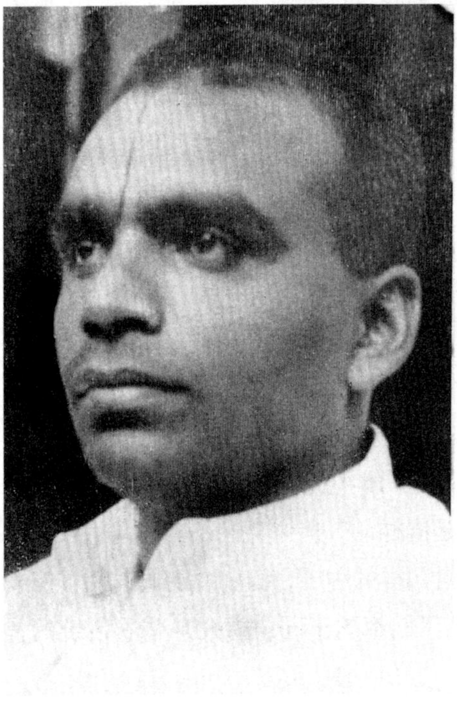

图 5　脑后留着一簇长头发，前额的剃了一半

验和错误便不再嘲弄我了。

我的第一次公开亮相

普纳是摔跤运动的一个主要中心，即便在今天也是。1937 年，Gama 和他的弟弟 Imambaksh 要和来自旁遮普（Punjab）的 Puransingh 角斗。门票的销售异常火爆。摔跤比赛就在我教瑜伽的德干俱乐部（Deccan Gymkhana）摔跤场（Ākhādā）举办。虽然门票的销售仍然继续着，但比赛在 Imambaksh 一瞬间击败 Puransingh 时就结束了。当裁判的手举起来时，人们很失望，因为他们本来是观看摔跤比赛的。人群变得不安，有人开始故意毁坏公物，警察忙着抓捕肇事者。赛事成员请求我表演瑜伽，吸引观众的注意力，挽救这个局面。能在 Gama、Imambaksh 和 Puransingh 等世界级人物面前展示瑜伽，我求之不得，更别提还有本地的摔跤迷。他们全都在观看我的表演，我雄心勃勃地表现得很不错。我的展示有 40 分钟，以很“炫”的体式开始，这样人们的注意力就被吸引到表演上了。我成功地赢得了人们对这门艺术的极大赞赏。因为这次展示，我和 Gama、Imambaksh 建立了非常友好的关系。

德干俱乐部摔跤场在邮局旁边有一栋建筑，提供客房，只收取名义上的

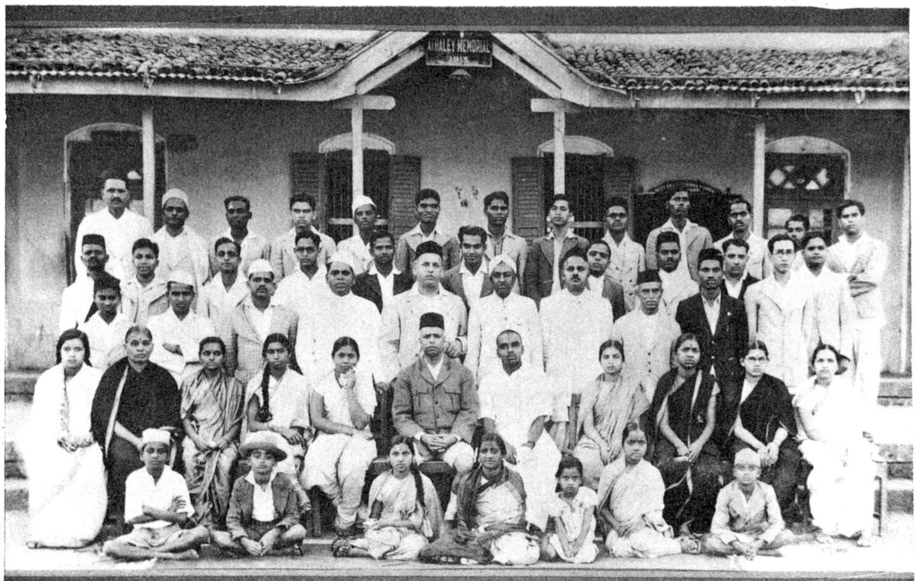

图 6　1938 年在德干俱乐部

一点租金。摔跤手们的房间和我的房间相邻。每次他们出去或回来，都会敲我的房门，请我帮他们锁门或开门。我惊讶万分，问他们为什么不能自己锁门开门。房门的锁在门的上边，不在中间。他们的手臂不能举到肩膀上，所以就要拜托我帮忙。看到他们这么依赖他人，我问他们，如果手臂动不了、蹲不下去，上厕所时怎么办？面对我的好奇的询问，他们说："因为膝盖不能完全弯曲，所以我们蹲不下去。我们就尽量能蹲多低蹲多低，小心地避开粪便，我们发福长胖、不舒服。"从摔跤运动员的不独立的生活中，我看到，这种生活也是不健康的生活，这是理解瑜伽价值的根据，瑜伽把身体的所有动作都置于控制之下。我认为这是我学习瑜伽应该吸取的东西。我开始接受学校和大学生们给我的挑战，继续习练和教学。

痛苦

有人叫我谈谈我身体的痛苦。随着痛苦和疼痛一毫米一毫米地穿过我身体的所有部分，我成了一个热切的学生和坚决的习练者。那是我的习练之美。我常常从街上搬来又大又重的石头，放在我的腿上、手臂上和头上，来缓解我的疼痛和痛苦。即使每天数小时的习练，体式还是不对劲。沮丧和不安浮现在我的脸上。由于肺结核，我无法承受强烈的用力。我骨瘦如柴，肋骨根根分明，没有明显的肌肉，很自然的，我的身体成了大学生们的笑料。看着我时，他们常说，瑜伽不能长肌肉。因为我不想让他们知道我的病史，所以我没有解释。很不幸的，我的所有学生都比我体形好，所以他们拿我开玩笑也是很自然的。他们的玩笑令我更加暗暗下定决心，是要好好学习瑜伽的时候了。我坚持不懈地练习，为了掌握这门艺术，我常常每天花上 10 个小时。

我的首次创新

1938 年，85 岁高龄的 Ferguson 学院的前校长 Rājawade 教授患上了痢疾。他甚至不能走路。在 V.B.Gokhale 医生的建议下，我开始教他瑜伽。发明教卧床病人习练瑜伽的新方法，他成了我的古鲁。我的第一个灵感就来自 Rājawade 教授。就像人们躺下做摊尸式，我让他以仰卧的姿势做仰卧三角式（supta trikoṇāsana）。首先，我分开他的腿，把躯干移向一侧，然后向两侧伸展他的手臂，就像做三角伸展式（utthita trikoṇāsana）。相似地，我开始教他仰卧侧

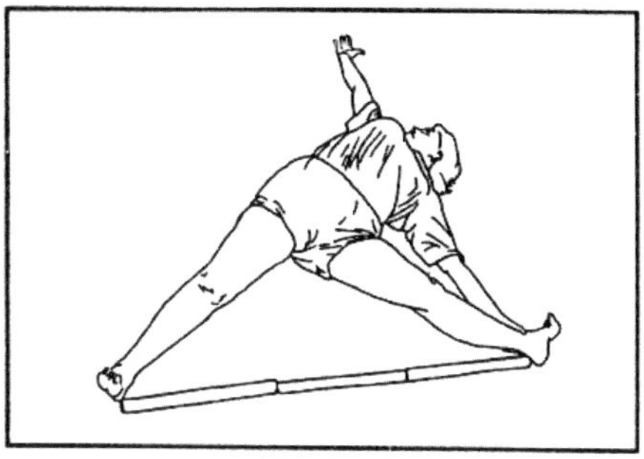

图 7　仰卧三角式

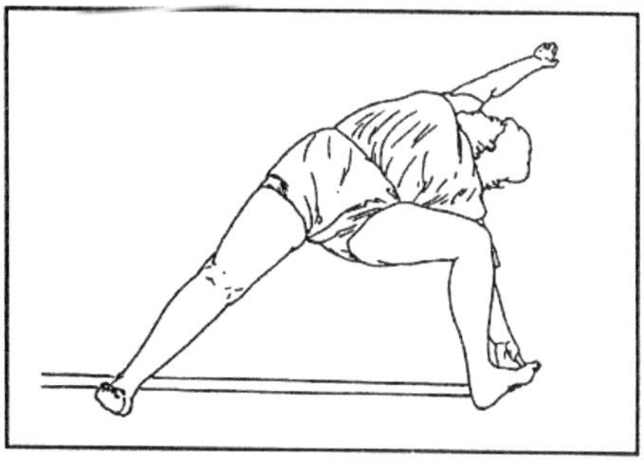

图 8　仰卧侧角式

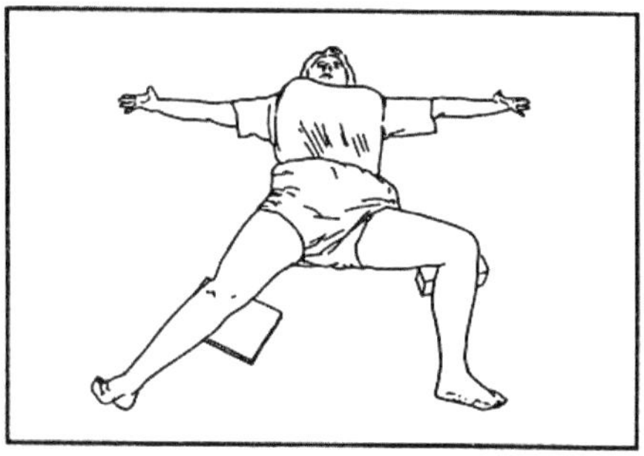

图 9　仰卧战士式

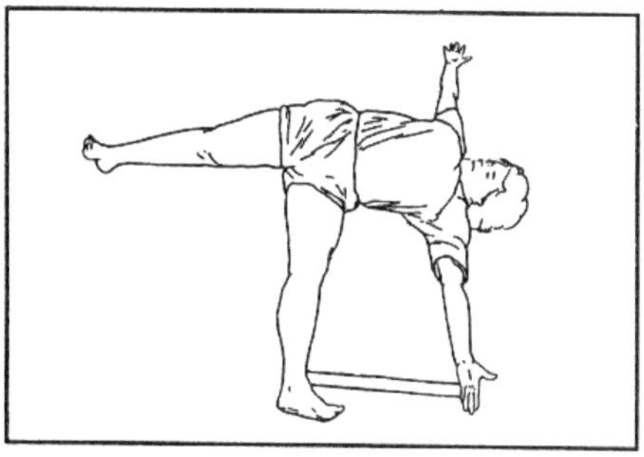

图 10　仰卧半月式

角式（supta pārśvakoṇāsana）、仰卧战士式（supta vīrabhadrāsana）、仰卧半月式（supta ardha candrāsana）等。寻找新方法的思考一直延续到现在，来帮助健康的人和不健康的人。当我跟教授们讲我和 Rājawade 校长的故事时，没人相信，因为他在 50 多年前就去世了。但是，人们忘了，我已经教瑜伽 54 年了。

来自医务人员的挑战

接着，挑战来自于医生，瑜伽能否帮助病人呢，我接受了他们的病人，证明了瑜伽的价值。

D.B.Deodhar 教授，是印度板球的老大哥式的人物，还是马哈拉施特拉邦板球队的前队长。1938 年，因为膝盖损伤，他打不了板球了。Deodhar 教授是 Gokhale 医生的朋友，想让医生给他做膝盖手术。Gokhale 没有直接做手术，而是建议他尝试跟我练习瑜伽。如果瑜伽失败了，那么他会做手术。教授不能站很长时间，挑战一个接着一个，我都接受了。不断尝试和试错，我继续寻找每个体式的精微之处。虽然一开始看起来是浪费时间，但积极的成果逐渐显现，这增强了我对瑜伽的信念。几天之内，教授的膝盖能无痛地弯曲了。这种进步令他倍感欣慰，他又开始打板球了。他接连不断地在一级赛事中上场，直到退休。通过深入观察他人的身体带来的内在洞察力培养了我的觉知。敏锐的觉知教我如何集中注意力，在我自己的内在观察和感受，在做体式时，穿透体式，到达内在的身体。通过这种方式，我培养出了穿透人体奥秘的觉知。

尽管我在迈索尔时，古鲁吉只教给了我几个体式，但我靠自己的研究，找到了掌握这门学科的方式和方法。

我如何开始调息法？

1941 年，我去了迈索尔。我请求古鲁吉教我调息法。了解了我的肺活量和发育不良的胸腔后，古鲁吉说我不适合练习调息法。无论我何时去找他教我调息，他的回答总是一样的。

1943 年，我又去迈索尔待了几天。我和古鲁吉在一起时，我知道他不会教我调息法，我就想着在早晨他练习调息时，观察他怎么做的。古鲁吉是调息法的规律习练者，总在早晨的一个固定时间练习，但他的体式练习总是不规律的。他习惯了非常早地起床，但我的姐姐起床比较晚，所以，没人知道我打算观察他的习练。我想看看他如何坐，他的面部肌肉在做什么。我偷偷摸摸地从窗户往里看，非常仔细地观察他的动作。我想学习如何坐，如何伸展脊柱和放松面部肌肉。每天早晨，我都观看他的调整和动作：眼球的下沉、闭眼、眼睑的动作、上提胸部、腹部器官的动作、腰线的保持、声音和气息的流动。我非常精细地观察他的习练，被深深吸引，我谦卑地请求他教我调息法。他说我这辈子不可能做调息。他的拒绝，撒下了我自己开始调息练习的种子。虽然，我下定了调息的决心，但并不像我想的那么容易。做调息跟我学习体式时一样充满了挣扎。不断的失败、沮丧和不快，从 1944 年开始，我就不安地持续着我的调息习练。在调息练习中，1934 年的痛苦和挣扎甚至再一次出现了。直到 1962 年、1963 年，挣扎、沮丧和不安的状态才结束。虽然每个人都宣称瑜伽能带来平静祥和，我当时却嘲笑他们的那些宣言，认为全是胡说八道。不安和不悦一直伴随了我数十年。一开始，我甚至连一次有节奏的呼吸都做不到。如果我深吸气，我就要张开嘴才能呼气，因为我没法从鼻子把气息释放出去。如果我自然地吸气，来练习深呼气，那么下一次呼吸时，我就没法吸气，因为前一个呼气耗尽了我。我一直处在压力下。我没有找到问题的原因，我的古鲁说我不适合学习调息的那些话一直在我耳边回响，带给我一种消极的思想状态。

像个虔诚的人似的，每个早晨，我会早早起来练习调息，尝试一两次后，我通常会躺下来，想着“今天我没做出来，明天再试试”。每天凌晨早早起来，然后尝试一两次后就不练习了，这样的过程持续了很多年。然后，有一天，我下决心，在灰心丧气前至少做一轮。然后，中间休息一下后，我又艰难地开始做第二轮。通常，我会在第三轮时放弃，因为它几乎不可能。按这种方式，我每天继续着练习，但每天以失败结束；然而，在八到十年后，我能够连续坐上一个小时，进行调息。很多人都不相信，我花了那么长时间才做到。

我需要那么长时间，原因在于我的脊柱，它不能支撑坐直的负担。因为我的古鲁吉总是叫我做后弯，我的脊柱在坐姿中会向后倒。我当时没有做任何前屈，很多年里我都避免做前屈，因为前屈令我痛苦。这种逃避令我睁开双眼，重新思考和调整我的方法论。我意识到，后弯带来灵活性，却无法带来力量和稳定性。于是，我开始热切地练习前屈。我下决心掌握每个体式，无论是站立的、坐姿的、扭转的、后弯、手平衡还有倒立。几年里，我开始精心地练习所有体式，以加强我那在调息时拖后腿的脊柱。当我感到脊柱强壮时，我又开始了每天的调息练习。

我的调息实践

如果我给你讲我是如何努力的，不要笑。我常常在早上非常早的时候把我妻子叫醒，让她给我做一杯咖啡。准备好咖啡后她会接着睡。我一坐下准备开始调息，就会有一条伸展着“兜帽”[①] 的眼镜蛇出现在我眼前，发出嘶嘶的声音，马上就要袭击我。我常常叫醒妻子来看看这条眼镜蛇！她知道那只是恐惧或幻象。后来，做支撑头倒立或任何其他体式时，伸展着“兜帽”的眼镜蛇还是会突然出现。它持续了几年。令人惊讶的是，我不练习瑜伽时，它从没有出现过。

我跟朋友们和熟人们说起这件事，他们开始把我称作“疯帽子”。我变得

① 兜帽，使头部竖起，颈部变得扁平，用来威胁猎物的样子。——译者注

紧张兮兮，给瑞诗凯诗的希瓦南达（Shivānanda）古鲁和其他一些瑜伽士写信，也包括我自己的古鲁。当时，瑜伽士的人数很少，手指头都数得过来。没有人回复我。我给我的古鲁写了几次信，尽管他会规律地回复我的所有来信，但却从没有触及过我的这个问题。我感到，他们可能都没有经历过我所遭受的困境。既然没有一个人怜悯我，我就停止写信了，也不再用我的问题去纠缠他们了，但是我的努力一直持续着。每次，我看到眼镜蛇时，我就会叫醒妻子，她坐在我身边，成为一种精神的支持，使我能够有勇气面对我的紧张。这种情况持续了将近两年半。习练时出现眼镜蛇的画面最终消失了。

尽管我的古鲁从未回答我的疑问，但当他在 1961 年来普纳时，他问我："嗬！Sundara[①]，你写信说过在练习时，看见了一条眼镜蛇。你现在还会看到它吗？"我回答道："不了。"随后，他问我："它碰过你或咬过你吗？"我回答道："没有。"然后，他告诉我，他没有写信给我是因为他在等着听我的反应。"既然它没有触碰或咬你，"他说，"你的瑜伽习练是被祝福的。"然后，他给我讲了他的同事的故事，那位同事遇到了和我同样的问题。有一天，他去找他们的古鲁并请求他："先生，习练时，那条蛇就来找我，但是今天，它咬了我，我精神上和身体上都病了。"似乎我的古鲁的古鲁告诉那位学生："眼镜蛇咬你了，你是一个 yogabhraṣṭan（失去恩典、堕落）的人。"我的古鲁吉记着这件事，说"你是被祝福的，因为这条蛇没有碰你"，并且让我从今以后无畏地继续习练瑜伽。这件事后，神圣的音节 auṃ 总是如耀眼的光，在我面前闪现。因为 auṃ 的炫目光芒，我没法好好地走路或骑自行车。关于这件事，我也问我的古鲁。他说，能看到 auṃ 是很幸运的。他的鼓励激发我把越来越多的时间投入在瑜伽上。

梦境

在 Tiruvananthapuram 有一座非常著名的庙宇，叫做 Anañtapadmanābasvāmi。我梦见了庙中的神。而且，当我在神面前俯伏膜拜时，从神的前额（kapāla）飞出一股火焰，落在我的身上。我的古鲁吉站在我的身旁。我求神烧我吧，不要烧我的古鲁。火焰笼罩着我好一会儿。虽然我被束缚在火团中，火却没有碰我

---

① 我的名字是 Sundararāja，因此，亲戚们常叫我 Sundara。

或烧我。我问古鲁这个梦境的含义。他说，我很幸运，能毫发无损地从火团中出来，说明有些事物在指引着我的习练。

还有一次，在梦里，我起来固定桌上的巴拉吉神的画像。正在把它钉在墙上时，神的头上的王冠——眼镜蛇的两个头，掉下来了。我非常震惊，停止了钉画，看着那幅画，仿佛在问"为什么会发生这件事"。神出现了，说因为我在用钉子，所以蛇的两个头丢了。我去找古鲁吉问这个梦的解释，他告诉我，"你要重生两次，才能达致完美的瑜伽"，我很快乐地接受了。如果我现在回忆起来这件事，我仍然感到高兴，因为，哪怕死后，我还能继续我的瑜伽！

命运在我的婚姻中的角色，1943 年

有很多年，我的经济状况都非常、非常糟糕。我挣的钱不够维持我的日常所需。1943 年，我的古鲁要我去 Rajamahendry（安得拉邦）找他，做瑜伽展示。展示后，我们两人一起回班加罗尔。他看着我，问我为什么还不结婚。我说："如果我不能自立，结婚有什么用。"他没有接受我的回答，却说："你教很多女孩子练瑜伽。你肯定是爱上谁了，所以你才不着急结婚。"我的古鲁不仅是一位经文的大师，还非常机智。他说得这么好，所以这么奇怪的话也似乎是真的了。他和我的母亲玩文字游戏，母亲当时仍在世，还和我的兄弟姐妹们说，在普纳，24 岁的人仍然独身是不好的。所以，我在班加罗尔时，他坚持他们的看法一定要让我在那年结婚，防止我走入歧途，受到不好的影响。每个人都开始劝我结婚。而我想在进入婚姻生活前，先有稳定的生活。我害怕，如果我不能照顾好我自己，我也不能照顾好我的伴侣。我不想我未来的伴侣，因为我不确定的收入而受苦。我的古鲁吉讲的话很难听，他威胁我说我没有骨气，甚至还不承认我是他的学生。

信不信由你，我一到班加罗尔，为了挡掉婚事，就从来不刮胡子，因为我知道，我的亲戚们会坚持要我结婚。我留着胡子，上嘴唇也有（这里或那里冒出来一点），这样女孩们就会拒绝我了。有几次，这招见效了。父母们会带着女儿拜访我家。一看到我胡子拉碴的脸，他们一般就会把我丢开。

我的求婚是神的安排

在一个晴天，命运等待着我的婚姻生活。我将来的妻子 Ramā 在一个晴好

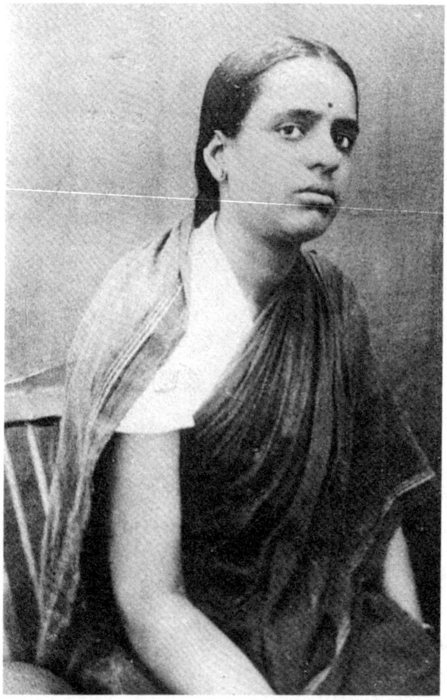

图 11　年轻的拉玛玛尼

的上午来见我，她等了 13 个小时，一直等到晚上，因为那天，我要从马卢尔（Malur，离班加罗尔有 25 英里）回来。因为一些没有预见的事情，我走不开，直到晚上 9 点才回来。这个女孩和她的姐姐从上午 9 点就开始一直在我家等我。她们在一个陌生地方的等待，打动了我的心。我不明白，一个未婚女孩怎么能等那么长时间，就为了见到我！一定是神的旨意让她一直等下去。她在一个不熟悉的家中长时间地尴尬地待着，打动了我，我同意娶她，而且她也愿意接受嫁给我，没有任何阻挠。

结婚

婚期定在 1943 年 7 月 9 日。我从普纳的学生那里借了总共 1500 卢比，来应付结婚的花销。

因为我已经三个月没接触我的学生们了，所以，婚礼一结束，我就立刻回到了普纳。我联系学生们，恢复课程。他们的举动令我震惊。他们礼貌地停止了我的课程，说借给我的钱就当作他们的礼金了。我责备自己的运数！命运拖着我的妻子和我一起受苦。整整三个月，我都没有任何收入。我的耐心得到了回报。在 1943 年 11 月，一个学校的领导邀请我在他们的学校教瑜伽，还有一些家长想找我做治疗。这份新希望促使我给妻子写信，让她来跟我会合。这是我们在婚后第一次重逢。你们中的很多人一定已经在《身体是神殿，瑜伽是你的光》（*Body the Shrine, Yoga Thy Light*）、《艾扬格传》（*Iyengar His Life and Work*）这两本书中读到了我的婚姻生活。

我们在普纳的生活

婚后的第四个月，我们在普纳车站见面了，开始了我们的生活，仅有生活必需品的生活。虽然我们只能勉强维持生计，我们却希望过一种简单纯粹的生活，以宽容之心接受好事和坏事。我们对彼此诉说自己的优点、缺点和心里话。

当Ramā来到普纳时，她对瑜伽一无所知。我向她解释瑜伽和我在瑜伽领域的努力。这些年来，我独自奋斗，希望掌握瑜伽。当我的妻子和我会合后，我想要她帮助我掌握这门学科，所以我指导她辅助我练习。我们彼此相爱，互相依恋，甚至常常忘记了生活的需求。她很快就能帮助我练习了。我就开始指导她瑜伽教学的艺术。我向她解释如何使用压力、如何支撑、按压哪里、站和踩的方法等等。她比中等身材稍重，她的体重是意外的福份。与其在我身上摆放沉重的石头，不如教给她如何利用她的身体给我制造恰当的压力，我告诉她如何根据不同需要，利用她的膝盖、大腿、小腿肚、脚跟、足弓、脚掌和手指。很多次，我常常握着她的腿和手臂，来做到正确的姿势。我指引她如何在我身上放上重物。我传递给她许多知识，如果她今天仍在世，我想她会是顶尖的女性瑜伽老师。

她变得敏感而温柔。她知道到底应当触碰哪里，才能达到正确的姿势。毫无疑问，她为了我牺牲了自己的兴趣，令我心满意足地追求我的艺术。她没有发过一次牢骚，从未抱怨我对家庭照顾的疏忽。我的清晨习练、晚间习练和在城市各处的奔波消耗了我整天的时间。我做倒立体式时，我们常常说话，长达一个小时！我要骑自行车从城市的一端到另一端，每天骑行30~35英里。我骑车、和学生们练习、自我练习，这些耗尽了我的能量。有时，我让她教想学习瑜伽的传统女性。我们之间达成的约定是：只要有人找我去教学，无论在哪儿，我都去，这样，我们的收入能够帮助孩子们接受教育，她的任务是操持家事和照顾孩子们。她一次也没有叫我陪她看电影或听音乐会，她也从不为自己要任何东西，这是什么样的品质啊！在我们俩的家族中，我们两个都和其他家庭成员截然不同，这真是个奇怪的巧合。

Ramā的去世

当我们有幸拥有一份舒适的生活时，1973年，神把她从我们中间掳走了。虽然她不在我身边了，但她的生命和我、和瑜伽紧紧地缠绕在一起。如果没有她，瑜伽于我，就不是瑜伽了。她住在了我的心里，只要我的意识还存在，她就永远和我在一起。这就是为什么我没有感到失去她，哪怕是在她去世后。她对我的同情和感情，帮助我掌握这门学科。只要我请她帮助我完成一个体式，她就会立刻赶过来，把所有的事情都放在一边。因为她，今天，我才是我。不仅我感激她，我相信，那些认识她的人也会感激她。如果没有她在我所选择的道路上的协调与配合，你们所有人不会学到已经学到的知识。能得到这份知识，你们也很幸运。我的妻子与我共享我事业的成就，虽然她已经不在世了。我真的感激命运把我和 Ramā 绑在一起，使我成了一名瑜伽士和一家之主。关于我的妻子，我不能再谈更多了，否则我会忘记我的瑜伽旅程。

瑜伽的传播

为了传播瑜伽，我考虑从医生介绍给我的病人入手，展示瑜伽对疾病的效果。1945 年，Kini 医生，马德拉斯的一位顶尖整形外科医生，有一位病人得了脊髓灰质炎。她是已故的 Fatima Ismail 太太的女儿，这位太太是如今孟买 Mahalaxmi 著名的康复中心的创始人。Fatima Ismail 是一位富有的女士，也是一位民族主义者。当 Jayaprakash Narayan 隐藏起来时，他住在了 Fatima Ismail 的家里。当局知道后，突袭了她的房子。她似乎把他藏在了婴儿床下，保护他免于被捕。K.C.Gharpure 医生是普纳的著名外科医生，Kini 医生是他的朋友。因为普纳的气候优越，所以 Fatima 想待在普纳，Kini 医生希望病人接受 Gharpure 医生的治疗。因为我正在教 Gharpure 医生和他的太太（都是医生）瑜伽，他就请我接手这个病例，教这个小女孩瑜伽，改善她被感染的脊柱。

女孩的母亲是像我的古鲁一样纪律严明的人，还具有强大的意志力。她会让她的孩子告诉我她不在家，其实她就在家里。她藏在家里，想看看我是否在诚恳地教她的女儿。一个月后，她开始付我费用。当时，她说："艾扬格先生，我真的抱歉，但是我必须承认，我很惭愧，你在教学时，我就在家里，暗中观察，想知道我不在家时，你有没有真地在教我的孩子，还是只是应付了事。你是一位 ustad——一位严厉的工头。在你之前，我到处见过太多老师，没有一个像你一样教我的女儿。"很快，Kini 医生检查孩子的状况时欣喜地观察到，孩子的脊柱有活力了，能承担负荷了。现在，Usha（这个孩子）是两个孩子的母亲。这次成功口耳相传，使一家颇负盛名的 Moritore 酒店的所有者来找我，他的女儿在一次注射后，感染了小儿麻痹症。酒店的所有者 Gulam Hussain Pakseema 先生请我接手治疗她女儿。我同意会尽我所能。她的进展比医生们期待的还快。现在，她是三个孩子的母亲，住在美国。她的腿被感染了，但是，我令她不仅能好好地走路，而且还能骑自行车。

就像这样，无论何时，有问题的病例被放到我面前时，我都会欣然接受这份挑战，去证明瑜伽的价值。

让我引用另一个有趣的案例。有一位 Pocha Seeds 的 Pocha 先生患有绞窄性脊柱，使他的消化道不能正常活动。M.S.H. Modi 医生是著名的内科医生，他检查了病人的身体，建议他的家人立刻把病人转移到孟买，接受 Ginde 医生的手术，Ginde 是当时著名的神经外科医生。他说，如果手术推迟，那么病人会永久瘫痪。家人们把他带到了孟买，住进了 Breah Candy 医院接受手术。手术后，聘用了一位理疗师进行术后治疗。虽然治疗进行了一个月，Pocha 先生却没有显示出任何进展的信号。在事故前，Pocha 先生就跟我学习瑜伽。他有充分信心，认为我能在此时帮助他快速康复。Ginde 医生很勉强地同意尝试瑜伽，因为他完全地反对瑜伽，但是又不能违背病人的意愿。他们从普纳把我召唤到孟买，见这位医生。我一见到他，他说的第一件事就是："不要瑜伽，你要按我的指令做。"

很自然地，我向医生坦承，除了瑜伽，别的我都不懂，并且询问他为何拒绝瑜伽。他说，很多瑜伽习练者学了鼻腔清洁法（netī，用水或线清洁鼻孔）和上腹腔清洁法（dhautī，吞下布条，以清洁消化道），然后流脓，就来找他医治。观察到那些后，他就反对瑜伽。我问他为什么不让这些事引起瑜伽练习者的老师们的注意，他说，告诉老师是病人们的任务。如果这些人去告诉了他们的老师所发生的情况，可能就会改变老师们的观点，老师们会在介绍这些技法时更加小心谨慎。因为这位医生治疗过受伤的瑜伽学生，所以他不喜欢瑜伽，他不希望我教他的病人瑜伽。我告诉他，我只教体式和调息法，不教他提到的那些技法。因为病人很希望得到我的治疗，医生不愿意违背病人的意愿。我像一个理疗师似的，让病人练习简单的腿部动作。后来，这位病人出院了，转到普纳，我开始在医生的建议下，辅助他。医生每两个星期过来检查情况。从 1954 年开始，我就规律地每周末在孟买开课。星期日下课后，我们一起回普纳。医生每个月检查病人两次，他说病人的状况没有变好。他期望病人在脊柱手术后三个月康复。快到三个月时，他很担忧，因为他没看到好转的迹象。他给了我照料病人的自由，但是希望在两个星期内有进展。否则，他会说，就像谚语说的，“手术取得了成功，但是病人没有好转。”我接受了挑战，向他保证会在两个星期内，取得进步。

Pocha 先生的膀胱不能盛装尿液，一天 24 小时都在漏。我告诉 Ginde 医生，我会先控制住膀胱。Pocha 是我的学生，教他做仰卧束角式（supta baddha koṇāsana）、仰卧手抓大脚趾式（supta pādāṅguṣṭhāsana）、仰卧上伸腿式（ūrdhva prasārita pādāsana）等比较容易，来加强膀胱。我让他在我的支撑下，坐和站。医生在两个星期后来了，对病人的好转印象深刻。很快，在我的支持下，Pocha 先生能走路了。Ginde 医生笑着说：“你付出了劳动，我却被称赞。我欣赏你的知识，会把我做过手术的病人送到你这里来。”从那以后，直到 Ginde 医生去世，他都推荐那些需要我指导的病人过来找我。通过理疗，产生对瑜伽的兴趣，这让瑜伽更为流行。我令很多医生信服，瑜伽是一种替代疗法。即便如今，当他们的治疗手段失败时，他们会把病人送到我这，作为最后的希望。随着我不断接下病例，瑜伽获得了一门科学的声望。我永远感激 V.B.Gokhale 医生，他在早期启发我接手病例，鼓励我试验瑜伽的价值。他令我思考如何疗愈生病的人。

人们如何对瑜伽开玩笑？

1937 年我来普纳时，那里的人口是 10 万人。只有非常少的人表达了对瑜伽的一点兴趣，他们会问我：“我们听说瑜伽对人的健康有巨大的价值和影响。如果我们练瑜伽，能怀上孩子吗？”虽然当时我已经 19 岁了，但我对性一无所知。但是，被问到这类问题时，我还是会大声地说：“能，如果这人练了瑜伽三四年的话。”我会肯定地告诉他们，瑜伽和神会祝福他们。有几次，真的成了。

让我讲一件瑜伽的趣事。有一次，从班加罗尔到普纳的路上，我中途到胡布利待了一个月，去教几个老学生。那是 1937 年的事。那里有一个纺织厂，叫 Bharat Mill，现在叫做 Hubli Mill。这个纺织厂的一个会计没有子嗣。他问我，如果他练习瑜伽，是否能得到祝福有自己的孩子。我说：“是的。”他请我教他的妻子，说他自己不需要瑜伽，因为他没有问题。根据检测，他说他的妻子需要治疗，他不需要。冥冥之中有什么东西告诉我，如果他们两个一起练习瑜伽，神会祝福他们。他很坚决，只想要我教他的妻子。虽然我同意教他的妻子，但我告诉他，如果他们两个不一起练习瑜伽，那我什么也保证不了。事情如我所料。我教这位女士一个月的时间。然后，我听说这位女士怀孕了。我为我的瑜伽和许下的天真的承诺感到高兴。后来，我得知她流产了。虽然这个消息令我震惊，但加强了我对瑜伽的热情。我的信念更强了，只要诚实地、正确地、用对的方式追求瑜伽，瑜伽能创造奇迹。我感到她丈夫不愿练习瑜伽就是孩子流产的原因。神令我意识到，我的许诺只实现到一半，因为丈夫没有练瑜伽，而这位女士通过她的练习，成功受孕了。

1940 年，我住在 Rasta Peth 的一家酒店里。酒店里来看赛马的观众会让我从 1 到 14 之间选择一个数字。我通常会告诉他们数字，虽然我不知道为什么。很快我就知道了，他们按我预测的号码赌马赚钱。他们还引诱别的朋友来找我，把我当作占星家和 brahmacārī，按我的预测来赚大钱。他们开始叫我从 1 到 100 给他两个数字。他们日常打电话的内容引起了我的怀疑。通过询问发现，他们在赌美国 Cotton 的开数和闭数。如果两个数字是精确的，1 卢比能赚 88 卢比。当我知道这件事，我决定拒绝这些请求，阻止他们入侵我的时间和房间。

幸运的是，我没有被诱惑去赌马，我更倾向于过清静的生活，不去过多留意我的正确的预测！我把这一切都归于我的正确习练、对瑜伽的投入和付出。

我有的学生从未有过子嗣。医学检查后，医生们认为他们没可能有孩子。在练习瑜伽后，他们有幸生出了很多孩子。

遇见克里希那穆提

1946 年，克里希那穆提在普纳，他有很多追随者。有人告诉我，他是 20 世纪的伟大思想家和世界著名人物。因为我当时没有看书或看报纸，我不了解世界上的人物和时事。甚至耶胡迪·梅纽因在他的书中写道，我跟他说话时，就像和普通人说话一样。他说："艾扬格先生从来不知道我是世界著名小提琴家。"

我的学生 F.P.Pocha 先生是克里希那穆提的老朋友，他去拜访克里希那穆提。我的名字在对话中出现了，因为两个人都练习瑜伽。Pocha 先生安排了我和克里希那穆提见面，并且警告我说克里希那穆提可能会让我教他瑜伽。克里希那穆提当时在印度公仆协会。

我见他的那天，我做了瑜伽展示，他看得入迷。在展示的最后，他说:“先生，您是瑜伽的专业人士。”当时我 28 岁，我说：“先生，我不理解您对我的评价，我也不明白什么是奉献。先生，您每天都讲课。讲课不是您的职业吗?您被邀请作演讲，正如我被邀请作教学。如果您称我为专业人士，那么先生，我也有权利称您为专业演讲家。”他一定感到震惊，惊讶地听到我说出这么坦率的话，然后他就转到了其他话题。

展示后，我请他展示他的瑜伽习练。他表现出不愿意，因为他认为已经在早晨做过了。我离开了房间，在外面和他的几百位追随者聊天。因为我跟人群在一起，他把我叫进来。他很高兴，我就开始纠正他的体式。他感到精神焕发，体验到轻盈和愉快。

他立刻表达了跟我学习的愿望。他说他热爱学习，但是太穷了，付不起学费。我难以置信，但是，我自己也知道穷的滋味，所以我同意教他，但是有一个条件，我会在我的闲暇时间来教他。确定了进行讨论和演讲的时间后，我说，我会在早上 4 点来。“太早了。”他说。我回答道：“先生，其他时间我来不了，因为我要去教其他人，讨份生活。我唯一的空闲时间是午后。如果您能把晚上的讲课时间挪晚一点，我可以来教您。”他说不可能调时间，同样地，我也坚持我的时间安排。对我来说，赚钱养家，就跟他要见人并演讲同样重要。

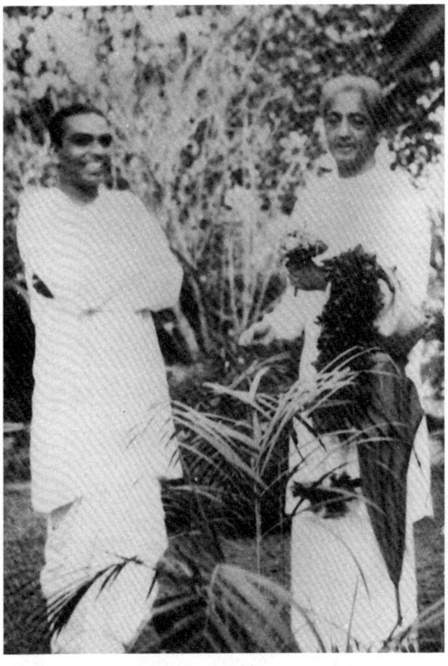

图 12　艾扬格（左）和克里希那穆提在一起

我把这个对话叙述给 Pocha 先生。他叫我用两天时间去教克里希那穆提，那两天就不用教 Pocha 了。我早上 6 点去找克里希那穆提。两天之后，我告诉他我不能在早上来了，因为我要去教 Pocha 先生。克里希那穆提同意在早上 4 点准备好，并且准时打开门等我。我从这个伟大的人物身上，学到了谦卑。我开始教他时，就坚持在 Tilak Smarak Mandir 参加他的演讲。我听到的第一句话是：不要批评也不要评价。虽然他在所有演讲中都重复这些话，但在他一生进行的演讲中，都利用这些话作为武器，他常常批评所有宗教和世界上的所有领袖。但是我从他身上学到一些东西，那就是我不应当被他人的观点所干扰或支配。比如，全世界的瑜伽士都批评我，说我的瑜伽是身体性的，但是我没有批评别人的习惯。你不会看到我的攻击或批评别人或他们的体系。过去和现在，我都非常清楚我在练习什么。我不是为了别人的评价才练习瑜伽。如果他们愿意，就让他们批评去吧。我做练习是因为我要做，我非常热切地希望在习练中发展我自己。我并不热衷去证明我做的是正确的，也没有理所当然地认为我的习练是完美的。我的思想一直在搜索，因为我懒得去理别人的评语，我行动的目标是重新发现我的内在身体。当然了，如果有时候，我被直接地攻击，我会回复批评。我还跟他学习了另一件事。有一次，当我向他解释伸展双腿而不伤害肌肉和关节的艺术时，他抓着我的脚踝对自己说："我真傻，连这些都还不知道！"这就是他作为一个学生的品格。

我们曾听闻他谈到挣脱束缚，自由生活。当我在瑞典教他时，我常常跟他的追随者说，克里希那穆提也被自己所束缚，虽然他否认。一个人可以说任何话，但事实上重要的是这个人的生活方式。每天和他待在一起五六个小时，住在同一套公寓中，我了解他的情绪和生活方式。有一天，我叫他的女房东过来，给她看看克里希那穆提的人格是有条件的。他做头倒立平衡时，总是常常面对墙壁，而不是山。我就把毯子转一下，让他面对山做支撑头倒立（sālamba śīrṣāsana）。他坐了下来，把毯子转回到原来的位置。我就笑了，说："先生，为什么把毯子转过来？你可以把身体调过来，还是面对墙练习呀。"他笑了，说："我没想到原来我不用挪毯子，就可以做头倒立。"

相似地，他关于挑战和回应的话，会给普通人传递出消极的含义。它可能传达给人的是，去接纳所有的挑战而不是对抗挑战。我说所有的挑战和反对挑战都应该同等面对。如果两块石头以同等的力彼此撞击，那么"回应"是轻的。我感到，挑战和对抗挑战意味着衡量思考和行动的重量，使两者均等地触发，使内在的智性能充分地发展觉知。它的含义是重新调节，而不是不调节自己。

有一次，我正在教他轮式（ūrdhva dhanurāsana），我解释后弯，叫他感受他的膝盖内侧的振动。他请我解释什么是振动，还有振动怎么能发生在膝盖内侧。我说："先生，您不是在讲座中问大家是否听到过树的声响吗？正如树的声响是振动，那么，当你做后弯时双脚稳定，膝盖内侧就会产生振动。身体的组织和纤维中的振动当然是声响，让我们感受正确的力。”我们常常像这样讨论，一段亲密的友谊发展出来了。

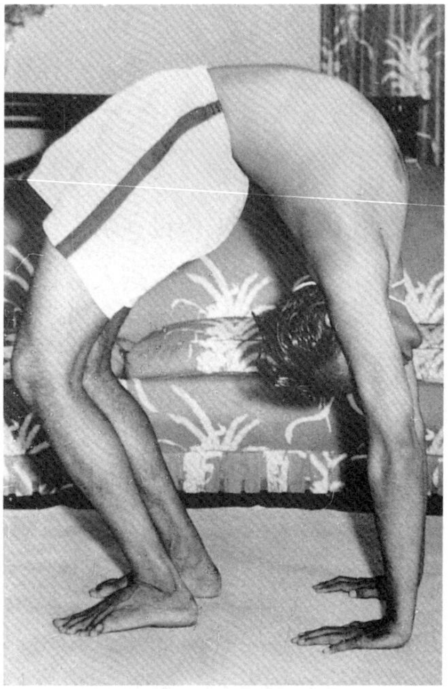
图 13　轮式

比利时王太后陛下

当比利时王太后邀请我教她瑜伽时，她已经 84 岁了。第一天教简单的站立体式和犁式（halāsana）。她不想就此为止。她想我教她支撑头倒立（sālamba śīrṣāsana）。我从没教过任何 84 岁的人做头部平衡体式！她非常清瘦，没什么肌肉，但是意志力非常强。当我看到她，我知道她有些问题。所以，我告诉她，在考虑头倒立之前，我想先检查她的健康状况。你知道的，在今天的瑜伽中心，在瑜伽习练的前后，会记录血压和心脏状况。作为王太后，她肯定定期体检。当我问她身体状况如何，你猜她问我什么？她问我：“您对瑜伽有信念吗？”我笑着说，要是对瑜伽没有信念，我不可能传播瑜伽。如果没有建立信念，我早就不练习了。她问了我一个简单直接的问题，“先生，如果您对瑜伽有信念，为什么要看我的体检报告？如果有病患，您还会教我头倒立吗？我就想要头倒立。如果您害怕教我头倒立，那么您可以搭下一趟火车去瑞士的格斯塔德，与您尊敬的朋友耶胡迪会合，就是他把您推荐给我的。如果您怕教我头倒立，那么请回吧。”我观察到，她如此清晰地知道自己想要什么。欣赏她的勇气，于是我对她说，如果她有勇气做头倒立，我就有勇气教她。她立刻请我这么做。我让她准备根基，把头放在地上，手指交扣呈杯。我抬起她的腿，她站在头上的那一刻，她变得无意识。她的身体在垮塌，她的肌肉和骨骼开始下沉。我当时有两种想法：如果我把她放下来，她会说我没有认真对待她的课；如果我放任她在体式中，神知道会发生什么。我鼓起勇气，从地板处把她向上提，我的双脚形成杯形，把她的头放在我的两足弓之间，等待她恢复意识。过了几秒钟，她的头在我的脚上移动。谢天谢地，她恢复了意识，我问她是否立在头上。她很高兴地发现自己立在头上，还问我她怎么失去意识的。“这是由于您有高血压。”我说。因为我已经让她立在头上，我答应教她做支撑头倒立（sālamba śīrṣāsana），在此之前先做清凉的体式，把血压降下来。

两周瑜伽习练后，她叫来她的家庭医生，一位心脏病学家，来检查她的心脏情况。他惊讶地发现血压正常了，心跳有节奏。他以为是他的药起了作用。她说没有吃他的药，而是跟随一位来此作客的印度医生，她想要家庭医生和我见面。王后把我召来同医生见面。我被介绍给这位医生，他问我研究了什么。“瑜伽，我给她‘瑜伽药片’来降血压，血压真的降低了。”我们像这样开玩笑，成了很好的朋友。

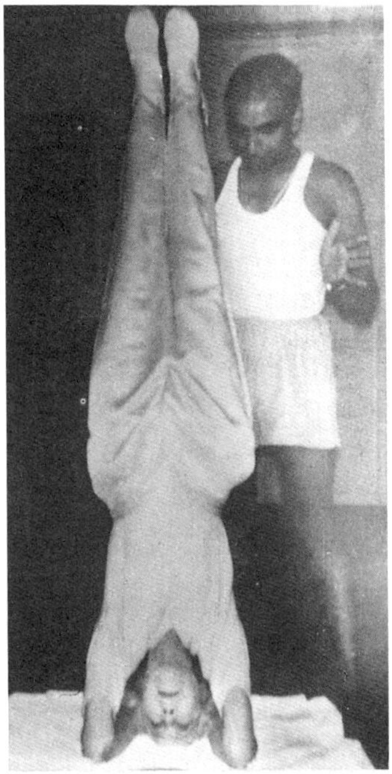

图 14　比利时王太后陛下

相似地，耶胡迪·梅纽因会问我：“我的手指尖非常冷，我要怎么做才能让它们温暖，拉好小提琴？”在那一刹那，我必须快速思考，什么调整能让指尖温暖。我一边回忆自己的体式习练，一边从手背伸展他的指节和手指，这样指甲尖不会翘起来，而是沿着指节伸展。他立刻感觉到温热。很快，他把我对体式的解释加以调整，在拉小提琴时运用，比如在支撑肩倒立（sālamba sarvāṅgāsana）中旋肩膀，在犁式（halāsana）中旋转手臂和双腿的肌肉等动作。无论我给他什么技巧，他全都运用于拉小提琴。

与 Lokanayak Jayaprakash Narayan 相识

在我的一生中，我见过很多圣人（sādhus）、行政官员、律师、科学家、艺术家、政治家、瑜伽士和哲学家，但是 Jayaprakash Narayan 尽管是政治家，却是最精妙高贵的灵魂之一，他有着强烈的灵性触觉。他保持着淳朴和天真，同时有敏锐的智性，能快速捕捉身边的事物。通过瑜伽结识这些人，是我莫大的幸运。我永远想象不到，一个成长于贫困环境的人，会遇到这些杰出的人物。

是瑜伽使我达到今日的高度。因此，我感激我遇到的那些人，包括我的古鲁吉，因为通过观察他们的生活方式、他们的本性和习惯，我学会把他们的生活方式和我的进行对比，选择适合自己的身体力行，同时我接受他们给予我的一些能帮助我建立我自己的个性、培养我自己的意识的事。

重塑我的身体

在总结之前，请让我描述我的失败，以及我如何重塑我的系统，回到瑜伽习练中。

在早年，我喜欢后弯和平衡，因为它们宏伟、引人惊叹。这些成就带给我的骄傲令我忽视了简易的前屈，因为前屈不如后弯那么有吸引力。

打在骄傲上的一耳光

1944 年，虽然我能做所有体式，我却感受不到它们的回应。有两三年的时间，都如同机械式的习练。这种迟钝的回应持续着，尽管我做得更好了一些。然后，我开始深入探究每个体式，认识到我的迟钝是因几个不活跃的细胞和纤维导致。一些部分过于活跃，而其他部分仍迟钝和愚蠢。这个观察是我骄傲心的转折点。我对自己说，炫耀后弯的傲慢已经毁了我。我让自己谦卑，向体式臣服，在做体式时，我观察自己的内在。思想向内转，观察行动中的细胞，重新激发了身体的细胞和神经的活力。然后，我继续这样做，直到 1958 年以前都没有丧失这种觉知力。但在那一年，无论做什么体式，我都开始感觉头晕和喘不上气。这令我灰心，但是我下定决心，延长在体式中保持的时间，我尽量克服短暂地失去意识和喘不上气，直到我即将无意识。我咨询了那些资深的瑜伽士们和我的古鲁吉，古鲁吉告诉我轻松点看待瑜伽，因为我当时是一家之主，年龄也在增长。我把他们的评论放到一边，坚持我的习练，非常频繁地做那些体式。然后中间停顿下来解决晕眩和短暂地失去意识。克服这个障碍花了我一年时间。

我不间断地继续习练，从 1958 年到 1978 年。我的习练很顺利并且享受其中。

1978 年，60 岁生日庆祝后，我的古鲁建议我把时间花在冥想上，减少身体的辛苦。我照他的话做，在三个月时间内，我的身体失去了优雅和弹性。我认识到，我景仰的人自己没有体验，我便不应崇敬他们的话。身体在反抗，但是意志力变得更强，打破身体的屏障。我开始每天习练四到五个小时。倒霉的事要发生了，1979 年，我遭遇了一个非常严重的摩托车事故，伤了我的左肩、脊柱和膝盖。我不能提肩、前屈、扭转和平衡。我开始像个彻底的初学者那样练习瑜伽。但是，在第一场事故后的三个月内，我又遭遇了另一场事故，伤了我的右肩和右膝。瑜伽意味着均衡，这两场事故均衡地损伤了我的身体，我的习练回到谷底。为了回到 1977 年的水准，我勤奋地加倍习练，关照我受伤的身体。虽然我的意志力和神经足够强壮，能承受数小时的习练，但身体却在造反。但是我没有向负面的思想屈服。我不屈不挠坚持到底，十年坚苦卓绝的努力使我的体式习练恢复了 75%。我希望能回到原来的状态。万一我没能实现，我盼望在死的时候，能心满意足，因为我已经尽力而为。我说这些，是为了让你们能建立意志力和坚持，去做我做过的事，不失去信心，这样，当神召你回去时，你能愉快地离开这个世界。

瑜伽的传播

梅纽因先生把我和我的艺术介绍给了西方世界，尤其是欧洲，这份功绩也属于比阿特丽斯·哈坦（Beatrice Harthan）女士、席尔瓦·梅塔（Silva Mehta）女士和其他人，他们也帮助过我把这门学科带给欧洲的普通人。玛丽·帕尔姆（Mary Palmer）女士是我的方法在美国推广过程中的关键人物。渐渐地，它传向了世界其他地方，覆盖了六大洲。我可以不犹豫地说，我的瑜伽方法赢得了普通人的心。瑜伽改变了他们的生命。他们接纳瑜伽，作为他们的科学、艺术、文化和遗产。现在，到了我们要思考和反思的时候，因为我们的祖先是这门伟大科学的创立者。我们印度人没有重视这门伟大艺术的价值，这是我们的仙人（ṛṣi）、圣哲和瑜伽士留给我们的。我想你们都好好思考这件事。我所习练的瑜伽已经在世界上许多地方非常流行。在 25 个国家中，有 200 家艾扬格瑜伽中心和 32 个艾扬格瑜伽协会。但是，在我们的国家，如果没有来自政治的影响，似乎什么也不会改变。即使一个人在这里没什么能力，如果这个人兜里有什么政治人物，那么所有便利条件都会一股脑地展开。

我记得 N.A.Palkhivala 在很多年前说过，“在印度，杰出人物只是站在外边”。这是真的，在我们国家，杰出人物被晾在外边。

瑜伽书籍

我花了6年时间写出《瑜伽之光》，花了15年写出了《调息之光》。现在，新的瑜伽书籍每天都在充斥市场。如果人们看看它们，会发现这些书只是无原创性的重复。虽然我要奋斗很多年，来学习摄影和写作，但我很高兴《瑜伽之光》被认为是瑜伽圣经。我感谢我的出版商Unwin和Hyman，现在是伦敦的哈珀柯林斯，他们让这本书平易近人，在全世界流行。截至目前，超过50万册《瑜伽之光》被售出。这本书有17种语言的版本。《调息之光》已经被翻译成12种语言。这不是小成就。故事书或《罗摩衍那》《摩诃婆罗多》《薄伽梵歌》这样的书的销量会傲视群书。但是瑜伽这门学科毫无风味、滋味或多样性。它像数学那么枯燥，但是我的书和我的展示抓住了人们的心。瑜伽的风吹向四面八方。因此，你们所有人的责任都倍增。我和全世界的艾扬格协会训练了8000名到10000名教师。1966年，来自南非的乔伊斯·斯图尔特（Joyce Stewart）女士千里迢迢来到英国，接受了训练，回去教南非人。后来，我被南非人邀请，在毛里求斯、马拉维、斯威士兰、莱索托和南非进行教学。在毛里求斯，当时的国家首相告诉我："印度是我们的哥哥。我们是南非和印度之间的桥梁。允许您在这里教南非人瑜伽，我们就帮助了我们的哥哥成为南非的朋友。"

瑜伽正在吸引着人们，并且成为一种替代疗法和疗愈艺术，我认为现在正是我们努力奋发的时候，把瑜伽的信息直接地传达给一个更灵性的国度，且不忘记基本准则。帕坦伽利高瞻远瞩地建议，一个人应专注投身于最契合自己的事业中。那么，加深你的体式和调息习练吧，把瑜伽的信息带给你周围的人。瑜伽是一种普遍的宗教，令我们越过物质世界，通向灵性王国。

我真的很高兴西方学生把我们的遗产带到世界上很多地方。我请求我的同胞们，把瑜伽之光带给我们自己村庄中的兄弟姐妹，令他们从亚健康走向健康，然后引领他们达到灵性健康。我们村庄中的乡亲们深深扎根在印度腹地，不受西方的影响。让我们重新恢复古老思想的生机，使瑜伽艺术开花结果。我坚信，在我之后，我的学生、孙辈学生……会把瑜伽的信息带到世界上的每个角落，所有人归属一个"人族"，没有任何地域、种姓、肤色、宗派或性别区隔。

愿神祝福你！

1.3 我的古鲁吉——克里希那玛查雅

首先，让我带着尊敬和崇敬之心，向我的古鲁吉——克里希那玛查雅（Śriman T. Krishnamacharya）致敬。他刚好是我的姐夫，我的姐姐 Nāmagiri 的丈夫。在谈我的古鲁之前，让我再带着所有的谦卑，用祷词祈求帕坦伽利的赐福。

首先，我的古鲁——一个伟大的人，一个近亲、具有多面人格的人，同时还是非常严厉的监工，与他相处是非常尴尬和困难的。其次，我对他这个伟大的人的尊敬可能使我无法完全公正。像我这样的学生谈论如此多面个性的古鲁，不是件易事。最后，当我作他的学生时，几乎不到 16 岁。我跟他一起生活、接触的时间如此短暂，我甚至不容易勾画出他的生活风格。我的思想当时还粗钝和幼稚，我不认为当时我已经发展出了能够研究和理解他的智性，当时我也品味不到他的知识和智慧。

正如硬币有两面，每个人的性格也有两面性。学生有责任利用古鲁最好的一面，忽视他的短处。这样的学生会一直黏住他的古鲁。由我来评判我的古鲁并表达对他的看法是不对的，古鲁是朋友、领路人和哲人。今天，我不得不谈谈他，我得说几句。然而，从人的思想中，从他人的思想中来表达他，是不公平的。只要一个人接受古鲁为古鲁，那么对古鲁的崇敬高于一切。

毫无疑问，古鲁吉是一个天才。只有当学生达到了古鲁的智性水准时，才有可能谈论这样一个人。

我会讲述一些轶事，可能会在这个伟大的人格上投下一缕光。你们很多人可能读过关于密勒日巴（Milarepa）的书。我的古鲁就像密勒日巴的古鲁。我和古鲁在一起生活了两年，就像密勒日巴跟随他的古鲁那样，对古鲁没有质疑。

他娶我的姐姐时，我是个 7 岁的男孩。他当时 33 岁，我的姐姐 12 岁。他们两个之间年龄相差 21 岁。我对他的第一印象是婚礼那天，他带着两头大象来。

古鲁吉天赋过人，聪明绝顶，身姿矫健，博闻强记。如果有“宇宙先生”的比赛，我敢保证，他会摘得殊荣。他天生就身材结实、肌肉均匀，体现了强大的力量和活力。

他还是阿育吠陀专家。他常常在家中准备阿育吠陀药物和草药油，比如 lehyams 和 tailam，他用在病人身上，非常见效。但他从不透露如何混合与准备这些草药。

除了擅长音乐——他在维纳琴（vīṇā）上演奏卡纳塔克古典音乐——古鲁吉还是个很棒的厨师。我不知道他的孩子们是否品尝过他做的食物。他只做一两道菜（在我姐姐生理期时），但它们如此美味，我没法决定哪道菜最好吃。我常常把他准备的菜叫做 Madhupākam—— 好似蜂蜜。

他是一等一的园丁。他在迈索尔的家中种花和蔬菜。他种上种子，在他神奇的触碰下，植物就长得茂盛。

他来自一个正统的婆罗门家庭，他做饭时从不用木炭，而是亲手砍木头作为燃料。他很享受在上午 9 点到 11 或 12 点之间砍伐木头。无论做什么，他都精确到位，无论是做饭还是砍木头，唱吠陀颂歌还是弹维纳琴。他不允许任何马虎凑合。他也这样要求我们所有人。他的情绪和脾气非常难理解，而且常常出人意料。所以。他在场时，我们都提着心。在教学艺术中，他就像一位伟大的禅师。他会狠狠地打我们的背，像是用铁棍打的一样。很长时间内，我们都无法忘记他这种严厉的举动。我的姐姐也免不了挨打。

你可能不知道，结婚后，他在卡纳塔克邦的哈桑地区得到了一份在咖啡种植园里的工作。他常常穿得和平时不一样，他穿着半长的短裤和半袖，短袜和鞋子，头戴一顶帽子，手拿一根棍子。无法想象一个这么打扮的人，研读过 ṣaḍ-darśana（印度哲学六派思想的原始文献），这些书的标题是这样的《数论瑜伽哲学至宝》（*Sāṃkhyāyoga-śikhāmaṇi*），《吠陀之王》（*Veda-kesarī*），《吠檀多之主》（*Vedānta-vāgīśa*），《正论大师》（*Nyāyācārya*），《弥漫差之珍宝》（*Mīmāṃsa-ratna*）和《弥漫差苦行僧》（*Mīmāṃsa-tīrtha*）。他是物论（Vāstu śāstra）专家，这是一门关于科学建筑学和美学建筑学的学问，还是 Jyotiṣya śāstra—— 星座学专家。但是，命运也开了个玩笑，他不得不到咖啡种植园工作。

1931 年，他放弃种植园的工作，开始发表一些哲学方面的演讲。迈索尔

一位名叫 Śri Sheschachar 的律师邀请他在迈索尔的工城大厅发表一场有关《奥义书》（*Upaniṣad*）的演讲。事实证明，这次演讲成为他人生的转折点。在他那半裤半袖，搭配帽子、短袜与鞋子的装扮下，隐藏的学者风范显现出来。他关于《吠陀经》《奥义书》与瑜伽方面的演讲引起了迈索尔上流社会的注意。关于这位学者及其学术见解的新闻很快传至迈索尔的王公克里希纳·巴度尔四世的耳中。王公被他的学识与个性所征服，遂拜他为师，向他请教典籍与瑜伽方面的知识。没过多久，王公委任他在其经营的迈索尔梵语学校（Saṃskṛta Pāṭhaśālā）里教授弥漫差（mīmāṃsā）与瑜伽。王公是一位对艺术、音乐、绘画与瑜伽领域慷慨赞助的人。他鼓励艺术家们在自己所擅长的领域里有所建树。

我的古鲁吉是一位严厉的老师。他的学生们，包括婆罗门的祭司，都对他所准备的弥曼差考卷感到头疼。由于他从不愿意放弃这样的个性，学生们对他发出抗议，很快王公便同意将他调离迈索尔梵语学校，并在迈索尔的贾根莫汉宫（Jagan mohan Palace）——现在是一个艺术长廊——内开办了一所瑜伽学校（yogaśālā）。王公向古鲁吉表示，这所瑜伽学校随时对他开放，意指古鲁吉可以在任何时候出入瑜伽学校，并授予他宫殿学者（Asthana Vidwan）的头衔。就这样，古鲁吉从一位种植园工人，变成了一名宫殿学者兼瑜伽大师（yogācārya）。

现在，我是古鲁吉最年长的学生之一。当时，我是他学生中最年轻的一位。Śri Raṅganatha Deshikachar，这位年逾九十并在迈索尔执教的瑜伽老师，即使是现在，也仍是古鲁吉在世的学生中最年长与最杰出的那一位。

Śri Śrinivasa Ranqachar、Śri Mahadeva Bhat、Śri Raṅganatha Deshikachar、Śri Narayana Sharma、Śri Panduraṅga Rao 这几位大师都是我的同窗。我们曾定期去瑜伽学校学习。而古鲁吉的另一名学生，同时也是迈索尔梵语学校的学生 Śri Pattabhi Jois（帕塔比·乔伊斯），阿斯汤加瑜伽创始人，在瑜伽学校成立之际，被任命为瑜伽老师并代替古鲁吉在迈索尔梵语学校教课。因此，Pattabhi Jois 从来不是瑜伽学校的正规学生。在瑜伽学校成立的早期，古鲁吉会定期到访，之后就没去过了。我提到的以上几位全是虔心求学的好学生，也都是古鲁吉愿意在家里为其讲解理论的对象。不幸的是，我并非他们之中的一员。因此，从某种意义上看，我错过了那趟班车！

然而，瑜伽学校专为贵族家庭成员而设，而平民需要额外申请才能获批入学。因此，对于一位平民而言，想要就读瑜伽学校是件困难的事情。古鲁吉曾在贵族家庭成员之外挑选过几位平民的孩子当他的学生，而我很荣幸地成为其中一员。瑜伽学校的主要宗旨是抵达体式的完美或通过体式保持健康。学校的课程只安排在晚上 5 点至 7 点，而上午 9 点至 10 点半的早课仅针对患病人员开放。

想必你们很想了解我是如何踏上这一旅程的。1931 年，古鲁吉将我的长兄 Śri Ramaswami Iyengar 带到迈索尔并教授他瑜伽。我的长兄因忍受不了古鲁吉严格的戒条与古板的规则，以及无法面对他易怒的个性，在学习数月之后就从迈索尔搬去了班加罗尔。

之后，古鲁吉将我最小的妹妹 Jaya 领进瑜伽的国度。当时 Jaya 还未满 8 岁。因为年幼以及出行需母亲陪同的原因，她的瑜伽习练时断时续。她去迈索尔的时间取决于我们的母亲。1940 年，她步入婚姻。我猜她的瑜伽习练在那之后就终止了。

1934 年，古鲁吉被王公派往位于罗纳瓦拉的 Kaivalyadhāma 瑜伽学院，目的是观摩学院的运作。古鲁吉与他的学生们必须先抵达班加罗尔，再转孟买。他借此机会来探望家人。那时正值暑假，他要求我去迈索尔帮助我那独自照看年幼孩子们的姐姐。对我而言，这是一次诱人的机会。因为年轻，我对宫殿与王公的故事充满浓烈的兴趣。迈索尔这座旧时的王城，素来以各处的花园和伽蒙迪山麓（Chamundi Hills）而著称于世。以前我只听说过它，但从没亲眼见过，这次机会意味着一场一个月的旅居，我欣然同意。

我到那之后，便与自己的姐姐住在一起，帮她做些家务。一个月之后，古鲁吉回到迈索尔。由于暑假结束之后学校得重新开学，我向他提出自己得返回班加罗尔。他要求我继续留在那并帮助我的姐姐。

我的父亲在 1927 年就离世了，从此我的家庭就深陷贫困。比我年长的哥哥与姐姐们都已结婚并有自己的家庭需要照顾。我们是一群没有父亲的孤儿。因为这些，我考虑留在迈索尔，这样我的母亲也不再需要为我担忧。

古鲁吉要求我给我的哥哥写信，请他代办我的退学手续。当退学证明寄来的那一刻，我恰好收到王公开办的高中的录取通知书。我在迈索尔度过了三四个月的时间，我有了一个新的学校，一个新的抚养我的家庭以及一个全新的环境，但此时我还没有瑜伽，身体也没有变得健康起来。

有一天，古鲁吉召见我并教了我三四个体式。他说：“练练这几个体式吧，你的身体会恢复一些健康。”当时我的身体犹如一根木棍，我的中指甚至无法触及自己的膝盖。他说：“你这辈子都练不了瑜伽！你未能获得这项殊荣。”之后他再没喊我上过一节课，我想，这是我的第一节也是最后一节课吧。我陷入了两难，既回不了班加罗尔，也学不了瑜伽。

我曾谈论过我的同伴 Keshava Murthy，他与古鲁吉住在一起。他是我唯一的同伴。我们总是互吐悲伤。有一天，Keshava Murthy 突然对我说，“我出去一下”，之后便再没回来过。他就这样在傍晚时分消失了。古鲁吉当时非常喜欢他，所以找遍了整个迈索尔城，甚至还去了宫殿，却没瞧见他的任何踪迹。在那之后，我真正变得孤独而寂寞。

此时的古鲁吉面临着一大难题，那就是他所有的学生们都结婚了且不再与他住在一起，而他也不可能将他们强行留在身边。而我成为他唯一能够控制且可以根据自己意愿来栽培的对象。次日，在给植物浇完水之后，他召见我，为我上了一堂瑜伽课。请相信我吧！就在那一天，他一个接着一个地连续教了我三四十个体式！他说：“你必须做这个！”从某种程度上说，他当时很无助，我也一样。

1934 年，基督教青年会在迈索尔宫举办了一场例会。那时古鲁吉完全寄希望于 Keshava Murthy 的登台展示，而另有一些年长的学员们只能展示几个简单体式。即使是古鲁吉本人，也放弃了展示自己的机会。因为我年轻的缘故，古鲁吉强制我遵行他的意愿并在他抬起的双腿上方完成一些后弯动作。我在自己撰写的《调息之光》中提过调息对我而言是件极其困难的事，原因就在于我在极其年幼的时候就被要求在极短的时间内快速掌握后弯体式。古鲁吉只教了我三天高级的后弯体式，并对我说，“你必须在例会上展示这些动作。”在那之后，他就再没教过我做什么，如何做，以及该不该做。

当我请求他帮我看看这些体式做得怎么样时，他说，“我只看你在台上的表现。”我哀求他，但他坚持自己的决定。也许我俩都是被神赋予强大意志力的人吧。我完成了展示，而他也观看了我的表现。我获得了自己的第一笔奖赏：50 卢比。我的古鲁吉非常吃惊并问我，“你是如何做到的？”他说，“我以为你绝对做不到，但你做到了！”我的首场展示将我与瑜伽，也与古鲁吉联结在了一起。

瑜伽学校的学员们每年都会举办聚会，并邀请贵族家庭成员与城里的精英人士参加。每年高级学员们也因此获得一次通过示范来展现个人技能的机会，而表现最好的人会获得相应的奖赏与证书，我在 1935 年获得过这项荣誉。

古鲁吉的个性着实令人生畏。即便是上了年纪，他的后背依然坚挺。他目光如炬，以至于任何人都不敢与他对视。没有人敢招惹这位杰出的天才，专家和学者们都对他感到畏惧。我在年轻时曾聆听过他的几场演讲。作为一位年轻的受过高等教育的人，他才华横溢！没有人能靠近他，超越他，或者在他的层次上与他争辩。他一直很孤独，没有人能与他的辩才匹敌。他可以站在讲台上即兴创作“一本新书”，也能当场写出梵文的诗句。他是一位诗人（kavi），他即兴创作赞诗与诗歌的才华融入了他的血液。然而正是这学者的背景、如炬的双眼，健壮的体格与强烈的个性，令他与大众疏离。

从某种程度上看，我感到他并没有找到展现自己能力的合适渠道。

他让人们感到紧张。他走起路来非常快，没有人能跟上他的节奏，没有人能配合他的速度。如果他正行走在人行道的其中一边，迈索尔的精英们就会越过马路到另一边去。

我已经提到过，他是位学者，但他很孤独。他住在马德拉斯（Madras）的麦拉坡（Mylapore）时，有一位名叫 Pullawa 的电影导演就住在他隔壁。古鲁吉对他的这位邻居一无所知。有一次，我去麦拉坡看望古鲁吉，突然看见我相识的 Pullawa 正站在门前的台阶上。我将他介绍给古鲁吉认识。尽管他们这么多年都住在同一个地方，却从未见过彼此，直至我的到来。因为同样来自安得拉邦（Andhra Pradesh）并说着同样的泰卢固语（Telugu），他们很快成为好朋友。

古鲁吉曾在伽蒙迪居住。他的住处距离瑜伽学校和王公的学校都将近三公里。古鲁吉不允许我从自己的学校直接前往瑜伽学校并以此考验我的耐心，尽管这样的路程只需五分钟，他依然坚持我得先回家再去瑜伽学校，为此我得走上相当于两遍三公里的路程。也许，正是他这样的严苛与考验，大大启发了我在定居普纳后对自己生命的塑造。我学会了依靠耐心来应对困境。

身体的劳累殃及了我的智力，我未能通过自己的期末考试，并因此丢掉了免费念书的资格。求学变得无望，但也成为了我生命中的一个转折点。由于学识有限，阅历不深以及学业被终止，我在心里播下了将瑜伽作为自己毕生事业的种子。我鼓起勇气与力量，努力成为一名独立的瑜伽学生、一位台上的展示者以及一位老师。

迈索尔的王公又一次提议古鲁吉安排一次推广瑜伽的旅行。这一次，古鲁吉要求我与他同行。他计划前往吉德勒杜尔伽（Chitradurga）、达尔瓦德（Dharwad）、胡布利（Hubli）与贝尔高姆（Gelgauṃ）。在吉德勒杜尔伽，我们见到了他的兄弟 Appalachar。古鲁吉在那里安排了一场展示。

在此之后，我们前往达尔瓦德。在那里古鲁吉派给我一项从深井打水的活儿，而我起初也像个循规蹈矩的学生一样做着。我在前面的某个章节已提到过那些高级学员们是如何开始虐待我的。我拒绝为他们打水，而这引发了我与我的古鲁的第一次冲突。

在古鲁吉的提议下，我于 1936 年在达尔瓦德尝试教课。那里的女学员对我的教学给予了很高的评价，这改变了古鲁吉对我的看法。之后我们又去了贝尔高姆，在那里，我们遇见了城镇外科医生 V.B.Gokhle 博士，他被古鲁吉关于瑜伽的见解所吸引，也非常欣赏我们的展示。因为常驻普纳的缘故，他不久便请古鲁吉派个人去普纳教课。我之前已经提过，他的所有高级学员们都以不懂马拉地语为借口，拒绝去普纳。我懂些英语，所以古鲁吉坚持让我去普纳。我顺从了他引以为恩典的“命令”。前往普纳成为了我人生独自行动的基础（karmabhūmi）。古鲁吉将他的高级学员们都顺利带回迈索尔。我则被独自留下。我不得不在胡布利与达尔瓦德进行长达六个月的教学。六个月之后，Gokhle 博士邀请我加入他的工作。与此同时，我也赚到了从达尔瓦德到普纳的盘缠，并最终于 1937 年抵达普纳。

我同时在学校与学院里教课。作为一名失学的学生，我从未想过自己还能踏入一所学院的领地，但我以一名瑜伽老师的身份做到了。我不仅在学院教课，也在大学里教课。

我的任期每隔六个月延期一次，直至三年过去。在之后的 1940 年，我的服务期限终止，但我继续留在普纳，等待着新的机会。我不知道古鲁吉那时是如何看待我的。也许他意识到我虽然没有力量，但有决心。他激发了我内在的勇气，他让我看见自己的内心，或者说，也许他发现了我的潜质。

我是位不折不扣的习练者，无论古鲁吉教给我多么细微的知识，我都会将其转化为以科学为基础的展示艺术。他在我心里播下了一颗微小的种子并让它长成参天大树。从我的年纪来看，我是最长久的瑜伽习练者。我曾经连续好几个小时习练瑜伽。即使是现在，我每天的习练也不会少于六个小时。

直接的习练带来直观的知识。我的展示不是为了作秀，瑜伽展示是直接觉知的正知（pratyakṣa pramāṇa）。在那段日子里，古鲁吉非常看重瑜伽展示。我应该在世界各地做了 14000 场至 15000 场展示。在有些地方，我得一天做四至五场展示。我的古鲁对于瑜伽展示极其严格。尽管我从未见过他自己展示，但他坚持让我们这么做。无论我在何时何地做展示，我都会告诉他，而他也总会赞扬我的精进。不幸的是，我没有保存好这些信件。我们曾有过一段非常定期的交流。他回复信件总是很及时。

我有过几次意外的经历，古鲁吉不仅要求我做展示，还让我表演一些我从未听过也从未做过的体式。1935 年，来自马达拉斯的知名刑事律师 Śri Śrinivasa Iyengar 与来自美国的 Swami Yogānanda 两位客人受迈索尔王公之邀前来瑜伽学校参观。我对古鲁吉非常确定的一点是无论对方拥有多么尊贵的身份，他都不会主动去看望别人。他需要这样的尊重，他觉得这些知名人士应当去瑜伽学校看望他。在前面的章节里，我已经提过我是如何当众展示哈努曼式（hanumanāsana）的。我会回忆起它，是因为我在这场展示中撕裂了自己的腘绳肌，而这使我两年都无法行走。与此同时，我仍不得不坚持自己的习练，因为我知道古鲁吉可能会在任何时候逮住我并要求我做任何一种体式。

如果你们知道诸如蝎子式（vṛścikāsana）、手倒立式（adho mukha vṛkṣāsana）、手平衡式之类的大部分复杂体式都是我在公共展示里学会的，你一定会感到惊讶。这就是我的古鲁吉的教学方法与风格，他经常要求他的学生们在公共场合展示体式，并且不会提前告知或警示。

我们当众展示体式，而他展示调息。1935 年，心脏病专家 Bruce 博士与心理学教授 Morcault 博士前来迈索尔调研瑜伽转变或终止心跳的方法。他们来到瑜伽学校，并提出要测试古鲁吉的心电图。那时我的古鲁吉非常偏爱蓖麻油。他经常拿它当酥油喝。直至这场为期四至五天的实验到来，他仍坚持每天服用。他总觉得蓖麻油能帮助他把事情做得更好。就在实验的第六天，机器突然骤停，不再显示任何心跳的迹象。起初两位博士以为是停电，但后来发现实验室外面的灯还亮着。很快，他们意识到古鲁吉的的确确终止了自己的心跳。他们将这场意外写进了自己的书里。

1955 年，两名来自美国的医生来到罗纳瓦拉。那时他们正在做一个有关调息（prāṇāyāma）的研究，并邀请我去洛纳尔瓦。他们想要测试一个人在做支撑头倒立（sālamba śīrṣāsana）时血压是否上升。他们从洛纳尔瓦的居民那里采集了一些数据。然而我的血压并没有上升。他们感到惊讶，并询问我关于调息与心脏停跳的事。我提议他们拜访我的古鲁这位调息领域的专家。他们前往玛尔达斯。那时古鲁吉已经熟悉了这行的行规。在迈索尔，他无偿参与实验，研究者们却凭此赚钱。当时是福特基金会出资请两位医生做研究，所以古鲁吉也提出要收取费用，事实证明他是对的。凭什么我们要消耗自己，而他们却凭此赚钱呢？我的古鲁吉允许他们在他习练时做试验。他没有特地为他们腾出时间。当然他们完成了这个测试，并且承认我的古鲁是第一位在调息上有所建树的人，并且结论证明他的心跳确实有减缓的迹象。

古鲁吉曾多次到访普纳。他曾在 1938 年、1939 年、1940 年及 1942 年来过。他的最后一次到访是在 1978 年，那时我正度过自己 60 岁的生日。他每次来普纳都会发表一些演讲，而我们会做些展示。作为古鲁和弟子（śiṣya），我们在不能见面时也总保持着精神上的沟通。

尽管他有时让我感到绝望，但我们之间始终存在着 pāśa 这一内在的联结与依恋。我从未忤逆过他的意见，尽管我曾与他争吵过几次，而这些争吵为我提供了一生的庇护。让我告诉你们我与我的古鲁的其他故事吧。1961 年，他来普纳住了 20 天。他的儿子 Sribhashyam 与他一同前来。在此之前我已在不同地方安排了几场演讲与展示。他的原定计划是去加雅，再从那里返回马德拉斯。但他突然改变了计划，回到普纳。这是个令人吃惊的行为，因为古鲁吉对自己的计划向来严格执行。他一旦决定某件事情，没有人能够动摇他的心意。但就在 1961 年，他在返回马德拉斯的路上改变了自己的计划并来到普纳。

幸运的是，我那时已完成自己撰写的《瑜伽之光》的配图拍摄，我向我的古鲁展示了这些图片。他看完这些图片后立即给出一个令人心碎的评价，“所有体式都是错的。”我说：“求求您，告诉我哪里错了，我好改正它们。”他说：“一切都是错的。”我沉默不语。1965 年，在我写的这本书送印之前，我再次找到他，想请他读读原稿并为我拟写序言。我的姐姐对他说：“你给写个序言吧！毕竟，他是个年轻人，他取得了还不错的成绩。”但他拒绝了。我不得不接受他的态度。我不可能勉强他，只能失望而归。

我很肯定的是，尽管他不愿意写序言这件事令我失望，但是在这本我曾推荐给他的书出版之后，我曾多次见他将这本书捧在手中翻阅。

我告诉古鲁吉，在出版商的坚持下，我才承诺撰写一本有关调息的书。他警告我说：“不要写关于调息的任何一个字。你可以花几个小时来谈论它，但不要写它。”迫于我的学生们与出版商的要求，我不得不将它写出来。写完这本书之后，我去了马德拉斯。我那结了婚的女儿住在那里。我去探望古鲁吉并向他展示了这本书的原稿。这一次，我对序言的事只字未提。他接过原稿并说道：“明天 4 点整过来一趟。”我猜他想利用整晚的时间阅读这本书。第二天，我去了但迟到了 5 分钟。他问我：“你为什么迟到？我让你下午 4 点过来，现在是下午 4 点 5 分。”我说：“古鲁吉，我很早就出发了，但交通很堵。”他说：“那你也不能迟到。”我默不作声。过了一会儿，我问他：“古鲁吉，您看过这本书了吗？”他说：“是的，我已经读过了。你可以拿回去了。”我问他：“您觉得怎么样？”他说：“我已经写在书里了。”我发自内心地感谢神的庇佑，我没有讨要序言，它却自己来了。

如果古鲁吉还活着，他一定会读到我关于《瑜伽经》的解释论述。我只是个小角色，古鲁吉却使我成为一名英雄。我曾身处这个领域的底层，我一步一步地攀爬着瑜伽这棵大树。也许是古鲁吉像鹰一般的双眼促使我不断思考。他间接地教会了我如何保持全然的觉知。今天，我为曾经侍奉我的古鲁而打心底感到开心与满足。侍奉古鲁有三种方式，一种是亲自照顾，第二种是经济支持，而第三种是将从他那学得的知识传授给他人。我使用了这三种方式来侍奉他。

在追随他的早期，我不得不每晚给他的双腿做按摩。Keshava Murthy 与我都曾这样做过。有时我们的指甲会刮到他柔软的肌肤，我已记不清曾在他那挨过多少次揍。他会说：“你是故意刮我的吗？”我会说：“不，古鲁吉，我不是有意的。”有时我俩感到昏昏欲睡，双手不自觉地停止按摩。紧接着我们再次挨揍或被扇。因此我们学会了如何更加专注以避免这些耳光。这就是我的古鲁在三四十年代的样子。

我曾与我的古鲁住在一起。我发现他在马德拉斯时的样子与在迈索尔时很不一样。仅仅在马德拉斯见过他的你们，是绝不会知晓他的情绪与行为模式的。迈索尔的“ T. 克里希那玛查雅”与马德拉斯的“T. 克里希那玛查雅”不像同一个人。他在迈索尔热情似火，在马德拉斯却沉静如水，像极了一位成熟的智者。也许，我应当感念驯服与催熟他的马德拉斯人民。

然而他称得上一位顶级导师。那个年代几乎没有瑜伽老师，我们用自己的手指头就能数得过来：瑞诗凯诗的斯瓦米·希瓦南达（Swami Shivānanda）、洛纳尔瓦的斯瓦米·库瓦拉亚南达（Kuvalayānanda）、圣克鲁斯的由耿德拉（Yogendra）、迈索尔的克里希那玛查雅、普纳的艾扬格、来自东海岸的余德希瓦（Yukteshwar）、拉合尔（在印巴分治之前）的得瓦南达（Devānanda），以及为数不多的其他几位。瑜伽这门全印度最伟大的艺术在早期曾被世人无情地嘲弄，以至于只有极少数的杰出人士才习练它。

有一些人，比如斯瓦米·库瓦拉亚南达，曾抵制我们对瑜伽的大众化教学。在迈索尔瑜伽学校任教的古鲁吉，常常给一大群人上课。那时的他年轻并充满活力。我见过他上大课的样子。我在普纳给学校或学院的学生们上课时参照了他的做法。我可以教运动员们或整支球队的人练瑜伽。古鲁吉多样化的教学方法引领我不断提升与细化自己的教学。

古鲁吉播下了一颗种子，但这颗种子却用了很长的时间生长。如今它已长成一棵参天大树，它征服了全世界。

然而，我仍想强调的是，瑜伽的成功与流行归功于古鲁吉几位顶尖的学生，他们的总和不超过六位，其中也包括我自己。他们带着真挚、诚恳与虔心的态度向世人传播着古鲁吉教导的瑜伽知识。感谢他们让这瑜伽之火保持燃烧，直至今天。

他的学生们所取得的成绩，完全归功于如明灯般照亮我们每一个人的古鲁吉。我们对古鲁吉真正成就的了知，犹如大海中的一滴水。古鲁吉像大海，每个人都能从他那里学到一些东西，但每个人所学的都不够完整。我们应该聚在一起，共同将他的语言与成果拼凑出来，只有这样，我们才能理解他是多么杰出，多么伟大！

我发自内心地向我的古鲁致敬！

1.4 我是如何学习调息的?

我每天早晨 4 点起床，做的第一件事就是习练调息（prāṇāyāma）。我问自己，如果我在今天出生，该如何开始自己的第一口呼吸呢？我每天就是这样开始调息的。你们可能想知道我的心意是怎样运作的，我在学习某些东西时也会采用这样的方法。

我在刚开始接触瑜伽时是个病弱之人，我没有足够的力气站立，肺部也不能完全充盈。自然而然地，呼吸成为我的一大难题。我开始习练各种体式。此后，因形势所迫，我开始教授瑜伽。我不得不教授瑜伽，所以我不得不学习瑜伽。为了保持学习，我不得不经常吐故纳新，以使自己学习的链条持续向前滚动，直到今天，它依然这样滚动着。

因此，当时的我是做不成调息的，而我的古鲁也不愿意教我。我的胸腔狭窄且内凹，为此我无法习练调息，直至 1942 年的到来。1940 年，我的古鲁来普纳看我，我曾向他请教调息的事，但他只说了个概要。诚然，我当时还很年轻，无法理解超出他所说内容之外的东西。他建议我尝试深呼吸，我试过了，但完全没有进展。我无法深长地吸气或自然地呼气。对我而言，深呼吸不存在客观上的可能性。我问他为何我做不成自己想做的事。他说："继续习练，它会来的。"可是它从未来过。

我每天都会早起，心中热忱地想着我应当去打坐。我有个坏习惯，爱喝咖啡，甚至在我年轻时也是如此。我曾借助喝杯咖啡的方法来清洗我的肠道。然后，我采用莲花式（padmāsana）坐姿，开始我的调息。不出一分钟的光景，我的心意会告诉我，"今天做不了调息。"当我将手指放于鼻孔上时，鼻孔内壁常会发出反抗，因而我会喘气。因此，我在那一天自然是与调息无缘了。

我就这样没有盼头地不停习练着。即使我结婚了，我也常叫醒我那尽职的妻子，告诉她我得去练调息了，并且请她为我冲杯咖啡。她会去冲，而我仍然赖在床上，直至咖啡冲好。等咖啡准备好时，我起身刷牙，再喝下它，而我的妻子回床继续睡觉。随后，我坐上几分钟，双肺便因无法承受深呼吸而发出反抗。我以这样的方式不断尝试着。但请相信我吧，我的确从未在调息的习练里成功过。

后来，我开始尝试凝视术（trāṭaka）。我在一张大卡片上画出一个如同太阳般带有光线的黑色圆圈。我对自己说："我做不了调息，那就试试凝视术吧。"我开始目不转睛地凝视。我的调息就这样被凝视术所取代。我曾在一些书中读到过凝视术能给人带来这样或那样的力量。我曾经保持凝视很久的时间，但我什么都没获得。意外的是凝视术使我的眼睛与大脑感到不适，因此我停止了习练。我甚至听过有些瑜伽士因为习练凝视术而失明的传闻。

那时我习练的是乌加依调息法（ujjāyī）——深吸再深呼。如果失败了，我会试试令所有人称好的经络清洁调息法（nāḍī śodhana）。1944 年，我获得一次与妻子同去迈索尔的机会。她当时正怀着我们的第一个孩子，因此我前去古鲁那里寻求祝福。那时，他已经是调息方面的专家了。

我的古鲁从未在任何人面前展示过调息。他常在自己的房间里练，所以我没有机会看见他是怎样做的。突然有一天，他坐在一间大厅里习练调息，我看见了他如何将自己的手指放在鼻孔上。这是我从他那里间接学习的唯一一课。

我返回普纳并再次尝试习练。因为年轻时过度习练后弯体式的缘故，我无法像他那样坐得笔直。如果我坐直，我的脊柱会向后弯曲，而我对此没有抵抗的力量。自然而然地，因为抵抗不了，我无法坐直，调息也从未做成过。直至 1960 年，我的调息习练依然一无所获。那是个漫长的过程，但你不得不佩服我时刻在有耐心与不耐烦之间所做的平衡。换作其他人，可能早就放弃了，但我从来没有。

每天早晨，我在 4 点准时起床，然后坐下来练调息。我会先坐上两三分钟，再张嘴吸入空气。或者，如果我接连练了两个深呼吸，就会不得不等上几分钟，再尝试练下一个。在这个过程中，我不会停下来。因为无法在莲花式的坐姿中习练调息，我尝试躺着做。在两三个呼吸之后，我常感到思想昏沉。我就这样在坐立式与摊尸式（śavāsana）的更替中坚持不懈地练习着。

所有的瑜伽大师都说，当你情绪不好时，就去练调息，你会重拾幽默。而我是唯一会说，当你情绪不好或偶有感到难过时，别去做调息。我在自己的多次失败中收获了一些不错的领悟。

有时我在练完两三个呼吸之后会有焕然一新的感觉，有时也会郁郁寡欢，并伴随着双肺的沉重感与大脑的紧张感。

有人送过我一本书，是由一位男性作家在 19 世纪所写。书里写道，“如果你在呼气时将一堆棉花放在胸腔上方，你得保证棉花不会晃动。”读到这里，我开始照着呼气，但这让我完全不能吸气。许多书里阐释过呼气的标准，但对如何吸气却只字未提。

1946 年，我在普纳给克里希那穆提上课，他提出的“被动的警觉”理论，令我联想到将一堆松软的棉花放在胸腔上方并在不晃动它分毫的情形下呼气。他说的词是新的，但行动却是旧的。当我在察觉不到鼻腔内有呼吸的情况下带着这“被动的警觉”吸气时，我的心脏开始剧烈地跳动。我因此陷入困境，不知该如何继续。之后我从温柔的吸气开始，让气息轻轻碰触鼻腔内壁。随后我感觉到了愉悦与安宁。我想，这应该就是正确的方法，之后我开始控制胸腔的肋间肌，将手指放在鼻子上，诸如这些。

在这次令人振奋的体验之后，我开始学习将手指轻放在鼻子上，就像我在 1944 年看见古鲁做的那样。我自己的学生耶胡迪·梅纽因，从某种程度上说也是我间接的古鲁，我从他那里学会了如何精准地将手指放于鼻孔通道的位置，尽管他从不知道我有向他偷学。我观察过他手指的动作，灵活的指关节停驻在小提琴的琴弦上，大拇指顶端抵住琴弓，其余手指落向琴弦。这观察带给我启示，提示我该如何在鼻子上安放大拇指以及其余的手指，从而在我的调息中控制住鼻腔内壁并精确地追踪气息的流动。

1962 年，我前往瑞士的格斯塔德。那年的气候非常好。我如往常一样 4 点起床，为自己冲杯咖啡，然后习练调息。有一天，我充满愉悦地感知到所吸入空气的芬芳，既不会太冷，也不会太热。我产生了一种特别的感觉，而这感觉让我发现了享受吸气与呼气的关键。这是我第一次感到自己掌握了调息。

正如我所言，我曾经做过太多的后弯体式，有时甚至在鸽子式（kapotāsana）里停留 15 分钟之久。有一天，我决定习练像单腿头碰膝式（jānu śīrṣāsana）这样的前屈体式。但我无法在这体式里停留，哪怕只是几分钟。当我习练前屈体式时，我的脊柱与后背肌肉开始疼痛，而我无法承受那种酸痛。这就像有个人拎着个大锤在我背部猛敲一样。

后来我下定决心，心想如果我能做后弯，那我也该学前屈。自那时起，我坚持腾出一天的时间来练前屈，而我的学员也跟着这样做。在学习前屈的过程中，我的脊柱通过令我无法忍受的酸痛来向我发出抗议。同样的，当我在调息中坐立时，我的脊柱会开始内陷与下沉。因为这样的酸痛，我意识到了前屈的重要性。之后我理解到前屈同后弯一样重要与不可或缺。

第二部分

阐述瑜伽

ॐ

2.1 定义瑜伽[①]

瑜伽是一门身体学科、心理学科还是两者都是?

普通人难以捕捉到传统瑜伽定义的精义，即:“瑜伽是一个使意识静止，然后将个体灵魂（jīvātma）与宇宙灵魂（Paramātma）结合的过程。”遵循教学箴言，老师要“从具体到抽象”地引领学生，那么，一般的智性能够通过探索实在的身体，来理解什么是瑜伽。沟通、结合、恰当的理解存在于身体和神经之间、神经和思想之间、思想和智性之间、智性和意志之间、意志和意识之间、意识和道德心之间、道德心和自我之间。直接从抽象的灵魂[②]开始，比较困难，除非真我（ātma）的媒介们以最高效率运行。

误导充斥

虽然瑜伽是一，但它既吸引人，又令人困惑。不幸的是，由于各种各样的解释，它很容易被学问家和无知者滥用。一般写瑜伽书籍和文章的人是只有理论知识而无实践经验的人，然而那些练习者，只痴迷自己的练习，却并不热衷于丰富自己的知识，所以，人们对瑜伽的兴趣难以点燃。一些古鲁要么宣称某个初学者不适合瑜伽，要么把某个人捧上天，仿佛他是为瑜伽而生的。

即使在今天，我们也在会议上、演讲中或文章里争论瑜伽的含义和方法。这让我想起盲人摸象的故事。第一个人碰到尾巴，叫着说大象像鸡毛掸子；第二个人抓住了腿，他觉得大象是柱子；第三个人摸到大象的侧面，说大象像一堵墙；第四个人摸到耳朵，他不同意其他人的观点，他说大象是簸谷机；第五

---

① 选自 1977 年 9 日的《巴凡期刊》（Bhavan's Joumal）。
② 参见作者《帕坦伽利瑜伽经之光》中关于《瑜伽经》第 2 章第 27 节的评论。

个和第六个人分别说大象像矛和嘶嘶叫的蛇，因为前一个把手放在了象牙上，后一个人摸到了象鼻。六个盲人的说法各不相同，因为每个人的“光芒”都是有限的。也许，盲人们也怀疑自己的描述不符合大象的完整模样。

瑜伽结合

虽然我不把自己摆在“觉悟者”的位置上，但是我感觉，根据一个人的思想框架来理解瑜伽，是很模糊的。盲人的说法可以归为几类：有的人可以很权威地宣称瑜伽只是身体的，仿佛其他观点都是完全不可信的；另一个人又可以带着同样的权威说，瑜伽是更加心理层面的和灵性的；第三个人可以把瑜伽归为科学，或者把它叫做艺术、教育、宗教、哲学，甚至骗人的把戏。但都没想过人是整体的存在。

瑜伽囊括这些，而且还更多。它转化真诚的习练者为完整的人格。它帮助身体[①]、意识、自我协调发展。它使人与自然、人与人、人与他的创造者之间达到“一”的感觉，从而帮助人体会到与真我的认同。

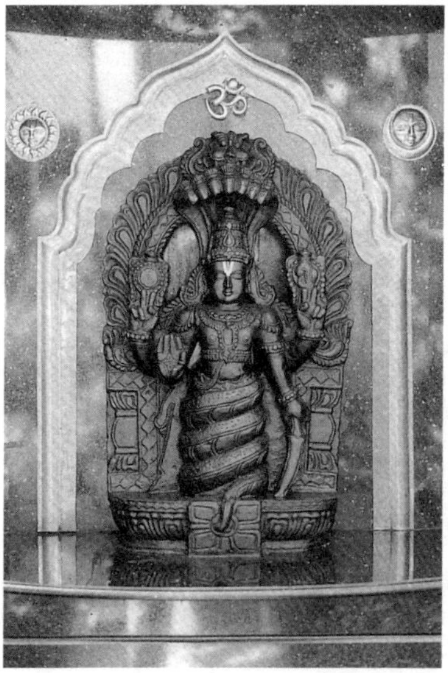

图 15　帕坦伽利

四和八

我们的圣哲们列举了人类进化的四条道路：jñāna（完美的知识、智慧）、bhakti（爱或奉献）、karma（行动）和瑜伽（控制意识）。当每条路都开始被叫做“瑜伽”时，麻烦和混淆就产生了，智瑜伽、奉爱瑜伽、行动瑜伽。因为最后一条路不能被叫做“瑜伽瑜伽”。这门学科再被细分，有了不同的名字。因此，我们有了唱诵瑜伽（mantra yoga）、拉亚瑜伽（laya yoga），哈达瑜伽（haṭha yoga）和胜王瑜伽（rāja yoga）。如果人们仔细看看这些所谓的瑜伽分支，就会发现，那些方式解释起来基本相同，只是根据那位作者最喜爱的

① 此处，作者指的是身体、生理、有机体、细胞层、心理体，不仅仅是血肉和骨骼。

领域，从而强调这门学科的这个或那个方面。

人是知识（vidyā）、智性（buddhi）、情绪、行动和意志的产物。知识的居所是头，而情绪的居所是思想，双手双脚是行动的工具。如果一个人想要在行动、爱（无欲望的情绪生活）或智性追求中保持纯洁，其根基便是瑜伽之路。帕坦伽利是瑜伽的解释者，他没有把专著叫做“胜王瑜伽”，而是八支瑜伽（aṣṭāṅga yoga）。第一支是 yama（社会规范）—— 超越宗教、地理、年代的戒律，即 ahiṃsā（非暴力）、satya（真实）、asteya（不偷盗）、brahmacarya（节制）和 aparigraha（不贪婪）。第二支是 niyama（个人规范），包括 śauca（纯净）、santoṣa（知足）、tapas（热情或苦修）、svādhyāya（研究真我）和 īśvara praṇidhāna（向神奉献）。第三支是 āsana（体式），带来身体健康和心理的稳定和轻盈。第四支是 prāṇāyāma（呼吸控制），使身体和思想成为合适冥想的工具。思想在第五支中被置于直接的控制之下，即 pratyāhāra。然后，第六支 dhāraṇā（意识的注意力完全放在单一点或任务上）。第七支是 dhyāna 或称之为冥想，是不间断的专注之流。samādhi 是第八支，身体和感官仿佛在睡眠中休息，但思想和理智如清醒时一般敏锐，超越了意识的边界。

《哈达瑜伽之光》（*Haṭhayoga-pradīpikā*）的作者斯瓦特玛拉摩讲到瑜伽的六瓣或六个方面（ṣaḍaṅga yoga），他说，“一个人不可能没有哈达瑜伽，就达到胜王瑜伽的完美境地，也不可能没有胜王瑜伽，而达到哈达瑜伽的完美境地，两者都需要练习，才能成就完美。”（《哈达瑜伽之光》第 1 章第 1 节、第 2 章第 76 节）

他解释道，描述瑜伽顶点的名词各式各样，但本质是一个并且相同，即 rāja yoga（胜王瑜伽），samādhi（三摩地），unmanī（闪耀的真我），manonmanī（思想的熄灭），amaratva（不朽），laya（吸收），manolaya（深思的思想），tattva（真实），śūnya（空），aśūnya（非空），śūnyāśūnya（空而不空），paramapāda（至高的境界），amanaskatva（至高的、积极的、静止的、沉默的状态，超越了思想），advaita（一元论），nirālamba（无支撑），niranjana（纯净），jīvanmukti（自由），sahajāvastha（自然的直觉状态），turīya（寂灭、图里亚状态）（《哈达瑜伽之光》第 4 章第 3、4 节）。文本已经如此清晰了，我不明白为什么我们还在做文字争辩的游戏。习练者们 —— 没有觉察到他们隐藏的小我，傲慢地声称他们练习胜王瑜伽或智瑜伽，因此就看不起其他习练。当一个人到达上述的状态时，修习（sādhana）或努力结束了。

只要努力不停止，只要居住者（灵魂）和居所（身体）的二元对立存在，sādhana的名字是什么就不重要。最重要的是，灵魂如何利用身体表达自己，直到身体失去自身存在的感受，只有自我的存在被感知。

发现“君主”

瑜伽是真我的知识。真我的知识并不忽视身体和思想。真我的知识包括与真我的粗钝鞘和精微鞘有关的知识。

达到瑜伽最高境界的先决条件是身体的平和与意识的平衡。身体的平和只有通过体式和调息的练习才能达到。练习需伴随着般若、深邃的洞察（prajñā），它是习练的原则。观察身体的每个部分，智慧（buddhi）是否穿透身体，引领习练者到达般若智慧瑜伽（prajñāna yoga）。缺乏深度穿透力的日程表式的练习，被叫做无知的瑜伽（ajñāna yoga）。

不要争论各种各样的瑜伽，我对修习者（sādhaka）的建议是，把时间花在你选择的习练道路上，不仅让修习达至完美，并且让心理和灵魂彻底转变。我向那些害怕哈达瑜伽练习的人保证，它不会让人格外地关注身体，却会令人有能量、智慧和敏感。它引领修习者从无知的修习（ajñāna sādhana）走向智慧的修习（jñāna sādhana）。各式各样的瑜伽都教修习者要从无知瑜伽（ajñāna yoga）走向般若智慧瑜伽（prajñāna yoga）。与其争论瑜伽的类型，不如观察自己的练习并提高其质量更有意义。当瑜伽的习练穿透身体王国的每个角落时，也就找到了“君主”——真我。

我想，这足够我们总结，瑜伽既非身体的、心理的，也非灵性的，它是这三个学科合一、结合、整合起来的，目的是使人成为更加完整的人。

2.2 描述瑜伽[①]

事实上，瑜伽的基础是道德准则（禁制和劝制）、身体修习（体式和调息）、思想警觉（制感和专注）、灵性觉醒（冥想和三摩地）。我们被赋予身体，使自我能够表达自己，因此，我们每个人都有责任尊敬地对待身体，那是身体所应得的尊敬。所以，瑜伽以道德准则为始，以见证自我为终。

历史长河中的瑜伽士从未说过身体是不可触碰的东西。相反，他们建议，身体的智性应当被升华、被转化，达到自我（self）的智性的层次。轻视身体和轻视真我一样无知，因为真我居住在身体中。因此，在修习中找到一种方式升华和转变身体，达到真我的层次，这是我们的责任。保持修习（应当是瑜伽的）是道德，忽视、轻视身体是不道德的。

发现真实的性格

不可能只习练瑜伽的某个方面，却不呼应其他方面。只有在最开始时，有一些外部和内部的分类，使学生学得更好。就瑜伽修习的彻底性而言，身体、思想、智性的每一个动作都是追寻真我的工具。无论一个人练习体式、调息还是冥想，每个姿势、每个吸气和呼气都要求某种道德属性，在冥想的艺术中，也要求对智性的调整。每个动作都要被观察，并且立刻、精确地作出调整。

在体式练习中，思想保持警醒，大脑是目击的工具，于是，修习者意识到，瑜伽不仅是身体修习，更是伟大的思想修习。精确的完成体式能提高一个人的整体觉知，到达皮肤的每个毛孔。这样，身体的智性能量逐渐提升到灵性的智性的层次。

---

① 选自 1978 年 2 月的 *Yuva Bharati*。

接触宇宙灵魂

让我们研究一下调息。一般来说，吸气被看作是吸入能量，呼气是呼出能量，屏息是能量的分配。在哲学语言中，吸气意味着吸入宇宙能量，即宇宙的力量接触个体灵魂。在呼气中，个体灵魂以气息的形式向外接触它的创造者，即宇宙灵魂。吸气—屏息（antara kumbhaka）是宇宙意识（以宇宙力量的形式被吸入）被接纳并且在身体中混合、融合的过程。在这个过程中，智性没有被附着在某个焦点上，而是遍布所有的点。呼气—屏息（bāhya kumbhaka）就是对大脑的清洁，并且智性和小我完全臣服于我们内在的宇宙灵魂。因此，调息的过程使身体、大脑和思想成为冥想的合适工具。

在冥想中，身体应当如钻石般坚实，如剃刀一般敏锐和锋利。在头颅之中的大脑，要像一片树叶的薄边一样被动、柔和、敏感，最细微的风也会吹动它。大脑的被动帮助我们研究并且使耳朵、舌头、鼻子、皮肤、思想、智性、意识的一举一动安静下来。在大脑的这种被动、警醒的状态下，位于心的中央思想之轮（manas cakra）就会揭下一层层的智性、意识、良心，到达真我。有意识的智性力量在头和心之间摆动，不是身体层面的，而是灵性层面的。通过有意识的努力，修习者清洁了大脑，使它变得沉默，平衡在他的内在生根发芽。这种非个体的存在就是人的真正性格。

瑜伽——一门灵性学科

在保持注意力的状态中，大脑中的“我”（asmitā）发挥作用，在深眠中，大脑的能量和“我”的感知下沉入灵性的心中。心和意识的能量仍然发挥作用。在冥想中，脊柱要伸直，身体稳定，像柱子一样，大脑细胞中释放的智力力量向下进入意识的居所。同时，身体意识的能量向上升，接收向下运行的大脑能量。这同步的两个动作使思维过程和念头停止，智性消融入良心（antaḥkaraṇa）的居所，引领修习者到达平静、平和、镇静、无动机、无动作的状态，并且使自我融入真我。这就是修习者通过瑜伽修习，发现他的真正性格——ātman（灵魂）的过程。

2.3 瑜伽——一种古老的文化

印度是一个古老的国度，文化源远流长，古老却历久弥新。尽管几世纪以来被外国人统治或压迫，我们的人民却没有丧失对自己的古老遗产的信心。他们对自己的内在自我有坚定的信念，对自己的生活方式有强烈的信仰，这保护他们远离文化贫穷。面对苦难，他们理解生活的意义，并将自己的文化遗产发扬光大。

瑜伽是古老却完美的科学，它关切人性的进化。这种进化包括一个人的存在的所有方面，从身体健康到真我的实现。瑜伽意味着结合——身体与意识的结合，意识与灵魂的结合。瑜伽培养我们在日常生活中保持平衡的态度，使人的行动富有技巧。

瑜伽不依附任何宗教。它适合所有地方的所有人。因为瑜伽关心每个人的生命福祉，它可以被看作一种普遍的宗教和文化。瑜伽可以触及最富有和最贫穷的人，城市和最偏远的乡村。不需要特殊的场地或器材，瑜伽只需要练习的意愿和一点空间，在你家，就可以进行这项练习。

瑜伽来到西方

1954 年，耶胡迪·梅纽因（世界著名小提琴家）邀请我去瑞士和英国。从那时起，我一直致力于在西方向大众传播瑜伽。我首次访问西方时，人们对瑜伽的印象与今天是大为不同的。

在过去的 30 年，很多个人和组织把瑜伽带到西方，并且帮助更多人了解瑜伽的益处，他们为瑜伽的传播发挥了至关重要的作用。

更多的西方人认识到，幸福、平静和真正的自由正在躲避他们，他们开始追寻，于是，很多人转向东方，获得安慰和启发。但是，对平静的寻求不能来自外在，它必须从内开始，否则，平静就会永远避开这个寻求者。瑜伽习练令一个人学会分辨本质和非本质，过一种简单、直接、平静的生活。人类的目标是认识真我，因此，瑜伽能帮助陶冶人类。同时，瑜伽与地点、阶级、种姓和宗教无关。

2.4 自我分析与瑜伽[①]

朋友们，我要向在马德拉斯我尊敬的古鲁致敬，50 年前，他引我走向瑜伽，走向瑜伽、医学和语法之父帕坦伽利。无论我如何表达，无论我说什么，所有的功绩属于我的古鲁和圣者帕坦伽利，你们发现的任何错误则由我承担。

说出“瑜伽”这个词很容易，深入穿透它的含义却不易。正如太阳的光芒照耀各个方向，瑜伽碰触我们，传达生命的本质。它是我们的文明里所有艺术形式中最为崇高的。

根据帕坦伽利所说，瑜伽是抑制意识的波动（citta vṛtti nirodha）。citta 是意识，无论我们的思想是否活动，意识都在波动。瑜伽是令意识的波动完全停止，达到内在静默的一种方式。瑜伽的另一个含义是使个体灵魂与宇宙灵魂产生接触。《薄伽梵歌》讲道，瑜伽是有技巧的行动和对任何事物的绝妙表达。换句话说，伴随着存在的核心，它在身体、思想和意识的各个区域之间创造平衡与和谐。一潭湖水，水面如镜，但水底可能有凸凸凹凹。相似地，在人体的湖中，也有各种不规则的地方，但仍然有可能使意识的水流均匀分布。帕坦伽利这样表达了同样的观点：意识的宁静（citta prasādanam）。他说，瑜伽令意识、智性和觉知发散开，在人体系统中无障碍地分布。

帕坦伽利在《瑜伽经》的第 2 章讨论了作为痛苦哲学的五苦理论。他们是身体痛苦、心理痛苦和灵性痛苦。缺乏灵性认识（avidyā）和沉醉于自我性（asmitā）表示缺乏灵性智慧，把通过感官看到的、通过思想和智性产生的思想，当作透过灵魂的所见。这两种苦是人类的智性缺陷。执着（rāga）和厌恶（dveṣa）被阐释为情绪的不平衡：愉悦吸引欲望的成倍的产生，尽管一时看起来令人愉悦，却会带来不快乐。如果愉悦不被满足，便走向痛苦。接着，是对死亡的

---

① 节选 B.K.S. 艾扬格在旧金山的演讲与展示，1984 年 9 月 1 日。

本能性恐惧，贪生（abhiniveśa），要通过理解学会克服。观察了思想、大脑和自我，以及头、心、直觉的智性缺陷，他展示了将其转化为直觉性知识的方式。直觉性知识是瑜伽的本质。通过五苦，意识向各个方向移动，健康和幸福被干扰，以疾病、懒散、呼吸沉重、身体震颤等形式出现。分析了痛苦的原因后，他分析了人如何能达到无杂质的极乐幸福状态，并且永远保持在其中。他说，观者与观看对象的接触是产生无明的原因。明智的人不仅学会弃绝的艺术，还如证人般看待事物。他同样使用灵魂的工具，行动器官、感官、思想、智性、意识，为存在的核心服务；普通人却反过来，存在的核心成了这些器官的奴隶。前者引领人体会宁静之河，每个细胞都流淌着存在的核心，喜乐不被痛苦或愉悦所玷污。感受了每个细胞流淌的无杂质的极乐精华。他感到，生与死是同一枚硬币的两面，失去了对死亡的恐惧，就可以在永恒的存在中生活。这就是瑜伽教给我们的：到达成长的顶点，体验绝对的自由、绝对的至福，没有分别，没有身体、意识、灵魂之间的两极对比。当这三者融合，那么，整个人就成为普遍性的实体。艺术或其他科学都不行，只有瑜伽，在这个世界上，能够给人完美的健康、完美的幸福和生命的普遍性。

瑜伽有八个方面，但是我叫它八瓣。这八瓣不是别的，而是行动之路、知识之路和爱之路上的花瓣。如果一片花瓣枯萎，其他的也会慢慢凋谢。练习八瓣瑜伽帮助增加智性的能力，去除身体和意识中的不洁，使智慧的王冠在每个个体身上闪耀，使其对自己、对邻居和社会都友好而慈悲。

我知道，你们中的很多人都更渴望看到我做什么，而不是我说什么。作为一个舞台上的艺术家、一个表演者，我要通过直接的感知去裁剪我的语言，展示我的练习，使你们能够看到，自我如何通过它的工具——身体，放射自己的光芒。人这架机器有数百块肌肉，数百个关节。整个身体系统中，每时每刻，有十几万英里长的血管流淌着血液。两个换气设备，呼吸和循环系统，令所有其他系统顺利运转，彼此默契理解，还与身体的每个部分都紧密沟通，使每个细胞都作为习练者的真正自我而出现。这就是练习瑜伽应有的方式。瑜伽的修习犹如海洋（sāgar），而我的展示仅仅是海洋中的一滴水。

2.5 瑜伽——一种普世文化[1]

瑜伽的诞生地在印度，但它属于整个宇宙。它拥抱所有的宗教。宗教是实现，也是充满希望的。宗教支撑、维持着身体、道德、心理、智性、灵性上正在摔倒或已经摔倒或即将摔倒的人。瑜伽通过使用真我的工具——身体、行动器官、感知器官和意识（思想、智性和小我），支持、维持个人做出正确、有品德的行动。从这个意义来说，瑜伽是一种宗教。真我没有宗教，但它的工具有宗教。它们的宗教就是真我的实现。真我工具的宗教不是人类创造的，它的宗教不是人设定的，而是神设定的。真我的实现就是神圣宗教，人类在此超越了人类创造的宗教们。

瑜伽是一门广博的学科，它如它的研究对象——真我一样，是无法测量的。一个人可以开始，但却可能不知道结果。无知有涯，知识无涯。瑜伽如海洋一般深邃。触碰表面已经不易，那么想一想，深度捕捉更是难上加难。

瑜伽是结合。很不幸的，我们观察到，人类的思想处在解体的状态。我们几乎感受不到身体和思想、思想和智性、智性和自我之间的联结。这种差异导致 viyoga。viyoga 就是解体、分裂；而瑜伽，意味着整合。个体意识与宇宙意识达到联结，这就是瑜伽。

瑜伽是一门完整的学科，因为它是艺术、科学和哲学。

瑜伽的目的是止息意识的褶皱凌乱。意识以多个面向存在。正如太阳以能量的形式向四面八方发出光线，照亮和温暖宇宙，意识也以念头的形式发出数百万的光线。但是这些光线是如此的支离破碎，以至于人们无法感知到意识。只有通过瑜伽，一个人才能将意识中纷繁杂乱的能量重新整合。瑜伽使意识保持在警醒的状态，没有任何摇摆，真我的力量安住在自身的伟大之中。

---

① 1979 年，在美国。

瑜伽是修炼。anuśāsanam 这个词的意思是法则，它是规训人类的法则。这种修炼，将一个人隐藏的能量和力量归拢到一起进行整合。瑜伽修炼不仅是外在的道德，它更是意识的道德，包括思想、智性和小我。因此，瑜伽培养思想、智性和小我的道德，使三者的行为都不会违背伦理或道德。

瑜伽是方式，同时也是手段。相反的倾向在意识的内部和外部升起，同时这种倾向也来自社会。无论何时我们努力与瑜伽相连，这些干扰都会使我们与瑜伽分离。我们的身体、行动器官、感官、思想、智性以及小我，用混乱的行动、思想、路径和行为使我们脱离瑜伽，而且是持续不断地进行，在我们的生活中带来不受欢迎的干扰。

我们是自己的敌人。反社会的元素进一步制造问题，并且强化了我们的对立倾向。因此，我们需要一种建设性的路径，使自身转变。通过瑜伽的路径是有可能完成转变的，瑜伽彻底改变我们的有机体中的每个细胞，以及思想和智性，使自我外层的鞘有能力面对转变。如果在分离的状态下，这些鞘会转身背对自我。

纠正这些对立倾向的复杂任务，交给了八支瑜伽。八支瑜伽路径是多方面的，伴随着禁制、劝制、体式、调息、制感、专注、冥想和三摩地。它们不是瑜伽的步骤，而是瑜伽用以对抗隐藏在我们自身内部敌人的武器。敌人是无知、小我、执着、憎恨、恐惧、欲望、愤怒、贪婪、骄傲、妄想或迷恋，以及恶意。我们要学会利用瑜伽的八支作为武器，克服身体、思想、情绪中的所有阻碍。

虽然一棵树的各个部分有各自的身份，但作为整体的树却是独特的。瑜伽中同样如此，禁制是根，劝制是树干，共同支撑、结合、连接起瑜伽之树。瑜伽的各个方面消除了储存在我们身体中以潜印象（saṃskāra）形式存在的粗糙、微细和隐藏的对抗性倾向。遵循了禁制和劝制时，它们就会使瑜伽之路更易走。不幸的是，现在很多人已经忘记了道德基础，我们的思想滋生动机，因此，我们就无法追寻我们的真正的意识。我们只在动机的层面观察思想，但是，我们却不检视动机是否以道德为基础。如果没有动机，哪怕灵性努力也是不可能的。任何好的行动，如果没有正确的动机，都是不可能的。动机必须基于心的善良。如果没有结合禁制和劝制的准则，瑜伽练习就像随时会倒下的干枯、生病的树。这就是为了感知真我，瑜伽的根必须保持坚实的原因。

学会思想中不带偏见地走向瑜伽。不要把瑜伽分成身体的、道德的、心理的和灵性的，或者分成哈达瑜伽和胜王瑜伽。无论圣者帕坦伽利还是拯救者斯瓦特玛拉摩——《哈达瑜伽之光》的作者，都不曾将瑜伽划界或分割为身体的、心理的或灵性的。正是你们和反瑜伽的人带着主观、偏见和思想，给这门纯净的学科染上各种颜色，赋予各种名字和形式，就像商人销售的商品有诱惑的名字、标签和包装，瑜伽科学和艺术也被贴上各种标签卖出去。

rāja 的意思是国王。真我就是国王。ha 是真我（太阳），ṭha 是意识（月亮）。纯净的意识遇上真我就是哈达瑜伽（haṭha yoga）。

正如月亮向太阳借能量，意识从真我吸取能量。如果一个人认识到这一点，并且用心修习，那么，觉悟就会发出光芒，身体能量和心理能量与真我相遇，这就是哈达瑜伽所传达的。不利用身体和意识的话，难以触及真我。成就瑜伽在于恰当地利用和疏导身体和意识的能量。

我们都有两类智性：一种是事实智性，另一种是分析智性。第一种是基础和原初智性，另一种是培养出的智性。事实智性是单一面向的，有达到目标的坚定决心，而分析智性是多面向的，有多个目标，因此，是不稳固的。逻辑性的、分析性的大脑进行计算和分类，事实性的大脑进行联结。逻辑性的大脑辩论，好比大量的烟雾，但没有火；事实性的大脑，是体验中的大脑，消除混淆却不划出界限。

在梵文中，事实智性被称作 vyavasāyātmika buddhi，事实智性赐予主观知识，分析智性带来客观知识。当你思索瑜伽，那是分析智性；当你体验瑜伽，那是事实智性。思考使学科分化，便有了身体、意识、个体自我之间的区分。当分析智性被放在实践的检验下，进行归纳，就变成了事实性的。通过分析智性能知晓这门学科的视角，将视角转化为达到目标的道路，就变成了事实智性。

比如，你喜欢练习莲花式（padmāsana）。大脑开始客观地工作，你的膝盖、脚踝、髋关节和膝盖的韧带开始工作。所有的部分都成为试验的对象。如果身体的这些部分苏醒并且有所表现，你会为做到了体式感到喜悦。

现在，智性想要做出莲花式，但是双腿的各个部分并不配合。由于僵硬，它们拒绝服从思想发出完成体式的指令，然后，分析性视角必须转变，才能学习做这个体式的方式，给关节一些时间，获得灵活性和协调性，这就是伺或观

（vicāra）。

如果你在莲花式中双腿盘起，它就成为事实性知识。随着你习惯了这个体式，智性就和它充分地互动，检查能量在身体两侧是否均匀流动。这种思考、行动、观察和调整的方式产生了对行动的综合理解，这就是智慧（jñāna）。它是做莲花式的智慧之路（jñāna mārga）。行动之路（karma mārga）是通过行动联结分析性知识和事实性知识。智性的公正运作是行动和思考之间的桥梁，正确的体式由此而生。如果你带着爱、忠诚和奉献练习，以求体式的完满，智慧（jñāna）、行动（karma）和奉爱（bhakti）就在做体式的过程中融入其中、彼此交织。

人们去教堂礼拜，瑜伽人说，为什么不让你自己的身体成为庙宇或教堂，敬拜主——内在的真我，基督说过，“身体是灵魂的庙宇”。瑜伽人说，“让身体神圣，因为它是灵魂的庙宇”，因此，瑜伽戒律从身体开始。

很多人对瑜伽不屑一顾，说它是派系宗教。这些日子以来，每个人都想脱离宗教。你可能看不上宗教的概念，但是你能看不起自己的存在吗？你无法鄙视你的身体、思想和智性。你有责任净化它们，使之纯净难道不是正当的义务吗？把这义务看作宗教，瑜伽请你走向真我的实现，即是宗教。

瑜伽从对粗身的净化开始，使之精细，然后洁净思想和智性。它转化身体、思想和智性，达到真我的层次，这是瑜伽的目标，每个习练者都要实现。分析性的大脑区分了智慧（jñāna）、奉爱（bhakti）、行动（karma）和瑜伽（yoga），经验性的智性却没有这样做。可能你为了简易，而非方便，进行了分析。分析是简易的，综合是难的。分解是简易的，整合是困难的。注意力的分散不需要费力，但使注意力整合就需要努力。如果我说每种瑜伽都和其他的不同，这比较好解释。如果我说它们都是一、都是同样的，你们就难以理解，因为那种认识已经存在很多年了。

没有知识、行动、热爱和意志，什么也无法成就。没有它们，你不能达到完美。每个人可以按自己的思考模式整合这门学科，却不应将他人引向困惑的复杂状态。实相是一个事实，瑜伽是通往实相知识的科学。不幸的是，对这门学科无知无辜的人们，被某些自以为是的书本误导了。

不要用迷信的方式接受真理，同时，也不要盲目地拒绝真理。困惑消除那一刻，信念便到来，准备迎接进一步的发现以及重新觉知。

解剖学讨论肌肉、骨骼、关节、血管和神经，瑜伽解剖学则超越它们。瑜伽士对非自主肌肉和器官的清晰理解，令人难以置信。瑜伽士知道如何收缩、延长和旋转器官体。他们知道经络（nāḍī）的起点、终点，以及其功能。除了这些，他们还意识到能量中心及其形而上的意义和灵性意义。

在《瑜伽经》的第3章，帕坦伽利讲到了成就，包括对肉体、心理体和灵性体的完全控制，在《哈达瑜伽之光》中，斯瓦特玛拉摩讨论了控制非自主器官的方法。他们的指尖有着主观的活的人体解剖学。

现代科学家有非常好的理论知识，但是对实践的方面所知甚少。我们要将两者调和，将西方的客观知识和东方的主观体验结合，才能在理解人类未知的有机体、心理体和形而上体方面有所超越。

调息是瑜伽最重要的技法之一，让我们看看上面的概念如何应用于调息练习中。你们都知道能量的摄入是吸气，能量的输出是呼气，吸气—屏息是能量的分配，而呼气—屏息是卸掉大脑神经细胞的负载。

能量在躯体、生理、心理、智性和灵性层面的多个方向被浪费。调息法教给我们停止这种浪费的方法。

假使你将注意力限定在身体，会发现它有大约700块肌肉、300个关节、100000公里血管、16000公里神经和150亿个神经细胞。人们问我，为什么要做这么多体式，我希望你现在明白了为什么瑜伽士为这复杂的人体系统做这么丰富的瑜伽体式。体式和进入体式方式的多样性帮助能量恰当无阻地在通道内流动，没有浪费。身体的净化（ghaṭa śuddhi）和经脉的净化（nāḍī śuddhi）这两个词就指明了这个含义。ghaṭa是身体，包括肌肉、骨骼、器官和循环，而nāḍī的意思是神经系统，包括生命能量流动的区域。调息法扮演着携带能量到达我们身体最偏远部分的角色。

调息就止于此吗？不。它有自己的哲学。吸气是吸入宇宙气息；呼气是个体能量向外与宇宙气息结合。在吸气—屏息中，宇宙能量与个体能量融合；在呼气—屏息中，个体能量向外走与宇宙力量融合。

有些人疑惑呼吸和普拉纳（prāṇa）是否是同一种东西。对瑜伽士来说，呼吸是能量，呼吸不仅运送粗钝的空气能量，还有核能量。稳定、缓慢、被调控的精细呼吸联结并建立了个体（pinḍāṇḍa）和宇宙（brahmāṇḍa）之间的关系。

呼吸通常由大脑进行，因为大脑需要大量氧气，它吸收能量，使空气被吸入。人的大脑感到紧张，因为它需要氧气。相似的，要排除二氧化碳，大脑细胞创造了呼气。因为大脑扮演了主要工具的角色，所以在自然呼吸中，就感到压力，而在调息式呼吸中，由于收束法（bandha）的启用，大脑中就不再感到这种压力，因此，它变成被动的见证者。

气息是粗钝的，隐藏在粗钝气息中的能量是微妙而精致的，它被称作普拉纳，气息滋养身体系统并且制造能量。我们内在的能量是原子的，当它与宇宙能量接触，就被转化为神圣能量。人们可以利用原子能服务于破坏性目的，也可以是建设性目的，能量也如此，被宇宙能量赋予生命，能被人用于破坏性或建设性目的。调息法是使宇宙能量的结合变得神圣的方式，因此，它是一种积极的建设性技法。

在能量层面发生的改变将人引入冥想。冥想赋予能量一种积极的神圣沉默。当一个人走向冥想，却不调息，这个人将走向消极的沉默，消极的沉默赐予感官的沉默。感官的沉默能给予宁静，却无法给予无杂质的平衡宁静。

在调息中，呼吸为神经注入能量。这股能量为个体的思想注入敏锐的注意力、宁静和沉默。意识的这种状态引领一个人去体验在平衡宁静的状态中的自我。神经是思想和意识之间，意识和自我之间，以及从自我（asmitā）到非自我（nirasmitā）的纽带。瑜伽练习给神经系统巨大的力量，使之能承受任何压力，产生任何力量和速度。如果神经摇晃，思想就会摇晃的。这时，一个人就成了一个心理疾病患者。当呼吸引领神经、思想和意识彼此相等，就是真正的调息。

当你正在思考或工作，你通常从腹部呼吸。当你投入了情绪，呼吸在胸腔的上部移动。在深度进行的状态中，胸腔中段呼吸，在睡眠或昏沉的状态中，呼吸在下肺部进行。

就一个瑜伽士来说，每一个呼吸中，他都触碰所有这些区域。他做完全深入的吸气，以及完全深入的呼气。躯干的所有隔间都为他打开。他达到了和谐、节奏、深度以及完满。

在吸气、呼气或屏息时，避免过于用力。自然呼吸中，吸气时大脑细胞收缩，呼气时扩张。瑜伽调息既不收缩也不扩张大脑。它不给大脑任何负担，使它保持悠闲的状态。调息练习中，大脑保持在冥想的状态，而身体处在活跃的状态。

如何知道什么是正确的调息，什么是错误的调息呢?

当一个人通过鼓胀肋间肌来呼吸，这是肌肉的扩张，而不是呼吸的扩张和扩散。肌肉膨胀了，肺仍然空虚。在调息中，并不期待身体的扩张或肌肉的扩张，如果使用了它们，就是错误的调息。正确的调息中，不仅身体的自由是根本的，肺的弹性也是至关重要的。肺应当行动自如、柔软、敏感，来接纳能量和作出回应。你一看到食物，口中就分泌唾液；同样的，肺泡要带着喜悦接受呼吸的琼浆。调息时，不应集中在动作上，而应当观看肺的接纳性、大脑的被动性、自我的完全性和神经的衰退性。所有这些都要一起进行。

你们可能听说过 Dilip Kumar Roy，他有一个静修所（āśram），叫做 Hari Krishna Mandir，位于普纳。昨天，我收到一封信说他中风了，并且伴随心脏扩张。在我去美国前，他请我帮忙，我在孟买见到了他，叫他做某些事。但不幸的是，他的医生们让他做了风箱式调息（bhastrikā prāṇāyāma），而且他说他之前曾经让我教他那种调息。告诉我，这种呼吸怎么帮助这样的患者？能令患者休息吗？在这个阶段，猛烈的呼吸会导致进一步的出血。有些人说这种调息法唤醒昆达里尼，人们就照做了。它不是对大脑的暴力吗？为什么给人们传达错误的观念？纯净神圣的昆达里尼只在身体纯净、心灵神圣的人身上被唤醒。如果做错误的调息，会引致严重的问题，破坏瑜伽的名声。下结论前，先仔细审视和分析这门伟大科学。

正如调息被误解为猛烈的呼吸，屏息（kumbhaka）也被误解了。

人们把屏息视作理所当然，当思绪被止住，欲望被抑制了，大脑就在控制之下。带着竞争的思想，他们测试屏息可以保持多长时间。如果你见到他们，他们的眼睛发红，耳朵堵塞，给喉咙和大脑带来巨大的紧张，这时，他们屏住的是大脑而不是呼吸。呼吸时感到压力，神经变得不安，而不安使人绝望，他们甚至憎恨活在世上，他们还把这当作无欲，他们认为他们的不安就是对可见世界憎恶的信号。这些错误的练习欺骗了习练者们，这样的弃绝也不是真正的弃绝。正如调息是灵性生活的跳板，要小心地警惕地练习它，所有瑜伽士都认为调息练习是最高的苦修（tapas）。

调息的目的是储存能量。这就是为什么要带着手印（mudrā）和收束法（bandha），如收颌收束（jālandhara）、会阴收束（mūla）和收腹收束（uḍḍīyāna）来进行调息。用手指在鼻子处控制气流，这一控制的行动叫做调息手印（prāṇāyāma mudrā）。如同你建造大坝来蓄水，手印和收束法就像储存能量的大坝，使它不会浪费。

在调息中，气流必须保持缓慢、顺畅和柔软。不能用猛烈的呼吸来探索深度。能量水平地、垂直地、圆周地被分配，意识也被扩展和控制。

调息法从根本上引向镇静和安静，感官和思想不再四处游荡，它们自动地转向真我。

调息是制感、专注、冥想和三摩地的基础，内在之旅在此启程。因此，我强调这两支——体式和调息，因为它们将人引向内在之旅。

2.6 瑜伽是艺术、科学、宗教还是哲学？[①]

人们经常让我解释瑜伽到底是什么意思。它是一门艺术、科学、宗教还是哲学？这些疑惑自然会激起对瑜伽感兴趣的人们的好奇心。

我对所有人的回答都是，瑜伽不是上述中任何单独的一个，但却是上面所有事物的结合体。它是独立的，而且它是所有这些领域的顶点，超越了人的思考范畴。它是把人从身体这架飞机带向实现真我的银云。一个人得在上述所有的领域中分析、实验和体验瑜伽，一个一个地排除疑惑的观念，来理解瑜伽的意义。首先，让我先解释上面的这个说法。

艺术意味着技巧。它的技巧性通过各种知识和实践展示出来。科学是各类事物的系统知识，它是用试验对事实的研究；艺术是体验性知识；宗教是一套信仰、实践和人类事物中行为的道德准则；哲学是对真理和存在状态的理性研究和批判性研究。

瑜伽是教育的艺术，目的是实现真我。我们都生活在自然的乐园中，包括植被和动物，如果适度地利用它们，可以为我们提供正确的享受。有技巧地练习瑜伽，进行重复的努力，在准则的指导下，产生创造性之美，表达了自我之中的真正幸福，成为主观知识。瑜伽，是主观知识，是艺术。当学好瑜伽，它就如优质的食物一样有营养和美味。它表达了习练者的内在存在，因为它打磨了身体、意识和自我。他活在地上，恰似活在天堂。

作为科学，瑜伽帮助我们通过测试、试验、体验和观察来了解我们自己。它使我们知道我们是生命，以及要如何应用瑜伽。但是，要品尝那份知识，我们得练习，就像艺术家为他的追求奉献时间。

作为宗教，瑜伽有普遍的道德规范：非暴力（行动、语言和思想上）

---

① 选自《B.K.S. 艾扬格 60 岁诞辰庆典纪念册》，普纳，1978 年。

（ahiṃsā），真实（satya），不偷盗（asteya），节制（brahmacarya）和不贪婪（aparigraha）。它有这样的规训：内在外在的洁净（śauca），满意个人所处的境况（santoṣa），觉悟真理的欲望（tapas），自我研习（svādhyāya）和将一切行动献给神（īśvara praṇidhāna）。它是一个神圣的宗教，因为它通往实现真我，是一条觉悟神的道路。

哲学主要是讨论关于正当生活的见解。吠檀多展示了通向最高生活状态的方式。吠檀多（Vedānta，veda= 知识，anta= 尽头）是所有知识的顶点。因此，吠檀多意味着明智。它在“维持”和“戒除”两者之间。幸运的是，瑜伽的指导既是哲学，又是吠檀多。作为哲学，它通向生活的艺术。生活的真正艺术在于理解如何与自然和谐相处，不干扰其他事物和我们自己的秩序。瑜伽帮助我们区分什么是真正且持久的幸福（śreya）与平和；什么是虚假、短暂、与痛苦相伴的愉悦（preya）。要维持好的东西，涉及练习（abhyāsa）。要戒除妨碍进补的东西，就是弃绝（vairāgya）。节制不仅指放弃对平静和谐的生活无益的事物，还有那些带来冲突、痛苦、悲伤和不幸的事物。遵循戒律和控制感官与思想通向实现持久不偏的幸福，这是瑜伽修养。只有觉悟的灵魂，通过他神圣修养的光芒，没有任何偏颇，才能照耀人类。他像黑暗中的一盏灯，照亮那些来到他面前寻求光明的意识。这就是真正的修养，参与一个文明的创造，产生真正的“宗教”。

在结束前，我引用《白净识者奥义书》（*Śvetāśvatara Upaniṣad*）：“神是一，并且无处不在，但人们根据自己的理解，叫他不同的名字”。同样的，瑜伽是一。正如树干只有一个，枝桠却有很多，瑜伽是一，但它同时包含着所有的枝桠。

2.7 瑜伽——引领个体抵达神的科学

作为一门科学，瑜伽关注身体的健康以及思想与意识的和谐。这种身体和意识的训练，能够通向真我那永恒宁静的体验。瑜伽以这种方式覆盖人的整体，使它从起点——身体，进化到终点——真我。

尽管研发出了各式各样针对身体和情绪疾病的药物，但仅仅靠药物仍未使人解脱血肉之躯所继承的疾患。健康是整个人体系统的一种完美均衡状态，它得靠敏锐的、有辨别力的艰苦努力和对伦理道德的遵循，才能被赢得。

身体是真我的居所，但它却成了最被虐待的工具，而这身体有奇妙的康复力。了解到这一点，让我们引导智性，赶快改变观念和习惯，完全地重新教育我们自己，采用正确的食物、恰当的瑜伽体式和调息法，并且训练意识，使它没有嫉妒和负面的想法，达到健康的状况。这种再教育的方式，极大地节省了生命力，使人觉悟到存在的根源。

身体是神性光芒居住的神殿。无论是为了生活的享受（bhoga）还是离苦（mokṣa），身体都要被好好地照料。

根据《吠陀经》，没有健康就没有平和与幸福。这些神圣的经文宣称，阿特曼（ātma）对虚弱的人来说是不可达到的。佛陀（Lord Buddha）说，最大的天赋是健康。在不朽之人的那些话语面前，难道我们没有责任不断努力，保持身体健康吗？帕坦伽利强调，持续的、长期的、不间断的努力，并且只要专心致志（专注、留心），就能令我们到达身体和意识的纯粹完美，身体、意识和个体自我之间的所有区隔都消失了，这就是在一个健全的身体之中的一个健全的自我和一个健全的心智的本质。

帕坦伽利仔细地分析了带来身体和思想不和谐的原因，它们使人悲惨和不幸福。据说九种形式的障碍是：疾病（vyādhi）、思想懒惰（styāna）、怀疑（saṃśaya）、忽视（pramāda）、身体懒惰（ālasya）、感官不节制（avirati）、错误观点（bhrāntiḍārśana）、缺乏耐性（alabdhabhūmikatva）和后退（anavasthitatva）。症状是痛苦（duḥkha）、绝望（daurmanasya）、身体不稳定（aṅgamejayatva）、呼吸无节奏（śvāsapraśvāsa）（《瑜伽经》第 1 章第 30、31 节）。

每个人都有上面提到的这种或那种障碍。人得思考并且努力克服这些不幸的原因，来达到不被干扰的平和。帕坦伽利指出了道路和方式，展示了三类修习：道德的、身体的和思想的。道德修习又分为两种：个体和社会伦理。

道德、身体和思想修习包括身体姿势练习（āsana）和有节奏的呼吸（prāṇāyāma）。prāṇa 的意思是呼吸，āyāma 的意思是延长。这两个修习会帮助培养个人的行为符合社会伦理，使个人的身体和思想达到健康，为了自己生活，也让他人生活。

根据瑜伽文献（yoga śāstra），体式的种类跟物种一样多。它们的名字总是有意义：从昆虫到爬行动物，从圣者到神的化身。它们指出了生命本质的统一性，表达了遍布一切的神圣本质。习练体式和调息法帮助有氧的血液到达身体的各个部分，并去除身体系统的毒素①。

经历了道德和身体修习之后，一个人适合练习思想修习了。感官从外部引诱性的客体的控制中解脱出来。这时，开始了瑜伽的微妙方面（dhāraṇā, 专注；dhyāna, 冥想；samādhi, 三摩地），来实现我们内在的神圣本质（paramātman）。

如果身体不被照顾，那么，悲伤和不幸就会以疾病的形式进入并亵渎神的庙宇。如果我们勤奋，疾病和其他邪恶就不会触碰我们。因此，教授瑜伽，可以达到完美的健康和很好的生活，将人带向神，拥有持续永恒的喜乐。

① 关于这个主题的更多信息，可以参考《瑜伽之光》《调息之光》《身体是神殿，瑜伽是光芒》和《艾扬格传》。

2.8 通往救赎的道路

> 瑜伽的顶点是三摩地。
> 达到这里以后，瑜伽士闪耀如太阳，
> 并且照亮那些向他寻求庇护的人。

在欧洲、美国以及印度，我作为一个瑜伽习练者，人们抛来的问题通常是下面这些：你能吞硫酸，嚼冰，在火上、水上行走吗？你能预见未来吗？你能透视吗？你能让自己隐形吗？人死后，发生什么？你练习哈达瑜伽还是胜王瑜伽？

这些问题显示了大众对瑜伽的误解。他们只寻找那些通过练习瑜伽而获得超能力的情况，但这些能力却不是瑜伽习练要达到的目标。瑜伽的目标是寻找真我，这种寻找不是为了吸引公众或获得注意。

根据帕坦伽利的说法，瑜伽的目标是使心理冲动和思想波澜静止。另一位权威，斯瓦特玛拉摩告诉我们，我们所有的动作都由积极流和消极流引起，叫做 piṅgalā 和 iḍā，即太阳和月亮，prāṇa 和 apāna。据他讲，积极流和消极流的和谐结合就是瑜伽。克里希那在《薄伽梵歌》中描述了真正的瑜伽士无论在炎热还是寒冷、成功还是失败、痛苦还是愉悦、邪恶还是良善面前，都保持着思想的宁静，因此，他在生命的起起浮浮中保持镇静和安详。瑜伽把身体和思想放到进行服务和奉献的神圣目的之中。克里希那进一步指出，所有高雅地带着喜乐完成的行动都被看作是行动瑜伽。

瑜伽是将个体灵魂与宇宙灵魂结合起来的艺术。所以，瑜伽是对永恒原人（puruṣa）或真我的体验的再发现。

道路

ātma 或灵魂是自由的，但智性和思想的影响玷污了它，所以，追寻实相就成了根本要务。但是，由于对灵魂的真正本性无知，我们住在感官中。为了去除这种无知，古老的仙人们（ṛṣi）指出了实现真我的种种道路：

a）jñāna mārga：知识的道路，追寻者学习区分真实和不真实。

b）karma mārga：无私服务的道路，不求服务所带来的好处。

c）bhakti mārga：爱和奉献的道路。

d）yoga mārga：研究意识的活动，并试图控制意识的道路。

所有的冲动，比如欲望、激情和占有性都源自思想，思想也是思考和理解的源头。这四条道路都指引意识从这些冲动中收回，并引领其首先培养出稳定性，然后向着实现真我而前进。

虽然这些道路的起点可能不同，但它们都有共同的终点：实现真我。按照每个人由潜印象（saṃskāra）构成的命运，道路可能长或短、曲折或笔直，但每个人都应当尽全力努力，按照个人的能力，去实现内在的光芒。

人被赐予头、心和手，对应着 jñāna（完美的知识、智慧）、bhakti（奉爱）和 karma（行动）。它们彼此补充，因为如果没有知识和爱，karma 不可能完美；如果没有行动和知识，bhakti 不能被理解；如果没有爱和行动，不可能获得 jñāna。

值得注意的是瑜伽之路与这三条道路是如何连接的，并且与这三条道路相融合，去探索人类共同的灵性寻求方式。知识、爱和行动构成了人。这三者——知识、爱和行动是彼此交织的。瑜伽帮助我们获得真正的知识、真正的爱和真正的行动。除非身体和意识被净化，否则知识不可能完整，爱不可能完满、行动不可能无私。忽视身体和意识就是背叛真我。如果一种文化不追求人的三者合一的和谐，即身体、意识和真我，就不配称作文化。

瑜伽的方法

意识处在持续的运动中。因为意识是感官和思想的国王，所以达到意识静止的方法被叫做胜王瑜伽（rāja yoga）。不是所有人都能立刻静止意识，因此，斯瓦特玛拉摩强调身体和呼吸（生命之源）必须首先被控制下来。

身体、意识和真我是神赐予人的，用来进行正当的生活。瑜伽包含全部的身体、意识和真我，因此它被称为一门“普遍的文化”，也被叫做一个“普遍的宗教”。

帕坦伽利以禁制（yama）、劝制（niyama）、体式（āsana）、调息（prāṇāyāma）、制感（pratyāhāra）、专注（dhāraṇā）、冥想（dhyāna）、三摩地（samādhi）等8个瑜伽方法，来净化意识，并引领纯净的意识向着真我的光芒前进。

禁制（yama）是包含非暴力、真实、不贪婪、节制和拒绝过多财富的总称。因为这些伦理准则适用于每个人，它们自然就变成普遍准则，阶级、时间和地点都不影响对其的遵循。

非暴力（ahiṃsā）：收回任何伤害，无论是身体的、心理的、故意的还是不经意的、思想的还是行动的。当仇恨和怨憎被抛弃，一种包容万物的宇宙之爱就会在人身上安住。

真实（satya）：确凿的真实和诚实。一个人讲话可靠，其所思所言都是真实的。

不偷盗（asteya）：通过这一点，修习者的欲望被控制，他的需求减少了，他不求取，物质却来到他身边。

节制（brahmacarya）：这一点涉及所有与性相关的，无论只是欲望还是事实上的。这种纯净打开通向完满的知识之门。

不贪婪（aparigraha）：这一点是指不渴望非维持生活必需的东西，因为欲望伴随执着，执着带来厌恶，厌恶通往嫉妒和仇恨。要了解生活需要到哪儿结束和贪婪何时开始是非常困难的。但是，瑜伽习练指导修习者具备分辨力，区分需要和贪婪，并保护修习者。如果欲望如无尽的锁链般延伸，它最终将摧毁正当的行为。因此，禁制的准则被提出。

劝制（niyama）由五个准则构成：纯净、知足、苦修、研习经文、将所有行动献给神。

纯净（śauca）：包括两种纯净，内部的和外部的。这两种纯净都必须被培养。外部纯净意味着干净，例如在身体和心理行动上不被我们周遭的环境所污染。内部纯净是根除自私、自我中心、激情、愤怒、占有心、执着和厌恶。

知足（santoṣa）：知足减少欲望，使人愉快。

苦修（tapas）：令人经受艰难困苦，通过对身体和感官的训练，使意识更靠近真我。

自我研习（svādhyāya）：自我教育，来探索真理和真我。

臣服于神（īśvara praṇidhāna）：将一个人的行动献给神，将自我完全托付给他的意志。

禁制和劝制镇静扰乱的思想，带来满足。它们是伟大的普遍准则，为了实现人生的四个目标（puruṣārtha），每个人都要培养禁制和劝制。四大目标是：正法（dharma）、财富（artha）、物欲享乐（kāma）和解脱（mokṣa）。

a）正法（dharma）指生活符合伦理法则，因为如果不遵循道德，灵性成就是不可能的。

b）财富（artha）是为生计、为必须的食物和住处工作。人要达到能够不恐惧物质匮乏而活着是不易的。财富本身不能赐予永久的喜乐，而且享受财富需要强健身体和思想。同样真实的是，营养不良的身体和萦绕不去的对生存的担忧是疾病生长的沃土。

c）物欲享乐（kāma）是享受生活。如果没有强健的身体，无论是持久的平和还是生活的享受都是不可能的。

d）最后，解脱（mokṣa）就是独存、自由和解脱。觉悟的人认识到力量、愉悦、财富和知识都不能带来解脱和自由。他尽力地让自己从情绪中解脱，从而超脱于惰性（tamasic）、激性（rajasic）和悦性（sattvic）原质三德。

身体在达到生命的四重目标中扮演着关键的角色。圣者们非常清楚地知道，虽然身体终会凋谢，但它是获得成就的工具，因此要保持它的良好状态。

传统上，身体有五个层或鞘——肉体、能量、心理、智性和喜乐。要穿透这些层，持久的休息、持续的练习和不知疲倦的努力是必需的。瑜伽的目标是体验无杂质的喜乐状态。

体式和调息一起净化身体和思想。这些技法的预防效果和治疗效果都是无与伦比的。体式的数量难以计数，从而适应肌肉、消化、腺体、神经和身体其他系统的需要。就像金匠炼金去除杂质，体式也帮助身体提供富含氧气的血液，以燃烧并排出毒素。

体式不仅影响身体、生理和生物方面的变化，还影响神经和心理。寻求者不是为了感官愉悦或炫耀才进行体式练习，他的习练是为了向着更好的生活和实现真我。以为舒服地待在一个坐姿里就能消除人的劣根性和疾病是虚假的，也不能误以为健康就是单纯地活着，健康是身体、思想、智性、意识和自我中的精巧平衡与和谐，在那里，身体的各种无力和心意的烦乱都消失了，真我的大门向我们打开。

摄入的食物类型对体式而言很重要。食物既不应太热也不应太冷。它一定不能过分地辛辣、酸、咸或苦。我们对生活的态度在很大程度上由我们吃什么和怎么做决定。如果吃下每口食物都为了服务神，那么，这个人就走在正确的道路上。性格确实受我们吃的食物的影响，同样的，我们可以说，瑜伽习练可以改变寻求者的饮食习惯。古圣贤告诉我们，瑜伽不是给那些睡眠太多的懒惰者而准备的，规则能帮助我们养成适度节制的生活习惯。

体式和调息应当在干净、通风的地方做。折叠一张或两张毛毯，放在地毯上，足够体式和调息练习使用，确保下方的地面是平整的。瑜伽没有年龄限制和地理限制，没有性别和健康限制。在瑜伽中获得成功所需要的只是愉快、坚持、勇气、技法的正确知识、节制的生活习惯和对瑜伽练习的信念。如此，圣者列举的瑜伽习练的功效就会随之而来，它们是美丽和力量、言语和表达的清晰、神经的镇静、消化力的增强以及快乐的性情，这些在充满笑容的面孔上一展无余。

对体式的掌握还能从二元对立中解脱。身体和意识、意识和真我之间的二元对立消除时，宁静出现。瑜伽的结果是活在无限之中。这些成果只有当追求者的尝试变得不费力（sahajāvasthā）时，才会出现。他获得了健康、力量、稳定和轻盈；他变得更敏锐，又学会了谦卑。所有体式习练的本质是点亮通往习练者的灵性觉醒的道路，他的感官向内收，傲慢渐渐地消失，被神性充满。

禁制、劝制和体式被称作外部修习（bahiraṅga sādhana）。

调息是外部修习的一部分，制感被看作外部修习和内部修习（antaraṅga sādhana）之间的过渡状态。[①]

调息包括三个基本动作：吸气、屏息和呼气。吸气是吸入能量。屏息是间隔的时间或完全吸气、完全呼气后对气息的限制，它在静止不动的状态中培养沉默的艺术，把内在的神圣能量轻轻捧起。呼气是清空思想和大脑中的所有思绪，将自我臣服于宇宙真我。

调息练习带来光明，因为它净化了全能的大脑并且促使它臣服于意识的居

---

① 参考表 7（见第 124 页）。

所，因此，遮盖核心的污垢和傲慢的“我”被破坏了。规律的练习调息可以消除恐惧，培养强大的意志力和思维的清醒与正确。意识变得稳定，浮躁被去除了。那时，修习不再是被迫的，对修习的自然渴望在修习中升起。

如果一个人天生失明，神赐给他一分钟一览世界的美丽和宏伟，谁能测量他的狂喜？相似的，如果瑜伽赋予修习者能一睹神的伟大，难道不值得付出瑜伽习练中的所有疼痛和辛苦吗？

专注（dhāraṇā），一个人所有的注意力都集中在将主体（真我）和客体（意识）结合；而冥想（dhyāna），此时真我和意识已经成为一个单位。这就好比把油从一个容器倒到另一个容器中，油稳定地流动，不溅出任何油滴。它不能被解释，只能被体验。它是一种平和的状态，与宇宙和创造者合一。一个人存在却没有“我”的觉知。除了无限的平和与喜乐（ānanda），意识的感知、呼吸、任何运动或任何事物都不存在了。这种喜乐不能被感官、思想或意识感知。

三摩地（samādhi）是瑜伽的最后一面，是对无杂质的狂喜的体验。真我或原人（puruṣa）的无杂质的狂喜变成达到神的真正工具。在所有领域内，创造性都意味着超越“我”的意识。音乐家只有忘记了自己时，才能造出精致、微妙的神圣声音。只有超越了自我，诗人才能提取语言的精髓，艺术家才能呈现线条和色彩的精彩世界。瑜伽士在他的内在也是创造性的，他在内在体验到的这种新的创造触碰了一种状态，时间、因果都不影响他。他对自我（asmitā）的忘记是对整合的人格的觉知。身体、意识和自我被整合，与真我或原人（puruṣa）结合。在这种纯洁和智慧的状态中，瑜伽士带着谦卑和单纯，闪耀着光芒。这样的瑜伽士如太阳般发光，没有阻碍和限制。他不仅自己被点亮，还点亮那些进入他的轨道的人。

2.9 瑜伽——发现真我的道路[1]

我们被束缚在词语之网中，给瑜伽下一个人人满意的定义相当不容易。神是一，但命名他和描述他的方式各种各样。瑜伽也是一，但每个解读人都根据他自己的意愿和想象来界定他。瑜伽被定义为“连接、结合”。

将身体、感官、思想、智性和意识连接在一起，目的是使自我与宇宙灵魂结合，这就是瑜伽。通过扎实的修习完成这种连接，正确的个性也由此培养出来。这种连接、结合和整合令意识获得完美的纯净。

瑜伽通向的状态里，身体、心理、智性或灵性的波动不发生，身体、思想、自我的意识的二元对立也不发生，意识的居所中所有的活动都沉默了，仿佛生与死也没有分别。

身体既不被忽视也不被宠溺，它是我们遇见创造者、主的唯一工具和唯一资源。我们需要理解，身体——灵魂的庙宇，不仅仅是肌肉的建造，还是灵性练习和体验的工具。虽然轻视、贬低身体、把它看作非灵性的看法很流行，但是，没有人能忽视得起它。我们忽视或宠溺它的时刻，对它的厌恶或执着就增加了，迷失了通向视见真我（ātma darśana）的庄严大道。

室利·罗摩克里希那（Śri Ramakrishna Paramahamsa）、辨喜（Swami Vivekānanda）和马哈西（Bhagawan Ramana Maharshi）等伟大的圣者们没有从疾病的枷锁中解脱，但他们有忍受身体痛苦的内在力量，并且不允许他们的情绪和智性中心的稳定被干扰。

我们这样的普通人能像他们一样承受痛苦吗？我们可能会吹嘘自己忍受痛苦的能力，但是当我们面对现实，苦涩的真相浮出表面，我们就不能真正地承

---

① 选自 1972 年 11 月 12 日的《巴凡期刊》。精确地翻译 ātma darsana（真我）并不容易。ātma 的意思是真我，darsana 的意思是见解或觉悟。所以，ātma darsana 意味着真我—觉悟。

受痛苦了。因此，疼痛和苦难迫使我们认识自己的身体。

不仅痛苦令我们认识到自己被束缚在身体上，愉悦也快速地将我们绑在网中。感觉器官和行动器官带着自己强烈地向外的倾向，将意识引向世界中的愉悦，给人留下了永久的影响。

个体被生活的愉悦吸引，开始相信这种愉悦是永恒的，事实上它们是短暂的。被束缚在愉悦的令人眼花缭乱的漩涡中，他目盲了，没有认识到这个事实。

然而，一个有分辨力的人看穿了感官愉悦那瞬息万变的面纱，学习将向外的感官引向内。他将能量转回到神性、灵魂的神龛。

《羯陀奥义书》(*Kaṭha Upaniṣad*）提醒我们，身体在灵性追求中是重要的。它将身体比作马车，感官比作马，思想比作缰绳，智性比作御者，灵魂比作马车的主人。如果马车或马匹或缰绳或御者出了什么事，不仅马车和御者，还有主人，都会悲伤。

相似的，如果身体出了什么事，就做不到通过认识真我而认识神。

身体像船，载着乘客，也就是真我，从束缚之岸到解脱之岸。解脱是从所有感官和思想的纠缠与诱惑中脱身之后的境地。

体验解脱状态有很多先决的属性要求。解脱需要身体、感官、思想、智性的纯净，以及谦卑和韧性。

除了这些，无论是清醒、半睡还是深眠中，信念、勇气和不间断的智性觉知也要时时保持。修习者要在日常琐事和习练中脱离自私性，这是行动中的泰然自若，这种泰然自若带来人所渴望的安详。瑜伽带来完全的稳定性，以整合身体、思想、智性和意识。

为了实现这种整合，瑜伽勾画了道德行为原则、身体和生命的修习方法、感官和智性的修习方法，从而使修习者达到一的状态，在那里，二元性消失了，寻求者变成了观者。

关于瑜伽的效果，帕坦伽利用优美的语言说："通过坚持练习瑜伽，身体和意识的不纯净被摧毁，知识和智慧的纯净光芒被点燃。"（yoga-aṅga-anuṣṭhānāt-aśuddhi-kṣaye jñāna-dīptiḥ-āviveka-khyāteḥ《瑜伽经》第 2 章第 28 节）帕坦伽利的这则引文很好地诠释了瑜伽在修身养性和灵性觉悟或 ātma darśana 中的重要性。

2.10 瑜伽——借助规训抵达自由

感谢你们邀请我来到牛津。牛津大学是世界上最富启迪的教育中心之一。也许你们都知道，我来自一个连一所小学也没有的地方。几年前，我成功地在我的村里建了一所小学，这样后代们就能幸运地获得教育的益处。我从未踏进过大学，没受过正式教育，在这所教育的殿堂向你们这些受过教育的人演讲，令我感到有些尴尬和惭愧。

虽然我有短处，但能和你们这些觉醒的人对话，我感到愉快，我感到这是莫大的荣幸，我以此为傲。

教育的目的

真正的教育，是将有意识的思想者培养为有更大接纳性的思想者。你们中的很多人可能读过我的《瑜伽之光》，可能还在我的学生们的指导下练习了瑜伽，这本书客观地传达了我体验到的一些经验。虽然这本书没有完整地展示每个细节，但是我们还能对它感到满意，因为它让我们一部分一部分地去了解整体的根基。要通过自学了解和吸收整体，就得从不同的部分开始入手，这已是人所共知的。

教育，教我们首先透彻地了解部分，然后使人能继续向前了解整体。在学习的艺术中，一个人从局部开始，清晰地用功，目的是有一天能体验整体。当教育使人认识到自己点燃了探求进步的灯时，它就是完整的。教育让人意识到，自己还有不知道的事物，以及在已知之外遗漏了多少。

bhoga、Roga 和瑜伽

印度哲学有六个主要的思想流派：正论（Nyāya）、胜论（Vaiśeṣika）、数论（sāṃkhya）、瑜伽（yoga）、前弥漫差（Pūrva mīmāṃsā）和后弥漫差（Uttara mīmāṃsā

即现在所称的吠檀多，Vedānta）。我学习的是瑜伽，我只能就瑜伽讲几句。

瑜伽如文明一样古老。它从对个性的修炼和培养开始，在解脱和自由中达到顶点。在公元前500年到公元前200年之间，圣者帕坦伽利写下了这个瑜伽旅程，把它解释为伟大的艺术、科学和哲学，同时展示了取得进步的方法，一步一步地，从身体的边缘到存在的核心，以达到顶点。

瑜伽和谐地协调身体、意识和个体自我的活动。这三个实体的行动错综复杂，身体反对意识，意识反对自我。相似的，自我反对意识的波流，或者身体反对意识的思想和自我。有时，身体和意识可能共同行动，但自我不跟随。身体和思想可能说"抽烟"，但意识可能不同意。自我努力引导，但吸烟者却不听从它的呼唤。练习瑜伽使这些错综复杂的行动一致地协调起来，就像你倾听内心的呼唤一样。

不一致是bhoga，而一致是yoga；不协调是bhoga，完全的协调是yoga。bhoga的意思是世间的愉快和感官的享乐。世间享乐不能把人引向纯粹的宁静，而是引向roga（疾病）。瑜伽帮助人获得智性来认识真我。世间享乐（bhoga）使人的感官和思想联系起来。瑜伽使身体与意识（思想、智性和小我）联系起来，然后二者都朝向真我。

瑜伽的目标是实现真我。bhoga的目标是世间享乐，渐渐地走向痛苦。瑜伽带人走向解脱，但bhoga带人走向roga（疾病）。因为愉悦激发人过度放纵，它们使人承受痛苦和苦难，而瑜伽令人享受世界的愉悦却不招来疾病。bhoga令人目盲，导致不舒适和疾病，最终可能短寿。

现今，喝酒、吸烟、感官享受和冥想一起出现。roga、bhoga和瑜伽如何在一起？有节制的bhoga和对瑜伽的强烈关注是使身体、心理、智性和灵性健康的道路。让我们不要过没有生机的生活，而是通过瑜伽获得有活力、积极和自然的生活方式。瑜伽教导人过自然的生活，体验内在自我的神性。

从复杂到简单

帕坦伽利在第1节经文使用了anuśāsanam（修习法则）这个词，然后写到pratiprasava（《瑜伽经》第2章第10节），即回到存在的核心，寻求或搜寻的顶点。

根据瑜伽，思想是粗钝的感官，而智性、小我和意识被认为是精微的感官。思想比智性处在更加外围的位置，是意识的最外层。

帕坦伽利教导一个人如何剥开思想的外层，来教育心识或意识（citta），使它通过瑜伽体验到简单。通过这个体验，人内在思想的碰撞就结束了。citta 作为意识，是人身上的第一大准则。它包含思想或心意（manas）、智性（buddhi）和小我（ahaṃkāra），是一个复杂的实体。

但是，从复杂到简单的旅程不会是容易的。它是从艰难的、复杂的向外的状态转向质朴的、单纯的向内的状态，不再有任何物质或自大。citta 的复杂状态就是如今所知的压力和紧张。如果一个人能没有压力的面对生活，生活就变得轻松了。这种复杂的 citta 状态是思考和行动的跳板，从而达到安宁的质朴状态和生活节奏。瑜伽的功效就像带刺的芳香玫瑰，一个人要非常小心地握着玫瑰，享受它的芳香。相似的，数以百万的芒刺戳刺着身体、思想、智性、小我和意识，带来难以承受的痛苦，但是，要有耐心地承受它们。瑜伽教给我们克服痛苦和苦难的艺术，以及避免它们的方法。当一个人面对生活的起起落落，他通过尝试和犯错误来学习。在一开始，人总会犯错和受苦，从这些错误中，这个人认识到什么是正确、什么是错误，并且学会建立有力量的个性，避免生活中欲望的芒刺。对我来说，这就是教育，在那里，学习和理解的大门敞开着通往解脱的彼岸。

我们在童年都经历过意识的简单状态。随着我们长大，它不再像我们童年时显得那么简单和单纯了。我们失去了那份单纯，因为随着成长，我们的行为变得复杂。模式变得越复杂，瑜伽就显得越困难。对医生来说，身体是复杂的对象，对心理学家来说，思想是复杂的对象。瑜伽士理解了意识和身体的复杂性，努力地简化它们的模式和行为。他净化身体，去除意识中的污点，使意识如水晶般清澈地体验那永远纯净无色（不被污染）的真我。

为了理解意识的简单性和真我的纯粹，一个人需要成熟的知识（paripakva jñāna）。我们进入教育机构来获得知识。但是，为了学习瑜伽，这个机构却不是外在的。你得走入你身体、思想、智性内的大学。身体是一个教育中心，智性是校长，意愿是副校长。除非被意愿点燃，否则智性不能工作。意愿是意志力，在瑜伽的语言中，它被称作 icchā śakti 或 preraṇā śakti。意志力有作决定的力量，没有意愿的智性是无力的。智性和意志力都以各自的方式活跃着，彼此靠近，被点燃和通电。当思想和智性彼此靠近，智性变得温顺，因为狡猾的思想使智性摇摆不定。通过训练思想和意志力，瑜伽创造了平衡的状态，使意志力变得敏锐，思想被驯服。然后，智性发出清晰纯净的光芒，走出意志或思想的阴影。

意志力、意识（思想、智性和小我）、感官、行动器官和身体是真我的工具。帕坦伽利提供了修习这些工具的方法，向着纯净、干净和清晰的方向训练它们。这种品质是简单和谦卑的，傲慢失去了它的位置。瑜伽的道路就是如此，修习和自由都在其中。如果修习是根，那么自由是果实。在瑜伽中，修习和自由、自由和修习手挽手、肩并肩。

客观知识和主观经验

知识有两个方面，一个是客观的，另一个是主观的。客观知识基于思索、思考和分析，而主观知识是用经验对客观知识的验证。主观知识来自实践经验，而客观知识通过理论研究来获得。瑜伽既是实践科目也是理论科目，但它既不是盲目的实践也不是东拉西扯的理论。任何实践都需要一些客观知识的支撑。一个人将客观知识或已得的知识付诸实践，使人体验到客观知识的切实性。这种经验的知识又指向再思考、再分析和再加工，将自身放在一个新的知识道路中。由于这种知识的更新，实践有了新的形状，使每个客观知识进入主观经验，同时主观经验引导人精确地表达客观知识。知识从客观到主观、从主观到客观的循环制造了人的某种反应，发展出成熟果实般的一段记忆。

这段记忆不仅是记得印象，而且如从知识和经验中搅拌出的黄油。这种累计的记忆是被再思考和再体验的过程所洁净和清晰化的。错误的、不想要的记忆被丢弃，成熟的记忆被保存。事实上，是成熟的记忆停止了思想的探寻和索取的波动。当这个循环到达尽头，那时，思想、智性和意识如无波浪的海洋一般。

因此，瑜伽方法结合了理论和实践路径，为修习者提供了稳定性，以体验至真。

从自由的知识到真我的知识

vidyā 的意思是知识。adhyātmavidyā 的意思是有关真我的知识，伴随它的众多鞘层和功能。认识并且和真我直接接触就是 ātmavidyā。修习从 adhyātmavidyā 开始，自由伴随 ātmavidyā 而来。

正如一朵花有几个花瓣，瑜伽之花有八个花瓣或八个修习。它们是禁制

（yama）、劝制（niyama）、体式（āsana）、调息（prāṇāyāma）、制感（pratyāhāra）、专注（dhāraṇā）、冥想（dhyāna）和三摩地（samādhi）。这些花瓣或修习将人引向意识和良心的清晰，在自由的知识（adhyātmavidyā）和真我的知识（ātmavidyā）中绽放（《薄伽梵歌》第10章第32节）。

禁制和劝制

我们都很熟悉禁制的准则。如果一个人仔细地观察会意识到，未经规训的思想和行动，经常破坏禁制的准则。一个人会变成感觉器官和行动器官的奴隶。感觉器官引诱并促使行动器官做出行动。练习禁制的准则能驯化行动器官，劝制的练习则教育和规训感觉器官，使其不要引诱行动器官。

体式和调息

欲望永无尽头。饥渴的欲望无法被立刻克制，人不会一下子变得无欲无求，欲望不能被轻易地抛弃，它们也不会自行消失。瑜伽的理念是渐渐地收敛和控制它们。正确的教育之旅始于禁制。已知的欲望能被辨认出来，由禁制和劝制的准则进行检查，而深深扎根的欲望，不会很快浮于表面，就交由其他瑜伽分支（aṅga）处理。对肉体和心理的驯服始于体式和调息，这是去除黑暗无知的起点。思想非常靠近外部身体，哪怕只有轻微的身体不适，思想也会轻易地被吸引过去。身体的疾病，比如胀气、感冒、发烧、局促等等能够立刻被发现，但心理疾病就不那么容易被发现。我们应当知道，体式习练并不仅仅为了身体健康，还为了健康、平衡、沉着的思想。通过身体器官，体式令意识深深地向内穿透。体式治疗心理和躯体（身体），它帮助人了解已知的思想，而调息引领人把未知的内在思想带到表面。

体式的习练创造出许多能量，而调息将所创造的核心能量输向身体的最边缘，从而使生理体与能量体获得滋养，并且促进感知力的提升与智性的动态觉知。这一能量的流动，使智性敏锐而细致地察觉身体的每个部位，从外缘到内核，亦即从皮肤到真我。如果缺乏这样的渗透，身体会变得麻木并成为疾病的温床。因此，体式与调息既是预防也是治疗。尽管医学已向我们揭示解剖生理体的功能，但它并未呈现身体在伴随能量与意识融合时所发生的变化。体式与调息完美呈现了这一变化，提升了人体各组织的功能。当然，现代科学对此也贡献良多，比如假肢接缝、器官移植，等等。

制感

体式创造能量，调息分布能量。当智性触及身体的每处纤维与细胞时，陈旧腐朽的能量被带出，新的能量开始循环。调息释放这些能量，而制感又将它们从身体的各个角落召回。在调息中，大脑被动保持安宁，而在制感中，心意被驯化成寂静状态。由此，肌肉、大脑与心意被动保持稳健、安宁与寂静。

奶油是牛奶的一部分。搅动牛奶可以获得奶油。同样的，瑜伽的各个部分促使能量以清晰智性的形式像奶油般膨发，同时不间断地流动，从存在的核心到皮肤，再从皮肤到核心，即专注与冥想。这就是瑜伽的精髓。

无知识，无冥想

如今，谈论冥想是件极其常见的事。没有知识（jñāna），就没有冥想，而没有冥想，也不会有知识。完整的知识（paripakva jñāna）将人引向冥想。从禁制到制感，呈现出知识的粗糙层，但精微层却未显现。这些精微的官能包括智性、私我与意识。在冥想中，智性得以清晰地浮现与扩散。

在冥想中，“我”与“我的”意识变得谦卑，习练者从个人小我转变为宇宙真我。因此，瑜伽的这七支，使习练者通过连接身体与心意，心意与智性，智性与小我，以及小我与真我的方法呼吸灵性的芬芳。在此境界中，智性逐渐变得成熟、安宁、平静与祥和，并且不再需要“了解”任何对象。这是意识的绝对境界，它独一无二。

抵达专注，有方法和技巧，而抵达冥想与三摩地却没有。一名学生想抵达专注，导师对他而言是必需的，而在冥想中，这名学生将成为自己的导师，寓居于自己的内在，并引领自己。

冥想通往臣服于神（īśvara praṇidhāna）的境界。念诵（japa）与唱诵（bhajan）将意识引向观者（seer）。它们被视作进入冥想的阶梯。

a）**念诵**（japa）

人们常被建议重复念诵 auṃ。念诵 auṃ 可以视为冥想。但念诵与冥想并不相同。念诵修习（japa sādhana）也许能将人引向冥想，但念诵并不能成为冥想。冥想中不存在任何词汇或声音的表达。

auṃ 是一个象征性的词语，但有其声音（śabda）。它由三个音节构成：a,u,ṃ，而这几个音节并非凭空而来。当你张开嘴，第一个音节正是以 a 的形式发出，所以将嘴张开，就是 a 的发音。第二个音节 u 发出时，嘴既不张开也不紧闭，只是活动着。当嘴完全紧闭，音节 ṃ 就出现了。auṃ 是所有词汇的基础，它被称为宇宙之音（śabda brahma）。所有的词语都有声音，而声音有节奏。有节奏的声音，称为梵音（nāda brahma）。缺少这三个音节，任何声音都无法发出。因此，它被认为具有神圣性。

至上灵魂（Supreme Soul）没有名字或形式。名字与形式只属于观看对象，观者是没有的。神无法被描述。我们可以为婴儿取名并呼唤它的名字，但我们能用什么名字去呼唤至上灵魂吗？尽管人们知道至上灵魂不需要名字，却还是想为他命名。因此至上灵魂或神，被人们赋予了许多名称。

auṃ 是声音的来源。auṃ 的发声始于肚脐，终于口腔，然后再回归肚脐。即使是口齿不清或沉默的人，也有自己的声音。当他努力表达自己时，便会出现声音的振动。也许这声音对我们不算清晰，但它里面有 auṃ。正如我们离开食物、空气与水便不能存活，同样的，我们离开语言也不能存活。说话是语言的粗糙表达。即使在我们的思维里，语言也是存在的，而声音蕴藏于我们的所有动作之中。

为了使游离的心意变得稳定，我们学习念诵。人们常被建议在念诵时先理解词的含义，再用含义去感知这个词。词及其含义也许是客观的，但是对它们的体验却是主观的。一个人不应让自己的体验变得机械与呆滞。一个人应当使自己的语言、想法与行为保持新鲜感，而经验也能保持新鲜感。

auṃ 被称为普拉纳瓦（praṇava）。这个词在每次发音时都会被赋予新的意义，由此引发新的挑战，并将心意引向对意识的深度探寻。

帕坦伽利在《三摩地篇》（Samādhi-pāda）中阐述了几种指向意识的方法。念诵就是其一。曼陀罗（mantra）被人们看作冥想，但念诵是一种祈祷。念诵不是冥想。念诵是通往冥想的一种方法。在冥想中，念诵会消失。

b）唱诵与奉爱

唱诵（bhajan）是赞美神的音乐，其目的在于使心意停止游荡并沉思神的美德与恩典。唱诵、去寺庙或教堂、注视神像，是敬拜神的外在表现形式；而将真我全然交托于至上神，是最精微的敬拜，这称为奉爱（bhakti），意指敬拜与奉献。唱诵与念诵是引领心意朝向至上神的方法。唱诵与神诵（nāma japa，反复默念神的名字），旨在将心意从感官对象中撤回并进入受制状态。对神的执着与爱，比对世俗想法的执着高级得多。唱诵（也称为 nāma smaraṇa）与念诵为敬拜神提供身体与精神层面的准备，而真正的敬拜必须源自行动者的内心。

冥想——通往成熟智性与纯粹的道路

冥想是意识持续处于全然无波动状态的过程。

意识像磁铁，而想法像钢板。正如磁铁将钢板拉向自己，意识则将想法拉向自身。因此，保持意识全然无波动或者无波动地沉思，就是冥想。

一个人应当区别感官安定与精神平静。感官安定是污染过的安定，而精神平静是纯粹的喜悦。

一个睡了十小时的人只有在醒过来时才能觉察到时间。而在深眠中，他无法觉察。他不了解自己是睡了一小时还是十小时。他的身体与意识（citta）维持在无目标或无想法的状态里。在他醒来的那一刻，意识中充满了想法。冥想就是这样一种状态，让人有意模仿持续无想法的状态，而这需要不含任何紧张或情绪波动的大量沉思。

冥想不是一种消极的状态，而是一种积极而纯粹的状态。正如一个人无法表达睡眠的实际体验，同样的，一个人无法描述冥想而只能进入它。一旦它被描述，它便不是冥想，而成为一种表达，而这不利于对它的体验。一个人在睡眠状态是无想法的，而在醒来时会充满想法。在冥想里，一个人保持全然的无想法或者无想法的沉思。如果睡眠是意识的消极状态，那么冥想便是意识的积极状态。这是活在诸刹那，而不被诸刹那的实际推移所影响。在冥想中，行动的因与果突然消失，一个人体验到无垠的时间，并见证了无垠的空间。

心理时间有始有终，而物理时间（kāla）则无始亦无终。那便是无垠的空间。在冥想中，沉思与无思处于恰当的平衡。

一个智性成熟的人不可能永远保持纯粹的状态，因为他的私我（ego）不允许他这样做；而在冥想的高级境界中，私我是寂静的，智性变得纯粹。在成熟智性里的这种纯粹状态，就是冥想。尽管我们生来简单，但伴随着成长，我们制造了复杂，而瑜伽帮助我们回归这种原始的简单。

纯净、简单与神圣的存在

真正的进化（evolution）是内在觉知的进化，它由内及外地扩展与渗透。尽管内在很容易感受到纯净与神圣，但不受阻碍地维持它却很难。一个人应当时常质问自己并且分析这种神圣的纯净是如何消散且在不知不觉中被干扰的，因此纯净与简单不应在我们的修习里丢失。一个人应当为过滤后的记忆重新充电，从而使自己行走在正确的瑜伽之路上，并且将从纯净生活中跌落的自己拯救回来。他应当带着这成熟的记忆，让瑜伽之火（yogāgni）贯穿自己的瑜伽修习，直至抵达目标。只有抵达目标，记忆才会停止，这个目标就是灵魂。在这一境界中，除了纯净的存在（sat）之外，没有其他任何内容。存在（sat），是纯净而神圣的状态，它摆脱束缚，不受任何事物牵绊。这一终极自由，来源于日常生活中对瑜伽律条热情而虔诚的践行。

2.11 瑜伽——所有灵性道路的源泉[①]

在开始之前，我想表达我对中央盐业和海洋化学研究院成员们的感谢，他们邀请我参加由研究院举办的第三届人类发展科学研讨会。

虽然大多数嘉宾都发表了演讲，我还是打算给大家演讲并展示，使大家能直接地看到瑜伽的不同方面如何发展和培养人的身体、生理、心理、思想、智性和因果层，并且引他走向无杂质的平和、解脱与自由。

在展示前，让我向你们解释瑜伽的含义是什么。根据奥义书，瑜伽是个体灵魂与宇宙灵魂或神的结合。简单来说，瑜伽是去除身体和意识、意识和真我之二元性的艺术与科学。它培养修习者（sādhaka）的思想，使他们在自己的内在体验到普遍性（Universality）的境界。思绪的流动像水银那么迅速。瑜伽从静止思绪的波动开始，使意识发散开，体验沉默、平衡与统一的状态。

虽然我们的意识好像树叶，朝四面八方颤抖飘落，我们每个人心中都会升起一个念头，希望生活得到真正的平和与宁静。它可能是音乐、舞蹈、运动、绘画、雕刻、瑜伽或哲学。但是，最终的目标是过上没有痛苦的生活。在哲学术语中，这就是绝对解脱（mukti mārga）的道路。

为了体验真我在日常生活中的存在，人要学习和获得关于存在的核心或ātman（阿特曼）的知识与理解。

要储存水，就需要一个容器。甚至盛水的容器也应当有个支撑、一个完美的基座。把容器放在地面上。那么，地面变成了容器的支撑，容器变成了水的支撑。我们寻找衣架，好把衣服挂在上面。要休息时，我们就来到垫子上。相似的，要理解真我的知识并体验它，我们必须接受对支撑的所需。这个支撑就

① 在第三届人类发展科学研讨会上的演讲展示，包纳加尔，1989 年 2 月 26—28 日，由人类发展科学进展论坛举办。

是身体。因此，身体作为支撑，成了真我的神龛。以此方式，人需要他者的支持。即使要体验绝对的自由（mokṣa 或 kaivalya），支撑也是必要的。支撑的形式可能是行动的道路、知识的道路、奉献的道路或瑜伽的道路。瑜伽的道路显示了令意识的波动停止的方法，静止的状态让意识体验了宁静与祥和，并继续深入，体验内在的存在。

无论一个人选择习练什么道路，都需要自信或信念（śraddhā）、热忱（utsāha）和耐心（kṣmā）的支撑。有信心的努力（śraddhā）是通过知识、行动和奉献开启绝对自由之门的钥匙。瑜伽的道路将行动（karma）、智慧（jñāna）和奉爱（bhakti）编成一股辫子。

意识波动和散乱的原因是无明（avidyā）、骄傲（天生的 asmitā-tamasic）、执着（rāga）、厌恶（dveṣa）和贪生怕死（abhiniveśa）。它们引起忧愁，给意识招致思想波澜（citta vṛtti）。除了这些智性、情绪和本能的缺陷，圣者帕坦伽利还列举了更多影响思想平和的其他阻碍（《瑜伽经》第 1 章第 30、31 节）。它们是身体疾病、怀疑、粗心、懒惰、感官满足、悲伤、沮丧、身体震颤和粗重无节奏的呼吸。

帕坦伽利接着揭示了面对和克服这些干扰以及培养宁静意识的方法，以瑜伽八支的形式呈现。以苦修（tapas）、自我研习（svādhyāya）和敬拜神（īśvara praṇidhāna）的形式，他把瑜伽八支编织在一起，即克里亚瑜伽（kriyā yoga）。

苦修（tapas）是带着宗教热忱炽热的习练，身体、感官和思想的不洁被燃烧掉。苦修经常被叫做行动的道路。在这里，人要平静地接受他那不可避免的命运。事实上，行动的果实来自行动。这就被称作命运或命。自我研习是通过灵性经文学习和理解真正的知识。自我研习（svādhyāya，sva= 真我，ādhyāya= 研习，即真我—研习）帮助我们体验永恒不变的真理，在任何情况下都是同样的。这种要了解和体验永恒真理的研习是知识的道路。通过这种知识，寻求者培养了均匀性，均等地分散他的意识，就像太阳的光芒一样，当天空晴朗，太阳的光芒均匀地照耀大地。

自我研习的习练指引人认识到，意识的支持是一个不分化的洁净实体。它是不变的、永恒的，并且在任何地方、每个地方存在。它没有开始、没有中途和终点。它没有缺陷。理解这不分化的洁净实体，例如，存在的核心，然后努力到达灵性追寻的目标，就是吠檀多（Vedānta）。

原质（prakṛti）有三个属性：悦性（sattva）、激性（rajas）和惰性（tamas）。知

识（jñāna）也有三个方面：获得的知识（śāstrika jñāna）、记忆的知识（smṛti jñāna）和体验的知识（ānubhavika jñāna）。通过经文（śāstra）得到的知识是激性的知识（rajasic jñāna）。他只有学问上的或学术价值。通过欲望（vāsanā）获得的记忆知识（smṛti jñāna）是惰性的知识（tamasic jñāna）。它基本上是一些反常的知识，把转瞬即逝的当作永恒的，把不纯洁的当作纯净的，把痛苦当作愉悦，把非一自我当作自我（《瑜伽经》第 2 章第 5 节）。通过正确的理解和行动得到的主观体验是体验的知识（ānubhavika jñāna），它还叫做 vyavasāyātmika buddhi（体验性的主观知识）、rasātmaka jñāna（重复被过滤后的体验的知识的精华），并变成 sattvic jñāna（悦性的知识）。

一般情况下，食物（āhāra）、睡眠（nidrā）、诱惑（moha）、恐惧（bhaya）吃掉了人的能量。除了这些，还有色欲、贪婪、愤怒、无知、骄傲和竞争囚禁了人。这些东西占据了一个人的其他时间，人就没有时间投身于与习练相关的知识，这种知识给人弃绝暂时的享乐的力量，并让人体验到无杂质的极乐。如果一个人思考一下欲望知识（vāsanā jñāna），并且认识到，它是收获真知和极乐道路上的障碍，也是所有欲望、执着和痛苦的根源，那么就会开始行动起来，控制它们。

如果一个人被纠缠在不恰当的思想、情绪和行动中，他们就会陷入轻度、中度和强烈的无穷无尽的痛苦和无知。贪婪、愤怒和妄想引起这些不恰当的思想。这就是欲望知识（vāsanā jñāna，《瑜伽经》第 2 章第 34 节）。

帕坦伽利在《瑜伽经》第 2 章第 17 节中，将观者和所观之物的连接视为痛苦的原因，并且说避免两者之间的连接就是脱离痛苦和悲伤的补救方法。这是通过经文获得的学术知识或 śāstric jñāna。

作为在所有知识领域都资历颇深的人，帕坦伽利发表了 ānubhavika 和 rasātmaka jñāna（纯净知识和重复被过滤后的体验的知识的精华）。他说，观者（svāmi）和所观之物（sva）的连接过程是为了打开自然和真我或观者的内在力量，使观者发现他自己的真正本性（《瑜伽经》第 2 章第 23 节）。

很有趣的是，留意到帕坦伽利将 āgama（传统的神圣文本、参考经文和权威经文）列为获得 prāṇama 或正确的知识的三种方式之一，另两种还有直接感知（pratyakṣa）和推断（anumāna，《瑜伽经》第 1 章第 7 节）。但在后面，他宣称达到直接灵性感知（ṛtambharā prajñā 或成熟的智性）的真理状态的人所有拥有的知识和智慧，不同且超越于从书本、证言或推断中获得的（《瑜伽经》第1章第48、49节）。虽然帕坦伽利在一开始建议道，书籍知识是一种支持，但是后来他说，它们不是必要的，因为目标由 rasātmaka jñāna 和 ṛtambharā jñāna（直接的灵性感知）帮助达到。

感官、思想和智性是欲望的居所，欲望是知识的永恒敌人（nityavairi）。因此，要通过苦修（tapas）和自我研习（svādhyāya）来赢得知识或 jñāna。

苦修作为行为（karma），包括禁制（yama）、劝制（niyama）、体式（āsana）和调息（prāṇāyāma）。自我研习（svādhyāya）包括制感（pratyāhāra）和专注（dhāraṇā），而冥想（dhyāna）和三摩地（samādhi）是通往在宇宙灵魂或神脚下寻求庇护的道路的入口。这是 bhakti 或 śaraṇāgati mārga（臣服于神的道路）或 īśvara praṇidhāna（īśvara = 神，praṇidhāna = 目光或思想所指）。

修习者应当为了习练而习练，让习练的效果来来去去。但是，修习者必须对修习保持坚定，和谐地把头脑的智慧与心结合起来，这样，他的习练就会保持真实和纯净。以这种方式，真我的圣地和真我就会如夫妇一般。支持者和被支持者看起来是一个东西。体验独特的一的境界，就是瑜伽。

正如需要两只眼睛来观看造物之美，苦修和自我研习培养出 jñāna 和 vijñāna，像两只眼睛一样观察和感受修习者的灵性成长。jñāna 是灵魂（ātma）对经文文献的理解，vijñāna 是对灵魂和神的关系的理解。通过研习，习练者了解到，除了思想、智性和小我，自己由五种元素构成，并且认识到它们都是神的一部分。

īśvara praṇidhāna 是真我臣服于至高者。他的恩典和赐福对 jñāna（完美的知识、智慧）来说至关重要。要赢得恩典，奉爱（bhakti）起到种子的作用。瑜伽习练耕犁真我的支持物——身体，令其保持洁净，去除所有阻碍，唤出灵性知识中的精华。这就是般若（prajñāna）。

没有泥土，陶匠什么也做不出来。没有金银，金匠也不能做出饰品。相似的，没有神的恩典，人就动不了，神是不可摧毁的种子（avināśi bīja）。习练瑜伽就是耕犁身体，获得最好的收成。

当瑜伽修习是成熟的，知识就会增长。随着知识增长，行动变得成熟和完美，伴着这种完美，修习者变得神圣，生活在与神性的连接之中。

芝麻需要被压榨才能出油，瑜伽习练者通过让头和心的智性协调合作，来提炼和挤出灵性知识。这就是瑜伽的自我研习（svādhyāya），他把他的生命用来服务人类，把这当作神的命令，同时将自己臣服于神。

在调息（prāṇāyāma）中，能量不仅分配到身体的所有部分，还被储存在肺的储藏室中，以备必要时使用。调息熔合了两种互相对抗的元素——水和火，来制造一种新的能量——生物能或 prāṇa，把人带往冥想。

冥想是持续不断的、道德的、身体的、生机的、智性的瑜伽修炼的果实。冥想是一项行动，把复杂的 citta（意识）带往一种质朴的状态中，却没有任何傲慢的记号。

正如河流恒河（Gaṅga）、亚穆纳河（Yamunā）和萨拉斯瓦蒂河（Sarasvatī）汇聚在特里文尼·桑格姆河（Triveṇi sangam，现代的 Prayāg 河），在瑜伽中，体式和调息构成的外部修习（bahiraṅga sādhana）和专注与冥想构成的内部修习（antaraṅga sādhana）把身体、思想、智性和意识交织起来，汇聚在真我（antarātma）的居所。因此，瑜伽把行动（karma）、智慧（jñāna）和奉爱（bhakti）编织到一起，变成所有灵性道路和生命琼浆之泉。

2.12 我们为何习练瑜伽？

manuṣyāṇāṃ sahasreṣu
kaścid yatati siddhaye /
yatatām api siddhānām
kaścin māṃ vetti tattvataḥ//

一千人里面也难有一个人追求完美，
而且在那些追求并且取得成功的瑜伽士里面，
也罕有人真正地了解我。

（《薄伽梵歌》第7章第3节）

这节（śloka）是对瑜伽学生的巨大鼓舞。我们不知道我们是否达到了灵性觉悟，但是帕坦伽利也想要我们继续修习（sādhana），想都不要想成功或失败的事。

caturvidhā bhajante māṃ
janāḥ sukṛtino'rjuna /
arto jijñāsu arthārthī
jñānīca bharatarṣabha //

（《薄伽梵歌》第7章第16节）

在这里，克里希那鼓励修习者（sādhaka）在追求的道路上接受这个建议："阿周那，崇拜我的人有四种，有些人祈祷拥有世间财富，有些人祈祷远离苦痛和悲伤，还有些人祈祷获得知识，而有智慧的人为了祈祷而祈祷，没有任何动机，这是婆罗多族人中最好的！”

相似的，帕坦伽利解释了四种瑜伽追求者，他们有不同的动机。有些人为了去除病患做瑜伽，有些人出于好奇，有些人为了获得名望，还有些人为了解脱。

每个人开始练习瑜伽，要么为了健康，要么为了从中发展一番事业，或者为了享受世俗快乐，或者为了灵性觉悟。

帕坦伽利在瑜伽经的一开始就解释了，意识（思想、智性和小我）被卷入思想的波动中，从而忘记了它的本质。

意识的三个组成部分与认知到的思想相结合，创造了欲望。欲望立刻行动，不让人使用他的分辨力。因此，人变成了他自己的思想和行为的受害者。

欲望、成就、挫败之轮的辐条转啊转啊，形成了潜印象（saṃskāra），生生世世如此。

潜印象之轮在出生前不彰显，在生命历程中彰显出来，又在死后增加或减少，且不再彰显。

这些潜印象是什么？

潜印象的形成基于很多世累积的功过。它们变成了此世苦乐的原因。此世培养的生活模式和情绪，又变成了下一世的跳板。因此，帕坦伽利的阐释迟早会有用，目的是将这些印象最小化，使习练者能建立自由的意志并创造他自己的命运。他接纳了过去行动的果实，并勇敢地面对它们，不被束缚在那印象之网中。

正如自然是永恒的，生命也是永恒的。自然在过去、现在和未来之间循环，生命也在出生、死亡和重生之间循环不已。

瑜伽如何让人从动机中解脱

奉献的、不间断的瑜伽习练，可以让习练者摆脱动机、欲望或报偿，并且发展出他的分辨智慧。伴着这份分辨智慧，他的思想不接触诱惑对象，把思想缚在真我之上。真我如如不动、不旋转，总是保持在此刻的状态中。

只有通过瑜伽修习，令身体结实和纯净、思想稳定、智性清晰、意识神圣，才有可能把思想、智性和意识缚在真我上，使人与真我合一。

这恰恰就是瑜伽习练所做的。帕坦伽利强调说："通过虔敬的瑜伽习练，习练发出的火焰烧掉身体、思想和智性的不洁，为意识加冕智慧皇冠，使它休憩在真我的膝上。"（《瑜伽经》第 2 章第 28 节）从此，真我的直觉之光照耀着，把习练者从充满苦痛的行动中解脱出来。

因此，瑜伽习练不只是消除苦痛的行动，还把人引向自由。

在黄道十二宫中，作为神的仆人，九大行星保持着有节奏的宇宙秩序。我们的身体有九个大门。它们是：两只眼睛，两个耳朵，两个鼻孔，口，排泄器官和生殖器官（《白净识者奥义书》第 3 章第 18 节）。① 对这九个大门缺乏控制，就会产生九种干扰：疾病、无精打采、怀疑、粗心大意、懒惰、感官满足、活在假象的世界中、不能把握所承担的、不能保持取得的进步。

通过规律的瑜伽习练，这九个大门被控制，本来会被浪费的能量被建设性地疏导，用来服务于实现真我。

"体现出的灵魂，控制了他的本性，把所有行动分配给九个大门，身体快乐地居于神之中，既不行动也不引起行动。"（《薄伽梵歌》第 5 章第 13 节）

正如人们在房顶安装避雷针转移雷电，防止雷电击中房子。瑜伽习练把黄道带的影响降到最小，使他脱离奴役，从而保护了修习者。随着瑜伽修习者（sādhaka）变得洁净，他就变成了神的儿子。成为神的儿子，神的仆人（九大行星）就不能嘲弄他。

因此，瑜伽的主要目的是，经由阻止彼此混合的不幸和愉悦的再次出现，把自己从意识的波动和身体的苦痛中解脱出来，进而确保它们不再发生。

这就是为什么我继续不间断地每日习练，而且我希望所有进行有强度的、规律习练的人都能达到解脱的境地，脱离悲伤的苦痛。

这就是为什么要习练瑜伽。

---

① 《羯陀奥义书》第 5 章第 1 节列举了十一个大门。参见本书第 114 页"瑜伽与和平"。

2.13 yoga saṁpat——瑜伽的财富[①]

今天对所有瑜伽修习者（sādhaka）来说，都是一个非常吉祥的日子。它有三重重要性。今天是昙梵陀利日（Dhanvañtarī Jayañtī[②]），帕坦伽利日（Patañjali Jayañtī）和庆祝日（Dhanatrayodaśī）。

Dhanvañtarī（昙梵陀利，阿育吠陀之神）是众神的医生，在 samudrā mañthana（搅动大海）期间，毗湿奴神化身为一罐琼浆来到地上[③]。为了得到琼浆，众神和魔鬼搅动大海。在获得琼浆前，他们得到了很多其他东西。他们可以自由地选择自己想要的，他们也这样做了。最后，琼浆出现了，他们都选择了琼浆。这位神化成 Mohinī（摩西妮）的样子，用她的美貌迷惑了魔鬼，琼浆就分给了众神。但是，神和魔鬼的特性都被人继承了。他就得打败自己的魔性，向着神性培养力量。

今天还是帕坦伽利日。正如毗湿奴神化成一罐琼浆出现在神和魔鬼面前，毗湿奴的坐骑以帕坦伽利的形式出现在世间，为了人的解放，赐予瑜伽的琼浆。

今天是庆祝日（Dhanatrayodaśī）。是 Diwālī（排灯节）的第二天。Dhana 是财富、珍宝的意思。在这个日子里，敬拜财富，以求繁荣。

今天是个特殊的日子，因为人被赐予了 yoga 和 bhoga——琼浆和诱惑之物，神性和魔性——供人选择。

人是神的创造。是神在我们内在生成生命，组织我们的生活，并且通过死亡摧毁我们。孩子继承了父母的某些特性，也发展出自己的某些特性。相似地，我们从创造者那继承了神的特性和魔鬼的特性。如果瑜伽是继承来的，那么 bhoga 就不仅是继承来的特性，还是我们自己取得的。我们想要自由，我们

---

① 艾扬格在 1993 年 11 月 11 日发表的演讲。

② Jayañtī 意为生日。

③ 参见作者的《瑜伽之树》中关于调息法的章节。

也想要享受。在我们内在，有灵性和世俗这两种倾向。因此，我们得开始瑜伽，以把世俗愉悦的诱惑力降到最小，这样，我们会逐渐接近自由解脱。

帕坦伽利非常了解我们这两面，他带着巨大的同情，呈现给我们一条非常平衡的瑜伽之路，使我们既得到愉悦（成就），也得到自由（解脱）。

我们所有人都被赐予了灵性财富，就像不动产一样，这灵性财富无他，就是我们拥有的灵性倾向。它被称作六个灵性属性（ṣaḍ sampat）。每个个体身上都能找到这些特性。（见表1）

表1　六个灵性属性

序号	梵文	释义
1	śama	宁静、镇静、无热情
2	dama	训练的力量、自律、限制感官
3	titikṣā	忍耐的力量、耐心、克制
4	uparati	对愉悦的趋向停止了，感官享乐停止了
5	śraddhā	可敬的信念、信任、信心
6	samādhāna	心智能量端正，满足、坚定

财富是这样的，如果它被恰当地使用或投在了正确的方向上，它就会翻倍地增加。如果我们恰当地投资六个灵性属性，它也会翻倍。

帕坦伽利提供给我们瑜伽的八重道路，来投资这六种灵性财富，使我们内在的灵性倾向累计翻倍。

为了遵循瑜伽道路，每个个体都被赐予了最初的和最原始的财富——原质（prakṛti）。

原质是一种财富。它可以作为工具，将其导向享受（bhoga）或启迪（apavarga）。在这里，瑜伽的财富是灵性唯物主义，apavarga是纯粹的启迪。作为瑜伽习练者，我们要非常小心地使用这笔财富，将其导向自由。让我们看看原质的财富。原质有三个内在组成部分或性质，即：a）sattva——光明，带来清晰和明亮；b）rajas——振动，带来做事的意愿；c）tamas——惰性、睡眠、令人坚定或坚固。

从原质的这三重属性，演化出了人及其意识、感觉器官、行动器官和有五大粗钝元素和五大精微元素构成的身体。

表 2　瑜伽八支的规训和六个灵性属性的发展

瑜伽八支（aṣṭāṅga yoga）	规训的种类	强化原初属性（prakṛtic sampat）	培养灵性属性（ṣaḍ sampat）	达到的人生四目标（puruṣārtha）
1. 禁制（yama）	社会	被规训的举止，以引导道德能量和行动器官（karmendriya）的行为，练习我们自己以外的伦理道德	dama	正法（dharma）
2. 劝制（niyama）	个体	一种个体的努力，为了培养承受灵性情绪（规训，jñānendriya）的能力，我们自己内在需要练习和遵循的伦理道德	śama	正法（dharma）
3. 体式（āsana）	整体的姿态	产生能量的姿势，培养肉体、生理、器官、道德和思想的承受力	titikṣā	财富（artha）
4. 调息（prāṇāyāma）	规训生机能量	疏导获得的、储存的和承受的生机能量，分配生机能量并打磨意识	titikṣā	财富（artha）
5. 制感（pratyāhāra）	感官和思想（manas）	疏导并规训思想的能量，获得般若智慧（prajñā）后，控制波动的思想、行动器官和感觉器官	uparati	物欲享乐（kāma）
6. 专注（dhāraṇā）	专注，规训智性（buddhi）	用完美的知识、智慧（jñāna）和般若智慧（prajñā）疏导和规训智性能量	śraddhā	物欲享乐（kāma）
7. 冥想（dhyāna）	冥想，控制小我	规训智性，使完美的知识、智慧（jñāna）和般若智慧（prajñā）滋生谦卑，然后，对意识产生影响，消除小我（ahaṃkāra）。这就是对意识的净化	śraddhā	自由、解脱（mokṣa）的入口
8. 三摩地（samādhi）	吸收，自我实现	意识（citta）与良心在真我或 ātman 中融合	samādhāna	自由、解脱（mokṣa）

八重道路有独特的重要性，因为它帮助强化物质和灵性财富，然后带领我们拥有真正永恒的财富，例如认识并认同真我。（见表 2）

按照帕坦伽利和斯瓦特玛拉摩的解释，禁制和劝制（见表 3）对我们生活中的道德和伦理价值有巨大的规训范围。它们意味着训练、疏导和净化行动器官和感官的能量。它们发展我们的行为和自控，使我们克服坏的、邪恶的态度。

禁制和劝制教给我们生活的道路。禁制的原则在于驯化行动器官，禁制强化了 dama—— 对感官的限制；而劝制的原则带来了 śama—— 简单的生活带来思想的镇静与平静。

表 3　瑜伽文献中的禁制

帕坦伽利解释的 yama	《薄伽梵歌》中的神圣特质
1. ahiṃsā（非暴力、无畏、容忍）	1. abhayam（无畏）
2. satya（真实、诚实）	2. ahiṃsā（不伤害）
3. asteya（不偷盗、不贪婪、冷静、无欲）	3. akrodha（无愤怒）
4. brahmacarya（节制、节欲）	4. teja（敏锐）
5. aparigraha（不占有、不接受礼物、不拥有）	5. alolupatvam（不放纵）
补充：斯瓦特玛拉摩解释的 yama	
6. kṣamā（原谅）	6. kṣamā（原谅）
7. dhṛti（坚定的智性，稳定、确定，智力的确定性）	7. dhṛti（坚定）
8. dayā（同情）	8. dayā（同情）、mārdava（柔和）
9. ārjava（简单、直接、正直）	9. ārjava（正直）
10. mitāhāra（饮食节制；平衡、适宜、纯净、可口的饮食）	10. śauca（洁净）

表 4　瑜伽文献中的劝制

帕坦伽利解释的 niyama	《薄伽梵歌》中的神圣特质
1. śauca（身体的、心理的、外部的、内部的洁净）	1. sattva samśuddhi（思想和智性的纯净） śauca（洁净）
2. santoṣa（知足、满足）	2. dama（无欲） śānti（平静）
3. tapas（节制、苦修、为燃烧掉身体和意识的不洁所做的修行）	3. tapas（节制） apaiśunam（不滥用）
4. svādhyāya（研读经文、自我研习）	4. svādhyāya（自我研习、研读经文）
5. īśvarapraṇidhāna（履行正当的行动，并把成果献给神）	5. tyāga（投入、奉献） nātimānitā（nā+atimānitā – 脱离了小我的范式） （我们在这里重复列上 tyāga 和 nātimānitā，它们对应着 īśvarapraṇidhāna 和 āstikya）
补充：斯瓦特玛拉摩解释的 niyama	
6. āstikya（对经文的信仰，对至高者的信念）	6. tyāga nātimānitā
7. dānam（慈善）	7. dānam（慈善）
8. siddhāntavākyaśravaṇam（聆听已树立的教义和真理）	8. śṛti（经文、吠陀经）
9. hrī（谦逊，面对成就仍然谦虚）	9. hrī（谦逊） nātimānitā（脱离了小我的范式）
10. mati（对可靠的知识的信念并投身其中）	10. jñāna yoga vyavasthiti achapalam（不朝三暮四）
11. japa（持续不断地念诵曼陀罗或至高者的名字）	11. japa（念诵）
12. vṛta（遵守誓言）	12. yajñā（奉献）

这些准则支撑、维系并支持人的整个瑜伽之路。禁制和劝制不能被认为是强迫的或施加的规训。它们是真正的正法（dharma，正直的生活方式）。正法（dharma）是关于正当的科学。我们人类具有额外的感知，叫做 antaḥkaraṇa 或 dharmendriya 或良心感。为了达到 dharmendriya，人就要通过遵循禁制和劝制来驯服欲望和激情。这就是禁制和劝制、śama 和 dama 如何手挽手前行。欲望和激情会把人引向享乐（bhoga），而无欲淡泊会将人引向神圣特质。

有趣的是，帕坦伽利和斯瓦特玛拉摩的禁制和劝制与克里希那在《薄伽梵歌》中解释的神圣特质非常接近。（见表 3 和表 4）

禁制和劝制的修持就像我们用来搅动意识（citta）的棍子，搅动出隐藏在我们内在的如奶油般的神圣特质。

根据克里希那所说，无畏、思想的纯净、追求知识的坚决、慈善、限制感官、奉献、自我研习、节制、正直、不伤害、真实、不愤怒、慷慨、弃绝欲望和坏习惯、思想宁静、不滥用他者、对生灵同情、厌恶感官享乐对象、慈悲心肠、没有报复思想和行动、没有可耻的思想和行动、没有朝三暮四和摇摆不定的思想、智性聪慧和敏锐、原谅、刚毅、纯净、不背叛、谦逊取代小我主义，这些全部都是值得称道的神圣特质。

帕坦伽利的禁制和劝制众所周知，除此之外，帕坦伽利还给他的遵循者几个纠正的方法，通过培养某些特质，使人具有良好的心智脾性，以提升志气。（见表 5）

表 5　帮助习练者培养良好的心智脾性的方法

序号	梵文	释义
1	śraddhā	崇高的信念、信任、信心
2	vīra	活力，身体的、道德的、心智的力量和灵性力量
3	smṛti	记忆、回忆、坚定树立的智性
4	samādhi-prajñā	深刻的冥想，人失去了个体的意识，保持在对存在的真正核心的觉知中
5	maitrī	对众生的友善
6	karuṇā	同情悲伤的人
7	muditā	对有德行的人感到高兴、愉快
8	upekṣā	保持中立和淡然，客观地看待事物

如果禁制和劝制通向道德财富，那么这八种德行财富通向灵性成就，因

此，我们要敬拜和爱慕它们。同时，我们要仔细地找到避免毒素和致醉物的方法，比如在意识中升起的欲望和贪婪。

五苦是无知（avidyā）、傲慢（asmitā）、执着（rāga）、厌恶（dveṣa）和贪生怕死（abhiniveśa）。（见表 6）

表 6　痛苦

苦	魔鬼属性	意识的敌人
1. avidyā（无知）	1. ajñāna（无知，缺乏知识）	六个敌人的根源是 avidyā
2. asmitā（傲慢）	2. dambha（伪善、欺骗） darpa（小我、傲慢、激情）	moha（迷恋） mada（傲慢）
3. rāga（执着）	强有力的诱惑（Forceful enticement）	kāma（欲望） lobha（贪婪）
4. dveṣa（厌恶）	3. krodha（愤怒） paruśya（严酷）	krodha（愤怒） mātsarya（不适、嫉妒）
5. abhiniveśa（恋生，怕死）	anurakta（贪爱生命）	lolatā（爱慕生命）

这些苦伴随着意识的六个敌人（ṣaḍripus），恰恰就是思想的毒素和毒药。无知和傲慢是思想的毒素，而执着、厌恶、贪生怕死则是心灵的毒药。

体式和调息是 artha—— 方法，通过它们，我们培养出忍耐力，承受问题和苦痛，面对所有的阻碍和困难，却不失其志。如果体式是头，那么调息则是瑜伽八支的心。头是意识的居所，而心是潜意识的居所。当意识中的智性和潜意识相遇并彼此帮助，就征服了思想和心中的混乱，智性和情绪中心获得平衡。

调息有两个部分——prāṇa 和 prajñā。prāṇa 是生机能量，而 prajñā 是意识智性。prāṇa 离开身体的那一刻，prajñā 也离开了，死亡就不可避免。如果 prāṇa 被损害，那么 prajñā 也被损害。如果 prāṇa 被点燃，那么 prajñā 也被点燃。调息教给我们如何使用至关重要的 prāṇa，令 prajñā 穿透进来，智性或分辨力智慧的光芒开始闪耀。

uparati 是指感官享乐的停止。它是智性，引导人走向对思想的规训。制感加强了这个灵性特性。调息和制感就像“双胞胎效应”一样，思想被规训，智性蓬勃生长，使人走向专注和冥想。在调息中，prāṇa 和 prajñā 被加强，而在冥想之中，jñāna 和 śraddhā 被加强。śraddhā 不只是信念，更是实践带来的成熟启示。如果 śraddhā 在这个阶段失败了，那么，栽跟头是必然的。让我用下面这个例子来作解释。一个富人总是害怕会有贼或强盗，然后他就会失去拥有的一切。一个瑜伽习练者在这个阶段也要记得，可能会发生抢劫，他可能会失去灵性财富。在这个阶段，成就好比魔鬼的属性。这些成就的威力大过了他的灵性成长，偷走了他的灵性财富，令他成为了力量的奴隶。如果修习者（sādhaka）有深刻的信念，那么他的原质的财富（prākṛtic sampat）就指向自我实现，而非其他成就，那么 ātmadarśana 是肯定的。否侧，他会被囚禁在 āsuri sampat 中，即傲慢、卖弄、自负、沉溺、愤怒、残忍、无知等等魔鬼属性。这使人不适合灵性道路。这就是为什么帕坦伽利警告人们小心，不要沉溺在成就和所得中，要志在三摩地或 samādhāna，以求自我实现。他要求我们沉浸在灵性中，不是沉浸在物质中。

克里希那神说：

daivī Sampad Vimokṣāya
nibandhāyāsurī matā

神圣特质帮助我们解脱，
魔鬼属性带来束缚。

（《薄伽梵歌》第 16 章第 5 节）

专注、冥想和三摩地满足了人的第三个目标，即欲望（kāma）。比如，灵性成就是通过专注、冥想和三摩地的整合而得到的，哪怕灵性上最高层的瑜伽士也会被引导到 kāma。kāma 既包括了感官满足也包括了灵性成就（siddhi）。如果一个人沉溺其中，第四个，也是最主要的目标 —— 解脱（mokṣa）的大门就会关上。因此，要强化和加强 śraddhā，来得到灵性财产 ——samādhāna。jñāna 和 dhyāna 令 samādhāna 进一步到达三摩地。samādhāna 给心智态度和能量设置到正确的模式下。因此，是 samādhāna 要把意识的能量导向解脱而非成就（siddhi 或 vibhūti）。一个真正的瑜伽士是超越这四种人生目标（puruṣārtha）的。

帕坦伽利让我们通过瑜伽八支达到四个目标，最终把人导向解脱。当人在自己的本性中安住时，就摆脱了四个目标。然后，svarūpa 和 svadharma 变成了

一。我们的 svarūpa 是真我，我们的义务——svadharma 是实现真我。真我是目的。（见表 2）

身体是 kṣetra。真我是 kṣetrajña。这个 kṣetra（带着二十四元素或演化）是 dharma kṣetra，也是 kurukṣetra.

它是 dharmakṣetra，可以用它来做瑜伽习练，达到 kṣetrajña——拥有者和主人。身体是已知的观者，真我是未知的观者。已知的观者通往未知的观者。

它是 kurukṣetra，因为好的和神圣的特质要与邪恶的和魔鬼的特质搏斗。瑜伽的财富要和 bhogic 财富搏斗。正如每个人都在为了权利和物质财富奋斗，每个修习者也要进行内在的奋斗，争取获得灵性财富的权利。

克里希那神把阿周那的马车带到 dharmakṣetra 的中心——kurukṣetra，来观看和评判两军的实力。相似的，在瑜伽之道上前进时，我们要观看着两军的实力，我们自己要保持在中间。

身体是马车，灵魂是马车的拥有者，智性是握着缰绳的赶车人，思想是缰绳，行动器官和感觉器官是马匹。坐在马车里，我们要观看。我们能够打败敌人吗？或是我们在避免困难？御车人把我们带往了正确的方向吗？

我们在瑜伽规训的习练中，需要问自己，并且回答这些问题。瑜伽应当被尊敬，令我们在灵性上富有。瑜伽要搅动我们的意识，使灵性特质的奶油浮上表面，积累灵性财富。saṃyama 来自专注、冥想和三摩地三者的整合（trayamekatra saṃyamaḥ），通向身体、意识和自我的整合。

让我们向至高者表达爱戴、崇拜、祈祷，祝福我们收获道德和心智健康、灵性和神性富饶。

2.14　瑜伽带来健康与幸福[①]

每个个体的主要关注点都是健康。但是，什么是健康？它大致可以被定义为一种状态，身体的所有系统协调运转，不干扰身体的成长或损害思想和智性的发展。身体的每个纤维以及每个思考过程都保持纯净、洁净和清晰，个体体会到无瑕的喜乐与幸福。在这种状态下，智性敦促我们超越愉快的状态，去活在神圣的宁静与和谐中。每个人都需要这种状态，瑜伽能帮助我们达到这种健康、这种幸福吗？

一种很流行的误解是：瑜伽只适合有专注力的人练习。但是，我们所有人都没有被赐予专注力。对文献的详细研究表明，瑜伽可以被任何人练习，无论是 kṣiptā（散乱的意识）、mūḍha（善忘的、迟钝的意识）、vikṣipta（摇摆不定的意识）、ekāgratā（专注在一点上的意识）或 niruddha（被限制的意识）。

瑜伽像一片汪洋。一个人越是向内穿透，理解就变得更深入，由此获得了更深的见解，超越了灰暗的人类智性。

瑜伽是一门艺术，就像任何其他艺术一样，它渴求最完整地表现出艺术家的能力，但是，和艺术有一个区别。大多数艺术家需要器具，比如一把小提琴或画笔或踝铃来协助他们作艺术表达。一位瑜伽士唯一的器具就是他的身体和他的意识。

瑜伽是一门科学，是基于生理、心理、智性、道德和灵性的技法和久经尝试的准则。它是一门科学，展示了如何与身体、意识和真我结合。它建立了一种高度智慧的沟通，或者说是，身体和意识之间、意识和真我之间的完美结合。因此，它是对一个人本性的透彻理解，使人过一种深刻、积极的生活。这样的人与自己和他人都保持和平。通过规律的瑜伽习练，他掌控了他自己。最

① 曾在 1971 年 10 月 17 日的《巴凡期刊》上以“瑜伽适合所有人吗？”为题发表。

终，他是一名主人，而不是周遭情况的受害者。

帕坦伽利，高度敏感、绝顶智慧、自始至终谨慎，他观察了人的本性和社会的规范。然后他以箴言的形式系统地列举了他的发现，即《瑜伽经》。

禁制和劝制的箴言让我们想起了父母教育孩子该做什么、不该做什么。就像父母教育孩子要做什么和说什么、不要做什么和不要说什么，父母允许孩子做好事，阻止他们做邪恶的事，帕坦伽利为真理的追求者们列下了社会道德的准则，例如非暴力、真实、不偷盗、节制和只拥有个人成长所必需的的物资。在立下了个人道德准则后，他强调了身体、思想和语言的洁净、知足、正确的行动、研习理解自己的本性和自我，以及把这一切都献给神。帕坦伽利认为这些规范是乐于思考和富有感知智慧的男人和女人们的基本准则。

然后，他观察到，身体需要健康、强壮和结实。就像父母们鼓励他们的孩子参加运动、球类和体育锻炼，来加强和坚固他们年轻的身体，他想要每个有志者都练习体式和调息，不仅为了健康和幸福，还为了充分地发展身体，使人能够抵抗紧张和压力，一直做真我的真正的朋友。

一个虔诚的人沐浴、进入庙宇、精神集中在他的īṣṭa-devatā，即思想专注在崇拜对象上；相似的，如果一个瑜伽士希望使身体成为灵魂的合适居所，他也必须要净化和保持身体的洁净。只有当他习练瑜伽的第三支和第四支：体式和调息时，这才是可能的。

疾病和不适是我们搜寻真理或实相的主要障碍。因此，一个人必须去除阻碍身体和心理健康的障碍。通过体式和调息，这是有可能的。健康无法被购买，要通过日日夜夜艰辛真诚的努力来赢得；届时，人从身体—意识中解脱，一束新的光芒照进，令他能够追求并超越身体的觉知。这就是灵性修行的开始。

据说，有数不清的体式。因为难以计数，所以在初学者的心中就升起了疑惑。他困惑，不知道该从哪些体式开始、如何开始。如果人想要阅读和写字，那么就必须有字母表的知识，因此人也要了解每个体式的基本原则。有各种各样的体式，比如三角伸展式（utthita trikoṇāsana）、战士式（vīrabhadrāsana）、加强前屈伸展式（uttānāsana）、支撑头倒立（sālamba śīrṣāsana）、支撑肩倒立（sālamba sarvāṅgāsana）、犁式（halāsana）、加强背部伸展式（paśchimottānāsana）、莲花式（padmāsana）、英雄式（vīrāsana）、鱼式（matsyendrāsana）、轮式（ūrdhva dhanurāsana）

等等。但是，没有任何一本瑜伽教科书明确地、分门别类地指出要先做哪个体式，为什么、什么时候做，或者说要避免哪些体式，为什么、什么时候避免。在那些书里，体式被如此对待，以至于习练者必须具有智慧作改进和调整，来适合自己的需要，适合他的身体和体质、整个身体的优势和劣势，以及身体的不同部分、体型、任何缺陷（如果有的话）、可能患有的任何疾病。只有在那时，这门伟大的高尚的艺术才能帮助去除身体的不洁，令身体成为合适的、享受人生的工具；不滥用它时，身体才能成为通向觉悟的工具。

在35年虔诚的、无间断的习练之后，我发展出了一整套体式和调息法，符合人体的解剖学与体式和调息法的结构。我研究每个体式和调息法如何帮助和发展身体的各个部分，为思想打开了新的视野，使修习者能够练习它们，而没有恐惧和伤害。我在我的《瑜伽之光》中仔细地讨论了它们。那本书已被证明对教学瑜伽的个人和机构具有价值。他们发现书中解释的体系为他们达到目标提供了很大帮助。

已被证明，毫无疑问，体式调整了身体的所有系统，使它们保持在健康的状态中，令身体成为合适真我的庙宇。

调息法是一种方法，调节人的能量流动，为整个系统输入氧气。尽管有些瑜伽教科书把调息法分为太阳呼吸控制法（sūrya bhedana）、乌伽依（ujjāyī）、嘶式调息（śītakārī）、风箱式调息（bhastrikā）、蜂鸣式（bhramarī）、眩晕调息（Mūrchhā）、流溢式调息法（Plāvinī），帕坦伽利却没有使用任何一个名字，只是提到了五个基本的技法。它们是吸气、吸气—屏息、呼气、呼气—屏息和不考虑吸气或呼气的屏息。前两种屏息是故意做的，而最后一个屏息是非故意、非有意的，初学者是做不到的。必须先成为前两种屏息的行家，才能尝试最后一种屏息。吸气和呼气应当慢慢地延长，令其精微、甜蜜和愉快。

习练调息法令意识安静，成为合适冥想的工具，因为它燃烧掉了以三德（guṇa）的形式出现的一切缺陷；让真知降临在修习者身上。因此，奥义书和瑜伽文献宣称“没有比调息法更高级的净化行动。摧毁了杂质，纯净得到保守，知识的光芒闪耀”。

身体是个神秘的帝国。ātmā—— 灵魂，是帝王，呼吸是总理，意识是副总理。呼吸比意识优越。意识有各种各样的形式，受制于情绪的倾向和感官的摇摆，与之不同，prāṇa（呼吸）毫不改变。因此，对瑜伽士来说，调息法是非常重要的。

如果规律的遵循这两支——体式和调息，再配合着恰当的饮食，那么修习者肯定会有繁盛的健康和幸福。否则，身体会变成魔鬼的居所，痛苦、不幸、悲伤、苦难、争吵、仇恨、羡慕和嫉妒贯穿着他的人生。前一条道路是通向 mokṣa（从身体和意识的鞘中解脱）的庄严大道，朝着 jīvan mukta（生命的自由，活在当下的状态）的状态，而后一条道路会通往灵魂的束缚或 ātma bandhana。

专注和冥想会随着自动发生。它们是意识感受到的体验，很难用精确的词语表达。当所有这些都在瑜伽修习中聚到一起，瑜伽就在他身上全然绽放了。

2.15 瑜伽与和平[①]

在讨论和平的话题之前，我应当承认，在帕坦伽利之前，瑜伽与和平（śānti）都已经存在。但是，要不是他赐予我们关于瑜伽的这部清晰的论著，恐怕我们不会了解获得和平的方法。因此，我向他献上祈祷：

yogena cittasya padena vācāṃ
malaṃ śarīrasya ca vaidyakena
yo'pākarottaṃ pravaraṃ munīnāṃ
patañjaliṃ prāñjalirānato'smi
ābāhu puruṣākāraṃ
śankha cakrāsi dhāriṇam
sahasra śirasaṃ śvetaṃ
praṇamāmi patañjaliṃ

让我们向帕坦伽利致敬，他是蛇神的化身，毗湿奴神的坐骑，赐予我们正确使用词语的语法、阿育吠陀（āyuveda，āyu 的意思是生命，veda 的意思是知识）——印度医学、瑜伽，以保全健康长寿，得到思想的和平。他用双手握着知识的剑，摧毁无知（avidyā），祝福实践者们。

今天，śānti 说起来是“和平”，但写出来的是“战争”。战争正在以和平的名义发生着。我们已经登陆月球，但是我们尚未在我们自己的心中登陆。瑜伽是探索真我这个明亮的太阳的方法，真我在每个个体中发光，使人的大脑有

① 1986 年 10 月 26 日在西班牙巴塞罗那发表的演讲。发表于伦敦艾扬格瑜伽学院的 Dīpikā，第 15 期，1986 年冬，以及维多利亚瑜伽中心社团，1988 年 4 月的通讯。

可能接近心中的良心；然后，人们能够彼此靠近，超越了个体的性格差异。因此，我感到，瑜伽是一门 21 世纪的学科。很多科学和技术发现可能会消失，但瑜伽不会消失。它是唯一一门能够提升、保持、维持、支持和建立每个个体的心智健康的学问，使人接近自己的内心。

瑜伽这个词有好几个内涵和含义。它是三摩地的同义词，意味着 śānti、解放、自由、解脱和至福。在《哈达瑜伽之光》的第 4 章，斯瓦特玛拉摩提到了三摩地的十六个同义词和短语。

真我的仆人

我想要澄清一些有关胜王瑜伽（rāja yoga）的误解，因为大家对此有很大的疑惑。《哈达瑜伽之光》—— 哈达瑜伽的主要文本，指出感官被思想控制，思想被呼吸控制。原文写道：

indriyāṇām hi mano nāthaḥ manonāthasya mārutaḥ /
mārutasya layo nāthaḥ sa layo nāḍamāśritaḥ //

感官的国王是思想；思想的国王是呼吸；
神经令气流柔和，控制感官并克制思想。

（第 4 章第 29 节）

思想——感官的主人，要被能量流——prāṇa 安抚。知道如何疏导呼吸的人就能够疏导意识，并且通过这种疏导使行动器官和感觉器官被控制。

你可能听说过黄道十二宫和九大行星与两小行星，根据印度的星相学，宇宙就被它们控制。神是它们的司令官，赐予它们某些功能。

《羯陀奥义书》（*Kaṭha Upaniṣad*，第 5 章第 1 节）认为人体是 puram ekādaśa dvāram（十一个大门之城）[①]。这些门包括头部的七个出口（双眼、双耳、两个鼻孔和口）、躯干的三个出口（肚脐、肛门和生殖器）以及头顶（brahma randhra）。

① 《白净识者奥义书》（第 3 章第 18 节）和《薄伽梵歌》（第 5 章第 13 节）说的是九个大门，没有算上肚脐和头顶。另见本书第 101 页。

相似的，有五个行动器官和五个感觉器官，第十一个是思想。这十一个大门是人情绪感觉的出口。瑜伽修习（sādhana）旨在关闭这十个出口与外部的接触，并将其导向第十一个感官——思想。这样，所有的十一个感官就彼此协调地工作，以了解其容器——意识。然后，被意识覆盖和隐藏的真我就会显现并浮上表面。

正如外部世界的十一个行星是神的仆人，相似的，我们身体系统中的十一个行星是观者——ātmā 的仆人。

意识诱惑真我

按照帕坦伽利的说法，vṛtti sārūpyaṃ itaratra，未开化的 citta（意识）没有被规训，通过感觉器官和行动器官与十一个行星接触。观者执着于其中，失去了他的平和、安详、宁静的道路（《瑜伽经》第 1 章第 4 节）。

当灵魂没有安住在自己的居所中，它被十一个行星吸引并执着。按照帕坦伽利，身体是 tamas 或惰性的，因此，人要通过 kriyā 或行动打破身体惰性的枷锁，kriyā 或行动处在激性（rajasic）的状态中，使良心（dharmendriya）得到启迪，达致真正的存在状态，那是超越于三德（guṇa）的状态。

意识有两个分支，一条是神圣的、纯洁的，另一条则充满了执着与厌恶的偏见。

在睡眠中，可以体会到第一条分支，因为在睡眠中，人从与物体的接触中解脱了。睡眠中，存有宁静。睡眠使思想清爽，让人神清气爽地面对日常事务。睡眠状态下，大脑和思想没有思绪、语言和行动，所以，在醒来后，人感觉思想清新。这种清新并不是经过培养开化的思想的宁静，因为它不会令思想或智性或意识进步。你在睡眠中体验到的思想不被思绪打扰。它没有枝杈或叶子或波浪。在睡眠时间，如果失眠，那么思想中就有波浪。当波浪停止，思绪结束，就没有活动，那么睡眠就入场了。

第二个分支是意识（真我的幼芽）长成一棵树，有好几个枝杈。真我是根，树干是意识，随着吸纳和观察，又分出小我和智性两条枝杈。这棵树朝四面八方与对象接触，变成了一棵充满枝叶的树。意识的波浪（citta vṛtti）就像树叶的摆动。

在第 4 章，帕坦伽利解释道，意识接触被感觉器官感受的对象，并执着在对象上。这干扰了内在的平和，变成了 nirmita citta 或编造的意识。在睡眠中，是没有编造的（《瑜伽经》第 4 章第 4 节）。

当我们彼此接触时，我们形成各种看法。今天，我是你的朋友，明天，就是敌人；今天，你喜欢我，明天，可能你就不喜欢我。为什么？因为意识和各种想法接触，变得有偏见和偏颇。

如果你能培育智性，它就达到 nirmāṇa citta 的状态，即开化的意识。一天两天无法得到开化的意识，需要日日夜夜的培育才能达到。

在《瑜伽经》中，帕坦伽利非常清晰地解释了大脑的功能（《瑜伽经》第 1 章第 17 节）。未开化的大脑碰到什么体验都发生接触。大脑开化时，发展出四个特点：有寻（savitarka），有伺（savicāra），欢喜（sānanda）和自存（sāsmita）。帕坦伽利，一位伟大的科学家，他了解下丘脑 —— 铭记幸福或愉悦和痛苦的区域。他把大脑分为四个部分：在前侧的分析（savitarka）区，在后侧的辨别（savicāra）区，在底部的极乐和高昂（sānanda）区，下丘脑，在松果腺或头顶的和悦性的“我慢”（sattvic ahaṃkāra 或 sāsmita）。他谈到了 sāsmita prajñā samādhi 或源自于个体意识的三摩地。

“我慢”或“自我”的悦性状态后面跟着空或空虚的状态（virāmapratyaya）。在这个状态中，追寻者，去除了他的小我，像一个在十字路口迷路的人。在这个状态中，真我可以作为朋友拯救真我，真我也可以变成真我的敌人（《薄伽梵歌》第 6 章第 5 节）。要离开这种灵性的自满状态，修习者别无他法，只有带着信任、自信、强烈的活力、敏锐的记忆力和吸收力继续他的习练（《瑜伽经》第 1 章第 20 节），才能体验到真正的真我（True Self，薄伽梵歌》第 6 章第 6 节）。

大脑是一朵千瓣莲花（sahasrā cakra）。太阳升起时，莲花花瓣打开，太阳落山时，花瓣闭合。相似的，智性的莲花花瓣在睡眠时闭合，在醒着时打开。

瑜伽士有有意识地在摊尸式中模仿睡眠的体验。摊尸式的目的是通过保持在沉思的、安静的状态中，体验睡眠中的状态。摊尸式等同于不执着。

帕坦伽利告诉了我们超脱于执着是什么意思。他说，友善、同情、喜悦、中立是不执着的特征（maitrī karuṇā muditā upekṣāṇām sukha duḥkha puṇya apuṇya viṣayāṇāṃ bhāvanātaḥ cittaprasādanam，《瑜伽经》第 1 章第 33 节）。随着你学会均匀地分布意识，在所有的状态和情绪中都采用这四个方法，就会通往不执着。从这份修养中，你会发展出辨别力和洞察力。真正的弃绝来自辨别力，而不是强烈的克己。

洞察力需要智性的大幅发展。我不喜欢你，所以我避开你——这不是不执着。从不执着培养出洞察力，从洞察力培养出弃绝，从弃绝培养出克己。

相似的，你培养自己，以控制真我的所有行星，然后，你平静下来，使之升华。《瑜伽经》的第 2 章说，思想和感官是为主人——真我服务的。如果没有辨别力，感官和思想就变成了真我的主人，导致愉悦和痛苦。如果它们被控制和升华，那么，它们就只做自己的工作，它们不干涉它们的主人——真我。这就是 kaivalya 或独存的状态。这是直觉，本能被带到意识的表面。这些本能被培养，变成直觉性的，因为它直接来自存在的核心。在这里，观者是追寻者，追寻者是观者。追寻者和观者之间的区别消失了。

根据帕坦伽利，意识没有自己的光芒，它通过从观者那借来的光芒闪耀（《瑜伽经》第 4 章第 19 节）。你应当非常仔细地分析这句话，理解观者和意识的区别。他说，真我的光芒被反射在意识上，意识在真我被反射的光芒上工作。经过培养，意识开化了，并意识到“我本身并没有光，我不依我自己的意志存在，而是听从我的主人命令”。这就是意识的升华。

你们都说伟大的科学家牛顿是第一个发现重力的人。你会饶有兴趣地发现，帕坦伽利理解这个法则。他称“当意识成熟了，出于观者的重力的拉力，它会休憩在观者的膝头（prāgbhāraṃ cittam）。当意识成熟了，会被强烈地拉向观者或真我”（《瑜伽经》第 4 章第 26 节）。意识被吸引向观者的那一刻起，它就与观者融合了。然后，身体变得纯净，行动变得纯净，生活也保持完全的纯净。

真我的工具

你们都说帕坦伽利不理会身体，但是，你们中有多少人读过第 3 章的描述身体的财富的第 47 节经文？

rūpa lāvaṇya bala vajra saṃhananatvāni kāya sampat.

（rūpa 意为形式、美丽；lāvaṇya 意为恩典；bala 意为力量；vajra 意为宝石；saṃhananatvāni 意为坚硬；kāya 意为身体；sampat 意为财富）

形式之美、动作之优雅、力量或做体式时大气的伸展，以及呼吸和冥想时宏大的力量与觉知，紧致、钻石般的坚固和光芒。

他还说，当瑜伽士培养并养成了感知、思想、智性、意识与良心，速度加快，与观者的速度匹配（《瑜伽经》第 3 章第 49 节）。

你们很多人说体式练习是身体的，但帕坦伽利在哪里这么说了？毗耶娑

（Vyāsa）在写关于帕坦伽利的评述时，解释了 13 个体式。《哈达瑜伽之光》陈述了 16 个体式，提示了还有更多体式。

这里是国际和平年大会，我们瑜伽士，却在争吵“身体的”和“心理的”瑜伽。如果瑜伽人不理解瑜伽的基本，彼此污蔑，哪里有和平？这是不幸的，但这是现实。

帕坦伽利有三节经文（sūtra）专门讲体式的修习：

thira sukham āsanam.

（sthira 意为沉着的稳定的身体；sukham 意为思想的知足与宁静；āsanam 意为体式、姿势）

体式（āsana）是身体的完美坚实、智性的稳定和自我的仁慈。

（《瑜伽经》第 2 章第 46 节）

prayatna śaithilya ananta samāpattibhyām.

（prayatna 意为坚持不懈的努力；śaithilya 意为放松；ananta 意为无限的；samāpattibhyām 意为完成）

当努力变成毫不费力，到达了内在的无限，体式就臻了完美之境。

（《瑜伽经》第 2 章第 47 节）

Stataḥ dvandvāḥ anabhighātaḥ.

（tataḥ 意为因此；dvandvāḥ 意为二元性；anabhighātaḥ 意为干扰的停止）

从此，修习者（sādhaka）不被二元性干扰。

（《瑜伽经》第 2 章第 48 节）

学习体式、调息或冥想时，当努力的阶段变为毫无费力的阶段，那么你就与无限合一，二元性消失了。没有了二元性了，就有了稳定性与一。当姿势稳定（sthira）了，思想就会宁静（sukham）。

你们有多少人深入理解了这节经文的含义？你盘腿坐了10分钟——你感觉不舒服，要换姿势——这是稳定性吗？瑜伽是受过规训的宁静与平和，不是间断的宁静与平和。受过规训的自由是瑜伽的行为准则（anuśāsanam）。当你规训你的行为后，你就可能体验到自由与至福。我们忘记了第一节经文（sūtra），不知道我们在多大程度上谋杀了我们的活细胞，给帕坦伽利的灵魂带来悲伤。

要获得 śānti、平和，你就要有自由。以一片森林来举例，一棵树长得直，另一棵树棱角分明，一棵树的树干粗壮，另一棵树的树干纤细。在同一棵树上，一根枝桠朝这个方向长，另一根枝桠朝另一个方向长，一根枝桠在做摊尸式（śavāsana），另一根枝桠在做眼镜蛇式（bhujaṅgāsana），还有一根在做山式（tāḍāsana），树干是一样的，但是枝杈是多样的。相似的，各种各样的体式让观者移动身体这棵树的不同枝杈，没有阻碍和障碍。

帕坦伽利列出了13个干扰：vyādhi（身体疾病），styāna（烦恼、心智懒惰、倦怠、缺乏兴趣），saṃśaya（怀疑、不相信、优柔寡断），pramāda（忽视、粗心大意），ālasya（身体懒惰、闲散），avirati（自我沉溺、感官满足），bhrāntiḍārśana（活在幻想的世界中，错误的观念，错误的观点），alabdhabhūmikatva（不得要领、达不到目标），anavasthitatva（倒退、不能保持已取得的进步、不能保持习练的稳定性），这些是心智干扰（citta vikṣepa）的原因（《瑜伽经》第1章第30节）。痛苦（duḥkha），沮丧（daurmanasya），身体颤栗（aṅgamejayatva）和无规律的、吃力的或粗重的吸气和呼气（śvāsapraśvāsa）是心智干扰的伙伴（sahabhuva，《瑜伽经》第1章第31节）。

这些就是帕坦伽利列举的障碍，从身体的疾病到身体的颤栗（我们今天叫做帕金森病）、粗重的呼吸和心脏病。

如果身体的任何部位有风湿病，智性就不能流入这些区域。因此，瑜伽士探索不同的体式，使新鲜的血液能流经身体中数万亿的细胞，充分激活它们，这些细胞在刹那间诞生，又在刹那间死去。今天，这些是无生机的流产细胞，因为我们没有使用它们。

一位女士可能怀孕七个月、八个月或九个月，然后突然之间，孩子不踢腿了、不动了，没有活力了。她去看医生，流产了。相似的，我们身体中产生生命的细胞，变得无价值，因为我们没有恰当地使用它们。基于这个原因，它们没有自然死亡。体式习练创造细胞的潜能，使细胞完成自己的使命，然后平静地死去。生命的长度增加了，因为体式激活并给身体中的细胞输送血液。

《瓦拉哈奥义书》（*Varāha-upaniṣad*）谈到 ratna pūrita dhātu——血液中充满珍珠，例如生命力珍珠。用今天的话说，叫做荷尔蒙。当血液中充满了生命力珍珠，那么，就有轻快的生命，慈悲的心与平和。如果我自己内在没有平和，我怎么对别人讲平和？

帕坦伽利谈到了 abhyāsa 和 vairāgya——一种培养意识的积极方式，应当做的是 abhyāsa，不应当做的是 vairāgya。因此，abhyāsa 和 vairāgya 发展出修习者意识中不被干扰的平和与宁静。帕坦伽利的 abhyāsa 和 vairāgya 在《哈达瑜伽之光》中是 ha（太阳）和 ṭha（月亮）。ha 的意思是积极实践（abhyāsa），ṭha 是消极实践（vairāgya）。一个人应当弃绝的事物是 vairāgya。

不幸的是，全世界的瑜伽士都从生理的层次解释《哈达瑜伽之光》，而没有从心理或灵性的层次。这创造了一个真空。他们说《哈达瑜伽之光》是身体的，帕坦伽利的瑜伽是灵性的。在物理学中，ha 代表太阳能量，ṭha 代表月亮的能量。太阳从不褪色，它是稳定的，它一天 24 小时都在燃烧。它代表了观者，存在的核心，总是明亮和稳定。地球每 24 小时就转一整圈，日复一日，年复一年。如果地球不旋转，太阳光线就只照射同一个点，我们内在的生命力会被烧坏。月亮的能量（candra）无非是来自太阳的能量，月亮中和了太阳光的热量。

在我们的身体中，也有同样的系统，太阳的（交感神经系统）和月亮的（副交感神经系统）在瑜伽术语中就叫做右脉（piṅgalā）和左脉（iḍā）。中枢神经系统是中脉（suṣumṇa）。右脉和左脉为中脉提供能量。当这两脉不工作，那么我们就会苦于能量流失。在中脉上，有六个能量室或储藏室，或称为脉轮（cakra）。在脉轮中，能量通过体式和调息习练被积累。当你想要能量，脉轮就会提供你它们储存的能量。第七个脉轮是顶轮（sahasrāra），原质（prakṛti）和原人（puruṣa）在此交汇。

为什么叫做月亮的？他的思想正如月亮，有阴晴圆缺。他的思想有时专注，有时不专注。突然间，从明亮变为暗淡。

正如月亮从太阳借光，意识从真我借光。通过体式和收束法的习练，令意识得到控制，失去自身的身份，融入神圣的真我或普遍意识。

哈达（haṭha）的意思是“意志”，那么哈达瑜伽就是意志对物质的科学。《哈达瑜伽之光》说道，瑜伽习练有四个进步阶段。《瑜伽经》也描述了四种学生，温和的（mṛdu）、一般的（madhya）、热切的（adhimātra）和强烈地（tīvra）（《瑜伽经》第 1 章第 21、22 节）。

修习者的进步阶段

《哈达瑜伽之光》和《希瓦本集》描述了习练的四个进步阶段[①]，从粗糙开始，最终达致精妙中的最精妙。

1. 开始学习（ārambhāvasthā）：开始的阶段，“刮表面”（《哈达瑜伽之光》第4章第70、71节，《希本瓦集》第3章第28节）。这个阶段对应着《瑜伽经》中温和的（mṛdu）这个学习阶段——解剖分析的阶段。“刮”之后是第二个阶段。

2. 目标和努力（ghaṭāvasthā）：ghaṭa 的含义是锅——身体像一个容器或锅（《哈达瑜伽之光》第4章第72、75节，《希本瓦集》第3章第28节）。刮了身体的表面或首层之后，开始研究内部的功能、血液循环、器官的运作、呼吸的流动等等。这就是 ghaṭāvasthā，用现代术语说，就是人体的生理运转。修习者开始感受内部的解剖行动如何制造生理性反应。这种状态对应于一般的（madhya）或研习状态。

从这个生理性反应开始，思想中培养出一种新的觉知。假设你的心理上想更多地收缩二头肌或转得更多、或伸展肝脏，加强膀胱底等等，你就不仅需要理解体式在身体或生理的功效，还要理解心理功效。体式习练加强了内在身体。

内在身体是什么？内在身体是思想——这是体式中成长的第三个阶段。思想去感受，但不能分辨，它就要向自己的朋友、向导和哲学家咨询，使智性与身体熟悉起来。

3. 获得智慧（paricayāvasthā）（《哈达瑜伽之光》第4章第74、75节，《希本瓦集》第3章第61—65节）：paricaya，字面意思是“熟识”。在这个阶段，智性与身体、感官和思想进行密切接触。这是领悟知识的状态，思想在与智性的互动中扮演着躯体和有机身体之间的公关联络员角色。如果我没有被介绍给你，那么你就不认识我。当我被介绍给你，你就来密切接触，从而了解我的智性和我。相似的，思想把智性带到身体的各个部分，并把智性介绍给解剖体、生理体、器官和感官，让智性靠近身体的各个系统。当介绍完成，那么智性、思想、生理器官和躯体就作为一个协调单位发挥作用。

在这个阶段，智性一步步地整合表面的身体和内在的身体，达致存在的核心，使存在渗透其间。这个状态对应于《瑜伽经》中的热切的（adhimātra）。

---

① 可参考作者的《调息之光》。

最后，来到进步的最后阶段，即解脱。

4. niṣpatti āvasthā（《哈达瑜伽之光》第4章第76、77节，《希本瓦集》第3章第66节）：在成就或高峰状态，意识和身体（解剖、生理、心理和智性方面）合一。当它们合一，身体、思想、智性和意识之间的二元性或区别消失了。当二元性消失，所有的行动都由存在的核心本能地、直接地完成，不由其代理者完成。达到这个状态了，就是 niṣpatti，他属于 tīvra saṃvegin 或极为强烈（adhimātrātaman）类别的瑜伽修习者。（见表7）

总结一下这个主题，在进步的前两个阶段（avasthā），修习更多是在粗钝的感官层面（行动器官、感觉器官和思想），并且修习的手段是外部的肢体。这叫做 ārambhāvasthā，它对应着外部修习（bahiraṅga sādhana），而 ghaṭāvasthā 对应着外部修习和内部修习（antaraṅga sādhana）之间的过渡阶段。

在第三个阶段，发生了一个伟大的改进，智性和意识之间完全的同步发生了。粗钝的器官完全与智性和意识协作。这是内部修习（antaraṅga sādhana）。

在最后的阶段，身体和意识完全被净化，达到了真我的纯净水平。现在，真我直接地行动了。这是深修（añtarātma sādhana）。

请注意，灵魂（ātma）不是修习者（sādhaka），也不做任何修习（sādhana）。这归因于我们对某些短语，比如灵魂修习（ātma sādhana）的使用而对真我（Self）所产生的误解。

《哈达瑜伽之光》与《瑜伽经》的同一性

你们都觉得穿着很重要，但穿着只能美化外在身体，而瑜伽体式能提升与美化内在身体，让你身体的每个部位整齐、干净与洁净。之后你不再需要为外在形象而化妆。如果穿着美化你的外在，瑜伽则美化你的内在。通过瑜伽，你能感受到静与动的和谐之美，你会爱上你自己。通过习练哈达瑜伽（haṭha yoga），真我（Self）的多重外衣被一件一件摘下，直至灵魂（ātman）如肉身般赤裸地呈现。这就是哈达瑜伽的精髓。

《哈达瑜伽之光》（*Haṭhayoga-pradīpikā*）分为四个篇章（prakāraṇa）。第1章讲体式（āsana），第2章讲调息（prāṇāyāma），第3章讲收束（bandha）与身印（mudrā），第4章讲三摩地（samādhi）。作者已在书里阐述了三摩地（samādhi）与解脱（kaivalya），而我们却仍说瑜伽是身体的瑜伽，这该多么愚蠢啊！

表 7　修习的阶梯——以三本瑜伽经典为基础①

《薄伽梵歌》（Bhagvad-gītā）	《瑜伽经》（Yoga-sūtra）	《哈达瑜伽之光》（Haṭhayoga-pradīpikā）	修习的类型	修习者的类型	瑜伽八支（aṣṭāṅga yoga）	能量（śakti）	原质（prakṛti）诸谛
行动之路（karma mārga）	苦行（tapas）	初学阶段（arambhāvasthā）	外修（bahiraṅga）	微弱的（mṛdu）	1. 禁制（yama） 2. 劝制（niyama） 3. 体式（āsana） 4. 调息（prāṇāyāma）	原质能量（prakṛti śakti） 土（pṛtvī） 水（āp）	1. 行为（ācāra） 品德（śīlam） 2. 行动器官 感觉器官 3. 心意（manas） 4. 生命气（prāṇa）
		修身阶段（ghaṭāvasthā）	外修至内修的过渡期（转折点）	中等的（madhya）	5. 制感（pratyāhāra）	水（āp） 火（tej）	5. 心意直接控制感官
智慧之路（jñāna mārga）	自我研习（svādhyāya）	获得阶段（paricayāvasthā）	内修（antaraṅga） 内修与深修	强烈的（adhimātra）	6. 专注（dhāraṇā） 7. 冥想（dhyāna）	风（vāyu） 空（ākāśa）	6. 智性（buddhi） 私我（ahaṃkāra） 意识（citta） 7. 良心（内在的声音）
奉爱之路（bhakti mārga）	臣服于神（īśvara praṇidhāna）	身心灵合一阶段	深修（antarātma）	极其强烈的（adhimātratamam）	8. 三摩地（samādhi）	神我能量（原人，puruṣa śakti） 元气能量（ojas，灵魂之光）	8. 灵魂（纯净的真我）

① 请读者留意该表对我所著另一作品《帕坦伽利瑜伽经之光》中的表 4 的摘要作出了更加深入与精炼的解释。

帕坦伽利《瑜伽经》（*Yoga-sūtra*）包含四个篇章。第 1 章是《三摩地篇》（Samādhi-pāda）。你想说你和我可以抵达帕坦伽利所处的那一文明，对吗？一个普通人也能理解意识的波动（citta vṛtti）和特征。因为帕坦伽利在第 1 章中，以意识波动（citta vṛtti）开篇，再以无种三摩地（nirbīja samādhi）作为结束。在无种三摩地中，灵魂（ātman）的外鞘与灵魂合一。

那么，他为何还要写第 2 章、第 3 章及第 4 章呢？有种错误的说法称《瑜伽经》（*Yoga-sūtra*）的后三章是其他人续写的。但真相还是真相。帕坦伽利意识到人们会从智性的光辉里跌落，因此他引入第 2 章《修习篇》，讲述外修（bahiraṅga sādhana，即外在探索）。为何他要从内在探索向外在探索过渡呢？因为他知道智性水平是会下降的。

在第 1 章中，帕坦伽利提及意识的五种波动与干扰。在第 2 章中，他阐述了五种引发痛苦或疼痛的原因，它们属于粗糙层的内容。为何他不在第 1 章中讲述痛苦呢？因为，对于普通人而言，痛苦可以被立即体验，而波动却不会被轻易察觉。他解释道，意识的波动归因于痛苦。在处理痛苦的过程中，波动会中止，而我们将从外在抵达内在。

如果你仔细阅读本书第 2 章第 3 节与第 1 章第 5 节的经文，你会看见二者之间的清晰比较与深层联系。

avidyā asmitā rāga dveṣa abhiniveśaḥ kleśaḥ

五种破坏意识平静的痛苦是：无明或缺乏智慧，我见或以自我为中心，执着于欢愉，厌弃痛苦，贪生怕死。

（《瑜伽经》第 2 章第 3 节）

vṛttayaḥ pañcatayyaḥ kliṣṭā-akliṣṭāḥ

意识的波动有五种，有些是可辨识的，有些是无法辨识的；有些是痛苦的，有些是不痛苦的。

（《瑜伽经》第 1 章第 5 节）

帕坦伽利解释道：

te pratiprasava-heyāḥ sūkṣmāḥ

通过一个回归的过程，精微的痛苦不断减弱，直至全部消除。

（《瑜伽经》第 2 章第 10 节）

dhyāna-heyāḥ-tad-vṛttayaḥ

由粗糙和精微的痛苦造成的意识波动，可以通过冥想消除。

（《瑜伽经》第 2 章第 11 节）

仔细分析这两条经文，我们可以看出，当任何一种形式的痛苦未被及时处理时，它们会深深地渗透进自我并变成意识的波动。同样的，如果造成痛苦的波动（kliṣṭā vṛtti）不被抑制，生理体的不平衡就会发生并使人受到精神干扰。

这促使我们理解习练的必要性，而这正是帕坦伽利在《瑜伽经》第 1 章第 1、2 节。与第 2 章第 1 节中所重点强调的瑜伽准则与对不止息的意识波动的控制。需要注意的是，除非抵达制感（pratyāhāra），痛苦（kleśa）总会存在。只有当制感被实现，痛苦的业债才会终止。此时非痛苦的意识波动（akliṣṭā vṛtti）从制感开始闪耀。

正如我之前所解释的，《哈达瑜伽之光》（*Haṭhayoga-pradīpikā*）列举了习练的四个阶段，其中第二阶段阐述了身体的各项机制以及如何揭开它的外鞘，直至真我（Self）在自身显现光芒。

在《力量篇》（Vibhūti-pāda）里，帕坦伽利提及高级修习者的修习功效。他列举了 35 种超自然力或成就，但同时警告修习者如果陶醉于这些成就，则在其意识与真我（Self）之间会生出孔隙或裂隙（参见《瑜伽经》第 4 章第 27 节）。

在第 4 章，帕坦伽利解释了保持意识不生孔隙的方法和方式。活在世界上，人履行自己的职责，怎么能没有执着呢？我们听过这则经文："瑜伽是行动中的技巧性"（yogaḥ karmasu kauśalam，《薄伽梵歌》第 2 章第 50 节）。有谁在帕坦伽利那找同义词吗？可能没有。

帕坦伽利解释了什么是有技巧的行动。在第 4 章第 7 节他说普通人有三类行动 —— 白、黑和混合的。瑜伽士没有黑、白或混合的行动或业（karma），他超越了这三者。他的行动没有任何果实。这是 yogaḥ karmasu kauśalam。要保持这纯净的成熟状态，你就得继续瑜伽修习。他在任何地方都没有说过达到三摩地，瑜伽习练就停止了这样的话。他提醒我们，如果习练不继续，甚至三摩地状态也会失去。

很多人说《哈达瑜伽之光》没有提禁制和劝制。请读读第 1 章第 16 节的经文，那里就指出了禁制和劝制。这说明我们没有仔细读文本。因为《哈达瑜伽之光》中，修习（sādhana）直接从研习体式开始，所以它叫做六支瑜伽（ṣaḍāṅga yoga），而帕坦伽利的瑜伽是八支瑜伽（aṣṭadaḷa 或 aṣṭāṅga yoga）。《哈达瑜伽之光》被称作六支瑜伽，很可能当时道德盛行，每个人都实践道德，所以体式就变成了第一部分，这也就是为什么我们先读到体式的功效。但是，请注意，尽管体式解释为第一支，斯瓦特玛拉摩其实不仅讲到了禁制和劝制，还比帕坦伽利的多了五条禁制和劝制（《哈达瑜伽之光》第 1 章第 16 节）。

身体是迟钝的（tamasic）。体式使身体达到思想（manas）的活跃层次，即 rajo guṇa。从身体的惰性出发，作者想要身体如思想一般活跃，然后进一步习练，改变活跃的身体、思想、智性和意识，变成悦性的（sāttvic），人就融入了永不黯淡的真我光芒之中，超越了三德（guṇa）。这就是体式的功效。平和来自于此。如果瑜伽的本质失去了，就失去了平和。身体的每个细胞都要拥有平和，意识才能体验平和。

我只从《哈达瑜伽之光》的第 4 章引用三则经文（śloka），让你们了解哈达瑜伽的本质是什么。

> salile saindhavaṃ yadvat sāmyaṃ bhajati yogataḥ /
> tathātmamanasoraikyaṃ samādirabhīyate //

第一则是水和盐：拿一杯水，加入盐，搅动水。水被搅动后，品尝底部、中间和顶部的水，咸味在所有部位都是一样的。相似的，掌握了哈达瑜伽时，身体就表现为真我，意识表现为真我，真我表现为真我，整个存在都表现为真我。各处都品尝了同样的真我（《哈达瑜伽之光》第 4 章第 5 节）。

antaḥ śūnyo bahiḥ śūnyaḥ kumbha ivāmbhare /
antaḥ pūrṇo bahiḥ pūrṇaḥ pūrṇaḥ kumbha ivārṇave //

第二则是容器和大海：把一个容器放在大海上，如果容器是空的，就会浮起来。我们说它是空的，但是《哈达瑜伽之光》说它充满了空气。如果你挤压这个容器进到海里，它就充满了水——所以，无论它是空的还是满的，我们认识到它一直都是满的，不是充满着空气就是充满了水。相似的，在瑜伽习练中，当身体和意识与真我接触，它们就变成了真我。真我就像容器中的水和空气一样，穿透身体。身体与思想之河流，以及智性和意识之河流，在真我的海洋中交汇（《哈达瑜伽之光》第 4 章第 56 节）。

karpūramanale yadvatsaidhavaṃ salile yathā /
tathā saṃdhīyamānaṃ ca manastetve vilīyate //

第三则是樟脑和火焰：樟脑和火焰是分离的。划一根火柴，靠近樟脑，樟脑和火焰合二为一了，樟脑消融了。在体式习练中，身体这个樟脑被智性的火焰烧尽了，于是它消融了，与灵魂的火焰合一（《哈达瑜伽之光》第 4 章第 59 节）。在这里，帕坦伽利在《三摩地篇》中的解释与《哈达瑜伽之光》的《三摩地篇》不谋而合。

在大城市中，我们有双向车道，我们的神经系统也是如此，我们有输入和输出神经。输入神经或感官神经把信息携带给大脑，而输出神经或运动神经从大脑接收行动信息。《希瓦本集》使用了智纳迪（jñāna nāḍī）和业纳迪（karma nāḍī）这样的词。这些词本身就显示智纳迪代表知识，业纳迪代表行动。智纳迪把行动留下的印象带给大脑，而业纳迪从大脑接受命令，并相应地行动。

瑜伽士认识输入神经和输出神经的时间比医学家早很多。业纳迪和智纳迪的行动要被理解为“向内和向外的穿透”。向内的穿透是身体和意识借以和真我联姻的行动。向外的穿透是真我与意识和身体接触的行动，并与它们结合。这种联姻是双向的。当容器在水面上，它与空气结婚了；当容器浸入水中，它和水结婚了。

体式的真正平衡是肌肉纤维头不戳刺皮肤神经。因此，修习者要在输入神经和输出神经之间创造空间，使大脑接收到这些神经感知或发出的信息。这就叫做双马车道或双车道。利用双通道，体式练的是从肌肉向皮肤发出信息，以及反过来，让智性和意识感到平衡、和谐和欣喜。意动只由冲动或意愿完成，纯粹是行动器官发挥功能。当运动神经发出的信息通过解剖体达成行动，让认知感官去感受，那么这个行动就成为认知性的。根据帕坦伽利的说法，体式和调息由意动或感知完成，它们是外部寻求。当这两者，即意动和认知彼此接触，思想就超意识地在其间行动（这是奥罗宾多的术语）。意动和感知的接触带来双倍的注意力。在那时，体式是心智属性的，因为思想自动地被带到那里。思想收集信息并让智性来分辨、推理和判断是对还是错。智性的参与是体式中灵性修习的开始，而认知和意动之间的区别消失了。当所有行动，无论是思想的还是超意识的，都结束了，那么所有的表征都来自至高的、绝对意识的智性。这就是 vivekaja jñāna 或崇高的智性（《瑜伽经》第 3 章第 55 节）。这是顶点，这崇高的智性等同于真我的见解。在《瑜伽经》中，据说有一种平衡，即崇高的智性等同于真我的智性，修习者处在永恒解脱（kaivalyam）中，对实现的追寻结束了（《瑜伽经》第 3 章第 56 节）。那么，一个人就是瑜伽士。直到那时，他成为了瑜伽习练者。同样的准则也应用于调息习练。然后，这种习练使人融入冥想（dhyāna）。

我再次提醒你们，我们的习练中会涉及的五个方面：意动；感知；思想收集信息；智性进行推理并决定要做什么；顶点，达到神性、平和。

《哈达瑜伽之光》深入地解释了这一点，而帕坦伽利在一节简短的经文中总结了，即“用力的努力变得毫不费力”。当努力停止了，体式的神性就在那一刻到来了。非神性不是和平，外部的和平不是和平。神性是和平，和平是动态的，正如爱是动态的。无肉欲的爱是纯净的，肉欲的爱不是爱。我们爱我们的孩子、妻子和朋友，但其中有些分别。当一个人看妻子时，可能体验到肉欲；一个人可能爱自己的孩子们；可能对一位朋友是平和的爱。所以我们创造了混合的和平。不带执着的和平是真正的和平；它是和平，且不会变得骄傲。和平以自我的形式存在于每个细胞中。那么，和平也无处不在，我们和平地看待彼此。和平是积极的。和平是瑜伽的属性。

禁制、劝制、体式、调息是逐渐递进的习练。制感是走向稳定化的一个平台。它是递进的习练和回转的修习之间的过渡状态。专注、冥想和三摩地是回转的修习。因此，十一个行星（五个行动器官、五个感知器官和思想）都向内回转。

回转的意思是能量向核心流动。递进则是从核心向身体的成长。

和平之轮

瑜伽的八瓣给我们带来从容与和平，身体和平，思想从容或和谐。除非身体和平，否则思想就不会从容。帕坦伽利揭示了思想和身体的沉重来自痛苦（kleśa）。体验到和平之后，我们应当把和平表达给我们的邻居与这个社会。

我们是两条腿的暴力动物。我们不仅自己内在暴力，我们也对邻居暴力。我们不信任彼此，还费力切断别人的喉咙。竞争是有的，我知道我用的词很重，但是确实有健康的和不健康的竞争。

这个课程我已经开展了三年。有些人显示了进步，有些人显示了弱点。我得点燃火焰，好使弱点的人达到其他人的水准。这种鼓励是健康的竞争，它把和平带到四周。而在砍断喉咙那种竞争中，只有争斗和逃跑。

今天，我们有两百人聚在这里，通过友爱和同情，培养不执着的品性，而不是愤怒。我们在这里来学习何时该友爱、何时该冷漠，以使我们都变得强壮，抱着积极的态度发展出一个真正的人所具有的特点。

那些参加过我的课程的人已经体验到了从容和平的状态。在这三天的课程中，你们不是体验了思想的和平吗？在加强前屈伸展式（uttānāsana）后，你们没有体验到和平吗？你的大脑不是清凉、镇定、宁静的吗？

如果我们都享受这些体验，那么我们为什么不把瑜伽的讯息带给其他人，为我们的同伴服务呢？神已经给了我们这门伟大的学科。那么，我们传播文明的和平与教化的和平，使我们的生命有意义。体验这种和平，并把它传递给你的朋友们。告诉你的邻居，告诉社区，那么人类会是宇宙中最幸福的物种。让我们在 20 世纪结束之前就做这件事吧。

世界卫生组织宣布，21 世纪会是最健康的世纪。21 世纪还有 13 年来到。为了让 21 世纪的一代愉快和快乐，我们应当带着所有 6 岁到 13 岁的孩子，为他们进行瑜伽教育。由于他们已经吸取了瑜伽的种子，他们的智性会变得丰盛和开化，那么就有可能看到世界上的健康与幸福，就像世界卫生组织对 21 世纪预言的那样。如果只是停留在纸上，有什么用呢？

到目前为止，科学已经发展到令不健康的人获得健康，但还没有任何科学能令健康的人保持健康。瑜伽是唯一一门不仅令不健康的人变得健康，还让健康的人保持健康的科学。从今以后，如果通过瑜伽建立健康，那么21世纪的人们会保持健康。瑜伽帮助身体的每个细胞活力满满地诞生、高效能地服务，然后和平地死亡。这是健康，并且健康本身就是和平的根基。

科学提供我们的是消极的健康，不是积极的健康。正如生命是动态的，和平也是动态的，瑜伽是一门令生命进入宁静的动态状态的科学，我们希望在21世纪到处都能见此景象。除非我们为之付出努力，否则不可能实现。

在瑜伽中，禁制和劝制是传统的，它们在所有人的血液中。你不是告诉你的孩子该做什么、不该做什么吗？不该做的事是禁制，该做的事是劝制。它是在我们的血液中的，从我们诞生那一刻就存在了。这叫做 pūrva sādhana（我们前世的修行）。体式、调息、制感叫做 uttarottara sādhana（递进性习练）。调息清洗掉思想和大脑中的不洁，制感使思想成熟，为冥想做好准备（《瑜伽经》第3章第2节）。

从上节经文，你会理解禁制、劝制、体式、调息和制感是切实的瑜伽习练。

专注、冥想和三摩地不是习练，而是瑜伽的财富。如果你的习练进展良好，你的修习（sādhana）是成熟的，那么自会开花结果。

因此，如果你热忱地追求体式、调息和制感的习练，遵循禁制和劝制的准则，那么，专注、冥想和三摩地——瑜伽的财富就在你手中。一棵树从来不会说，“我现在想要果实”，因为树自然会结果。相似的，瑜伽修习的果实就是冥想，真正的和平与宁静。

这些日子以来，我们不相信创造了人类的神，但是我们相信人造的神——政治大神们。我们处在非常不幸的境地中。我们应当进行自我革命化，不跟随任何神。如果我们照着他们说的做，那么我们是胆小鬼，我们不会有和平。

神祝福你们所有人。你把瑜伽的讯息带给你的邻居、家人和社区。让我们有一个新世界。

让我们成为瑜伽人。

2.16 瑜伽——保持和平的一种方法

面对不喜欢的人，你就会转身背对。你不喜欢面对你不喜欢、不珍视的人。但是，除非偶尔在镜子中或换衣服时，你见过你的后背吗？虽然你那样见过，其实并没有直接用心去看。你试过、考虑过，当你借助双肺吸气、呼出，或当你努力提起什么东西时，屏住呼吸时，值不值得思索一下你的后背？

有一个充满智慧的古老故事。有两兄弟住得非常近，但他们从没见过彼此，并不是因为它们敌对或有敌意。我们的双眼就像住在同个社区的两兄弟。眼睛既是行动器官也是感觉器官。它们感觉并参与我们的喜悦、幸福和愉悦。当我们郁郁寡欢时，它们就悲伤。既然原质（prakṛti）把它们安排在特定的位置，它们唯一能相遇的场所就是通过内在的眼睛。如果你闭上双眼，它们就彼此相遇并享受相会的喜乐。为了探索广博浩瀚的宇宙，人会因登陆月球而骄傲。我们多少人曾想过探索我们自己的意识、我们的内在存在？不幸的是，我们把这个工作交给了精神分析师、心理学家或精神病学家，让他们告诉我们是谁，让他们告诉我们的思想、情绪和心理状况和问题到底是什么，然后，我们请求他们指引我们解决问题，处理紧张压力的办法。为了治疗身体病患、生理心理问题、疼痛、苦痛、疾病，我们求助医生。很少有人相信，我们会有灵性问题，并向神圣典籍求助，比如《薄伽梵歌》《古兰经》或《圣经》的新约和旧约。但是，你的后背可曾转身背对你？不！它的存在一直能被感知到。根据可靠资源，至少 500 万美国人苦于背部和下背部疼痛，这仅次于喉咙疼，美国人分分秒秒都喉咙疼。

除了上述问题，人为污染和现代生活方式也带来了麻烦和紧张。背痛引来无数的不幸。就业女性没法给身边的亲人提供均衡有营养的饮食。由于缺乏专注，她们不能以最佳状态办公。而且，背痛使她们没心情社交和见人。她们恼火地被限制在房子里。因为背痛，她们既不能长时间在房子里，也不能长时间在房子外。男人们因为背痛，户外活动受到了限制。

后背基本上是人体结构的支点。脊柱决定了吸气、呼气和屏息的速率。当你提东西时，你就屏息。

我们提到了喉咙痛，它一样使生活难以忍受，使生活没有滋味。它说明你需要更好的肺，来对抗寒冷、污浊的空气，以及工厂的高烟囱排出的毒素。除了这些，空气中的很多病毒引起各种感染。免疫力强的人能中和这些病毒的影响，使自己免于疾病和不良健康状况。一个普通人比呼吸纯净、有生机空气的山顶僧人或喜马拉雅的瑜伽士需要更强壮的肺。

在解释瑜伽如何帮助我们面对现代生活的这些苦痛之前，让我们先看看瑜伽是什么。

不讨论哲学或深奥的层面，瑜伽是构成人类的三个准则的统一。它们是身体、意识和个体灵魂。这三者彼此协调的运作，为原人和原质的融合打下基础 —— 即观者和被观的。原人是残疾的，不能动；原质是移动的、盲目的。两者一起就能制造奇迹。

瑜伽是一门事实性学科，基于直接感知。瑜伽是实验性和体验性的艺术和科学。

体式或姿势旨在把身体动作和见解结合起来，带着平衡、力量和耐力，然后进一步探索我们的存在的内在深度，使它的工具完好无损。它是努力也是放松。体式能活动关节和各块肌肉，提供充足的血液，就像为电池充电一样。体式意在 snāyu vṛtti nirodha—— 止息肌肉的波动。从身体的完美开始，进一步向着意识前进，以空间和专注的沉默来掀开意识的各层。

现代生活给情绪增压，干扰了腺体。肾上腺分泌肾上腺素并流入血液，为了不太重要的目的而持续使用这些腺体及荷尔蒙会摧毁身体。肾上腺的分泌物会引起小动脉收缩，其他腺体也会被我们的情绪失衡和不规律的生活方式影响。主要是：不当的饮食，过量饮食，食物过于精细，缺乏体育锻炼，不规律。所有这些聚在一起会导致更严重的身体病患和心理紧张。

调息旨在 prāṇa vṛtti nirodha—— 控制生命能量的流动。在调息中，我们吸入的气息与我们体内系统中的火元素和水元素结合，制造了一种新能量，叫做生物—能量，通过延长吸气和呼气之间的停顿制造。

制感旨在——控制 manas 或思想的波动（manovṛtti nirodha）。思想或 manas

被认为是第十一个感官（indriya），制感完成 indriyavṛtti nirodha（限制感官、行动器官和思想），主要通过禁制和劝制实现。在制感中，思想明显地被控制。

随着体式习练的加深，通向了呼吸觉知。调息为血液增氧，使身体富有能量。但是，过度的体式习练会导致肌肉拉伤，过度的调息练习会导致严重的能量瓦解。严肃、冷静的讯息是：尊重你的能力；规律地习练；创造自律；从现有水平开始。

不能在生活中肢解八瓣瑜伽习练。瑜伽不是选择一个，放弃其他。冥想和沉默是一种瑜伽过程，为系统提供深层修习，允许意识达到安静的状态。冥想渐渐地从坐姿习练延伸到生活的所有方面，并建立同情和创造力的根基。它赋予习练者一种用平和的方式解决生活中的冲突的能力。冥想的目的是意识静止下来，并一窥我们存在的内核。这制造了一种持续的、完全的觉知状态。通过学习和培养对他人的爱和善意，人会带着智慧和同情面对生活中的任何处境。专注是至关重要的，因为意识会很快移向愉悦享受，浸湿对生活和意识的欲望。因此，体式意为体验洁净（śauca）和知足（santoṣa），而自我研习（svādhyāya）则通向理解真我。

要保持和维持在肉体、心理、情绪和心理层面的完美平衡与幸福，瑜伽是一个真正的朋友和伟大的向导。通过瑜伽习练，宁静的平和安住在你的内在，从你的存在核心到你的身体的每个部分，从身体的每个部分到你的存在核心。在这种状态中，和平在你的内在安住并围绕着你。

2.17 瑜伽和思想文化

瑜伽不仅从分析悲伤开始，还帮助追溯悲伤的根源。悲伤的名词是 kleśa（苦）。它们要么是可见的、可识别的，要么是隐藏的、不可识别的。kleśa（苦）包含下列五种：①无知，②小我主义，③执着欲望和贪婪，④憎恶、恨或恶意，⑤自私或害怕失去生命的愉悦。

①和②是智性缺陷，③和④是情绪缺陷，⑤是本能缺陷。这些缺陷表明，人是由头、心和生命构成。他得利用自己的分辨力获得智性的清晰、在每日起伏生活中保持情绪稳定以及转化本能的恐惧为无畏的状态。

通过直接感知、想象，瑜伽控制并升华这些缺陷，分析它们独特的事实。瑜伽解释了这些苦的反应，射下一束束光照在悲伤的源头上，提供实际的方法来消除它们，使习练者体验纯净无瑕的至乐。

由于苦、喜乐和愉悦属于意识的波动，那么，用有意识的努力来升华意识就是使自己从悲伤和喜乐中解脱的关键。

瑜伽被定义为所有形式的思想波动的停止（《瑜伽经》第 1 章第 2 节），无论是内部的还是外部的，有意的还是无意的思想。

什么是 citta（心、意识）？我们通常用“思想或心意”（mind）这个词来表示好几件东西。比如启迪、志向、动力、意志力、智性、理智和意识，这些是思想的内容。但是，在瑜伽术语中，citta 独独表示三件东西的总和。它们是思想、智性和“我”，这个“我”宣称“我知道”。思想有收集和感觉的能力，它没有决定的能力。智性分辨、推理，得到判断性知识。因此，印度圣者把思想层叫做 manomaya kośa，把智性层叫做 vijñānamaya kośa，而西方学者把这两鞘都叫做心理鞘层。

buddhi 或智性，作为最靠近自我的媒介工具，会自诩为真正的真我（Self）。这会带来小我主义。所有这三个工具：思想、智性和“I”（主我）或“me”（宾我）

都源自 citta 并围绕着它。通过控制 citta 的振动，这三者停止了运作。然后，真我作为一个见证者闪耀自己的光芒，不被卷入生活的漩涡和起伏中。

今天，我们用“意识”（mind）这个词来表示 citta（心、意识）。思想是方式，进行分类、协调并疏导从外部世界收集的印象，包括通过感官获得的知识和来自行动器官的体验。这些体验创造了各种各样的、分散的思想波浪，吸引思想趋向感官享乐和执着。渐渐地，渴求越来越多的满足，思想变成了满足它们的工具。如果失控，就会带来一连串的悲苦，例如恐惧、怀疑、犹豫不决和摇摆不定。它们一直不成熟，以失败、痛苦、妄想作结，让思想轻浮、虚弱。

如果自律的思想很好地防卫这些波动，结果便是幸福。要让思想收获最好的结果，就要了解思想如何运作、如何思考。

本质上，思想是分裂的。思想一方面被世间享受吸引，另一方面渴求着从其中解脱。有几个因素进一步分裂了思想。它们是身体病患、心理缺乏宁静、错觉、鼓励、痛苦、悲哀和绝望。

要克服所有这些障碍，训练思想从迟钝的（mūḍha）状态到精致的（niruddha）状态，牵涉到道德规训、身体规训、心理规训和智性规训。这些规训训练思想达到单一的状态，使情绪的、智性的和本能的缺点被消除并转变到纯净的本能知识。

因此，思想的二元状态（dvaita）被疏导为一元状态（advaita），对待生活的方式是动态的、积极的和清晰的。瑜伽习练者在所有事物中见到了均匀（viśiṣṭādvaita）—— 无论是有生命的或无生命的 —— 作为神的造物（līlā），并且把他自己臣服于至高灵魂。

除了八个方面的瑜伽习练，帕坦伽利还列举了其他品质，是培养平静的思想所必须的。它们是友善、同情、高兴、不在乎失败。一个人应当高兴和主人在一起，当自己变成滥用的工具时，应当表现出轻视。然后，他想要建立信念、勇气、记忆和专注一点的觉知。因此，思想得到培养，从 avidyā（无知）到 vidyā（知识），从 vidyā 到 savidyā（正确和吉祥的知识），从 asmitā（小我或自尊 —— 本质是 rajasic 的）到 sāsmitā（纯净的自我 —— 本质是 sāttvic 的），从 sāsmitā 到 nirāsmitā（真我或 puruṣa）。

只有通过瑜伽得到教化的思想才能体验这种状态，人的所有媒介工具都变得纯净、永恒、至美。

2.18 瑜伽与正法[①]

瑜伽是什么?

我们被扣在词语之网里。因此，定义瑜伽和正法（dharma）这两个名词相当困难，也难以让所有人满意。现如今，东西南北的人们都被瑜伽和正法吸引了。

首先，让我解释瑜伽是什么意思。瑜伽源自词根 yuj，意思是捆绑、连接、联结和拴，把注意力专注、利用和应用。瑜伽意味着把身体、感官、思想和智性拴在一起，使个体灵魂（jīvātman）与宇宙灵魂（paramātman）结合。拴是通过坚实的修习来达成的，一个人生活在纯净、完美、神圣的意识状态中，没有“主我”或“宾我”，“我的”或“你的”的感知。

因此，瑜伽习练从拴、连接以及利用身体和意识的不同组成部分作为开始，并向着整个人的存在的整合迈进，使他或她能体验无瑕的、永恒的、三摩地的至乐。

瑜伽是最古老和最精妙的印度艺术形式之一，基于一种极为精微的科学，关于身体的、意识和自我的科学。它是智慧财富，展示了正当的生活方式，有时还让人对自己的最内在的存在生出洞见。正法（dharma）是普遍的，它可以被认为是最高的哲学，涵盖了人的道德、身体、心理、智性和灵性义务。

正法是什么?

根据《摩诃婆罗多》（*Mahābhārata*），“patitam patantam patiṣyantam dhārayati iti dharmaḥ，dhāraṇat dharma ityāhaḥ”。“正法（dharma）就是支持、维持、支撑那些在

---

① 也以《瑜伽和宗教》为题出版过。

肉体上、道德上或灵性上坠落的人，或正在堕落的人，或即将堕落的人”。[①]

正法没有宗派和边界。正法是通过神圣启迪所揭示和彰显的。正法被翻译为宗教的那一刻，它对一个人来说就成了印度教徒的、索罗亚斯德教徒的、耆那教徒的、佛教徒的、基督教徒等的宗教了。揭示给佛陀的真理叫做佛教。耶稣基督感知到的真理成为了基督教，穆罕默德的变成了伊斯兰教，大雄的变成了耆那教等等。Vedic 正法被称作 sanātana 正法，没有创始人。sanātana 正法被错误地理解为印度教正法。“Hindu”（印度教的）这个词是“Sindhu”这个词的歪曲形式。这个词的意思本来是指住在信度和东安的居民。吠陀（Veda）是正法的源头——“vedo'khilo dharma mūlam”。Sanātana 的意思是永恒的（nitya），Veda 这个词来自词根 vid（知晓），Veda 和 sanātana 都无始无终。Sanātana 正法是神圣的阐述（apauruṣeya），不是人定的准则。正法还指关于义务的科学。正法是一套行为准则、正确的生活方向的指引。它由《吠陀经》指明，是人的生存的四个目标之一，即 dharma（正法、义务）、artha（生存手段、繁荣）、kāma（愉悦、物质欲望享受）和 mokṣa（解脱）。

种姓

每个个体的正法根据社会地位、生活方式、生命阶段和个人志向而定。个体的本性叫做 varṇāśrama-dharma（社群义务）。varṇa-dharma 按照个人的身体素质、智力水平、个性和行为倾向等建立了一套劳动分工，以求对社会有益。varṇa 这个词字面意思是颜色、覆盖、素质。由此，个人的 varṇa 根据 guṇa（三德）和过去的业力的潜印象决定。四个种姓阶层分别是：

照顾人们的灵性需要的人是婆罗门（brāhmaṇa）。

保卫国家、治理国家的人叫做刹帝利或武士阶层（kṣatriya）。

照料经济增长和国家繁荣的人叫做商人阶层或吠舍（vaiśyā）。

最后为国家的繁荣增长提供服务和人力的人叫做劳工阶层或首陀罗（śūdra）。

今天，种姓法（varṇa dharma）已经不存在了。

---

① 帕坦伽利没有给出正法（dharma）的直接定义。遮婆斯泊底·弥室罗（Vācaspati Miśra）详细讨论了正法，把正法定义为“变成了天堂的喜乐的原因”（Tattva Viśāradi, II.12）。

表 8 正法的分类

正法

- I. puruṣa dharma（灵魂的科学）
  - A. jīvātma dharma（个体灵魂的科学）
  - B. paramātma dharma（宇宙灵魂的科学）
- II. prakṛti dharma（自然或原质的科学）
  - A. acetana prakṛti dharma（非生物或无意识的自然的科学）
    - 1. mṛṇmaya dharma（土元素的科学）
    - 2.annamaya dharma（食物的科学）
    - 3. vāyumaya dharma（风元素的科学）
    - 4. nābhasa dharma（空元素的科学）
    - 5. tejasa dharma（火元素的科学）
    - 6.raktamaya dharma（血液的科学）
    - 7.asthimaya dharma（骨骼的科学）
    - 8.bījamaya dharma（种子的科学）
  - B. sacetana prakṛti dharma（生物或有意识的自然的科学）
    - （根据物种的繁殖方式分类）
    - 1. tiryak dharma（动物和鸟类的科学）
    - 2. atiryak dharma（非动物的科学）
      - A. mānuṣa dharma（人的正法）
        - 1. śarīraka（关于身体的）
          - a) yogika（瑜伽的）
          - b) māllika（摔跤等）
          - c) dhānuṣya（箭术）
          - d) nāṭya（舞蹈）
          - e) sāṅgītika（音乐）
          - f) vyāvahārika（语言和行动协调，kāya、vācā 和 manasā 的行为模式）
        - 2. mānasika（关于思想的）
        - 3. ātmika（关于灵魂的）
        - 4. rājakīya（政治的）
        - 5. sāmājīka（社会的）
        - 6. ārthika（财政的）
        - 7. laukika（公共事务）
        - 8. daivika（灵性实践）
        - 9. vārṇika（关于种姓的）
        - 10. āśramika（关于每个 āśram 的）
      - B. amānuṣa dharma（非人的正法）
        - 1. rākṣasa dharma（非人、魔鬼）
          - （Kaśyapa 的妻子 Dithī 生下的，也属于神）
          - a) daitya（巨人族，达伊提耶）
          - b) dānava（檀那婆）
          - c) āsūrika（阿修罗）
        - 2. devatā dharma（天界的神）
          - （Kāśyapa 的妻子 Adhithī 生下的）①
          - a) yakṣa（半神）
          - b) gandharva（乾达婆，云界的音乐家）
          - c) kinnara（紧那罗，服务 Kimpuruṣa 的半神，马头，手抱维纳琴）
          - d) kimpuruṣa（服务 Kubera 的半神）

①《摩诃婆罗多》，*Ādi Parva* III.66。

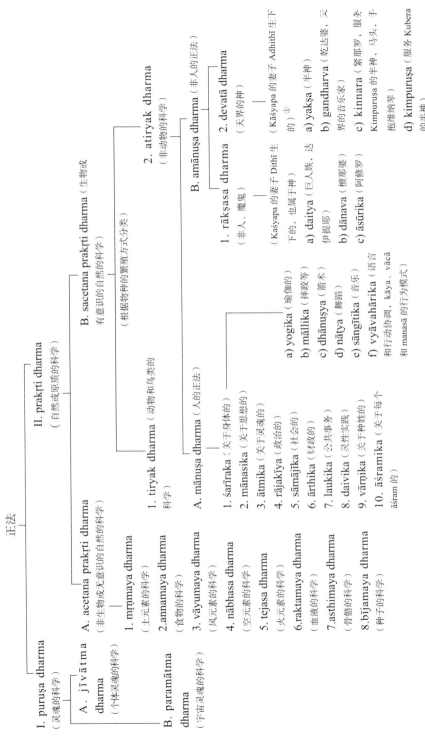

生命四行期

虽然种姓法（varṇa dharma）已经消失了，四行期法（āśrama-dharma）仍然不分宗派地在社会上广泛存在。

四行期法（āśrama-dharma）有四个阶段。它们意味着人类从物质向灵性需要的进步。第一个是 brahmacarya—— 学习经典的时期。第二个阶段是 gṛhastha 或一家之主的生活 —— 家庭和社会的根基。第三个阶段是 vānaprastha 或思想准备从世俗对象中抽出。最后一个阶段是 sannyāsa 或为了追求灵性目标，弃绝世俗世界。它涉及意识的所有活动都完全停止，投身于 īśvara—— 宇宙的主人和建筑师。

人生四目标

正如我在演讲一开始所说的，每个人在他的生命的每个时刻都追寻一个目标。昔日的圣人把这些目标分为四类，帮助指导人们正确地理解自己存在的目的。这四个目标分别是：dharma（正法）、artha（赚取人生财富）、kāma（欲望的满足）和 mokṣa（解脱）。这些 puruṣārtha（人生四目标）对地球上的每个人来说都是通用且适用的，无论他属于什么人生阶段（āśrama）或种姓（varṇa）。

正法表示生活方式，瑜伽把人带向完美生活的艺术。通过规训修习，瑜伽和正法得到精致化，行动、思想和语言的一举一动都被重新定义，使个体和整个人性变得更好。正法像瑜伽一样，有自己的科学技法，从无知（avidyā）到知识（vidyā）、从黑暗（tamas）到光明（jyoti），从不成熟（apūrṇā）到成熟（pūrṇā）、从可朽（mṛta）到不朽（amṛta）。

人被赋予了手、心和头，对应于 karma（行动）、bhakti（奉爱）和 jñāna（完美的知识、智慧）。

正如瑜伽是一，正法也如此。不过，对正法的理解受到主导的条件、时间、地点影响。

aṣṭadaḷa yoga（八瓣瑜伽、八支瑜伽）引领人达到帕坦伽利所说的意识的七种状态，叫做 saptadhā prāntabhūmi prajñā[①]（《瑜伽经》第 2 章第 27 节）。它们是控制身体、行动器官、感觉器官、呼吸、思想、智性和意识。

---

① 参见作者的《帕坦伽利瑜伽经之光》。

正法的分类

正法被分为几个方面。（见表 8）首先，正法被分为原质正法（puruṣa dharma）和原人正法（prakṛti dharma）。

原质正法又被分为个体灵魂和宇宙灵魂，而原人正法则分为 acetana prakṛti dharma 和 sacetana prakṛti dharma。acetana prakṛti dharma 包括 mṛṇmaya, annamaya, vāyumaya, nābhasa, tejasa, raktamaya, asthimaya 和 bījamaya。sacetana prakṛti dharma 进一步分为 tiryak（与动物和鸟类有关）、atiryak dharma（与非生物有关）。动物和鸟类属于 tiryak，而 atiryak 涵盖了 mānuṣa 和 amānuṣa dharma。amānuṣa-dharma 属于 rākṣasas（小妖精）和 devatā（神），前者又分支为 daitya, dānava 和 āsūrika，后者分支为 yakṣa, gandharva, kinnara, kimpūruṣa。

mānuṣa-dharma 主要包括三部分。它们是 śārīaka, manasika 和 ātmika，除此之外，还有 rājakīya, sāmājīka, ārthika, laukika, daivika, vārṇika 和 āśramika。mānuṣa dharma 涵盖了 varṇa dharma 和 āśrama dharma。

śarīra dharma（身体正法）是 yogika（瑜伽的）、mallika（体育运动，例如摔跤）、dhānuṣa（箭术）、nātya（舞蹈）、sāngītika（音乐）、vyāvahārika（语言和行动协调）。

身体正法在瑜伽中的重要性

身体是遵循人的正法的主要工具。迦梨陀娑（Kālidāsa）说："śarīramādyam khalu dharma sādhanam"——身体健康是一切正法修行的根基。根据《蒙查羯奥义书》（*Muṇḍakopaniṣad*，第 3 章第 2、4 节），"nāyamātmā balahīnena labhyaḥ"——软弱者无法达到真我。这两个引文充分地解释了身体康健的重要性，不仅在于享受（bhoga），还为了从享受中解脱。软弱者不可能认知阿特曼（ātman），而且，如果没有身体的平和与意识的宁静，修习也不可能。为了获得平和与宁静，瑜伽正法被放在首位。瑜伽没有民族、种族、时代、年龄、性别或教条，它是普遍的文化，它是为了地球上的全人类准备的。正法是自我的文化，瑜伽也是。它令 kṣetra（领域或身体）纯净、神圣，好让 kṣetrajña（puruṣa 或真我）住进来。

根据习练者的身体和智性能力，瑜伽分为四类修习。它们是 bahiraṅga sādhana（外部修习）、bahiraṅga-antaraṅga sādhana（外部—内部修习）、antaraṅga sādhana（内部修习）和 antarātma sādhana（深度修习）。外部修习包括以禁制和劝制的形式做的道德实践，以体式和调息的形式进行的身体和心理实践。在外部一内部修习阶段，之前所进行的修习通过制感达致成熟。内部修习是由专注培养智性的稳定，由冥想净化意识的修习。在深度修习中，意识神圣化、纯净化，在三摩地中，真我的恩典闪耀。（见表 9）

表 9　修习的分类

修习类型	实现途径	对应的瑜伽分支
1. bahiraṅga sādhana（外部修习）	1. 道德规训	1. yama（禁制） 2. niyama（劝制）
	2. 身体—思想规训	3. āsana（体式） 4. prāṇāyāma（调息）
2.bahiraṅga-antaraṅga sādhana（外部—内部修习）	3. 纯粹的思想规训	5. pratyāhāra（制感）
3. antaraṅga sādhana（内部修习）	4. 智性规训	6. dhāraṇā（专注）
	5. 体验宇宙意识	7. dhyāna（冥想）
4. antarātma sādhana（深度修习）	6. 体验灵魂的恩典	8. samādhi（三摩地）

追求真我的知识的人不应当忽视身体。如果真我的一部分，比如身体被忽视了，那么这不是虐待真我吗？如果一个人希望完全地觉知真我，那么完全地觉知身体不是必要的吗？

通过习练瑜伽，一个修习者得到了真我的光芒，这通向对神的认知。

遵循正法把人带向真正的生死如一的体验境界。瑜伽令意识体验到静止和沉默，没有任何波动、任何分类，或任何主观和客观思想之间的二元性。正法和瑜伽都把修习者从"是"的状态带到"正在变成"的状态，体验和生活在纯净无瑕的存在状态中。

瑜伽通常叫做八支瑜伽，包括禁制、劝制、体式、调息、制感、专注、冥想和三摩地。

禁制是非暴力、真实、不偷盗、节制、不贪婪的统称。他是无关阶级、时代和地点的社会道德。它们是对所有人都适用的普遍准则。

劝制是个体的规训，有五个方面：内在和外在的纯净、知足、对追求灵性生活目标的热忱或热情、启迪智慧求得真我知识的学习、将我们所有的行动都献在神的脚边。

身体被赐予我们，作为梵（Brahman）的居所，通过它，真我如纯净的水晶一般表达自我。如果把身体当作是碰不得的东西，这是非止法（adharma，不符合正法）。我们知道，身体会衰败、被丢弃，但是，它是达到认知的唯一工具，因此，身体应当保持在完美状态中。为了阿特曼的居所的纯净，要习练体式和调息。

智性控制思想，指引行动器官和感觉器官达到它的目标：真我。通过瑜伽习练，修习者的身体强壮、健康、和谐，远离欲望，通向摆脱苦和波动的自由境界。

心理正法（mānasika dharma）在瑜伽中的重要性

神既有形又无形。他是实在的，也是抽象的。他在一切之中，也在每个形式之中。认识到这一点，修习者做体式时，把自身摆放在这样的位置上，也就是体式作为他的战车，他谦卑地向神致意，臣服于神。带着这种臣服的态度，修习者就把自己从肉体和心智的层面上转移到灵性的层面。外部修习被转化为内部修习。他把小我（ahaṃkāra）的身份丢下，培养谦卑（vinaya）。

调息通过给细胞注入生机力量，来发展生理鞘和心理鞘。调息习练赋予能量，加强意志力，使大脑警醒并振奋原人。

调息有四个方面。它们是吸气（pūraka）、吸气后屏息（antara kuṃbhaka）、呼气（recaka）和呼气后屏息（bāhya kuṃbhaka）。在这个过程中，融入奉爱（bhakti）。

吸气时，不是空气被吸入，而是神本身以气息的形式进入了。神是无限的，因此，不是遥不可及的。无限的神在我们有限的身体之外，也在身体的深深的核心之中。修习者吸入无限，并保持着它（antara kuṃbhaka），完全与个体灵魂（jīvātman）结合。当无限与他的个体自我彼此交融时，他不允许任何思想闯入或创造干扰。在呼气（recaka）时，修习者调整他的思想，自我通过呼出的气体，向神臣服。通过这个呼气的过程，他把自己的生命本质精华放在他选择的神祇的脚边（īṣṭa 的 evatā vigraha），就像虔诚的人献上花环一般。在呼气一屏息（bāhya kuṃbhaka）时，他等待神接受他深深的臣服，在整个屏息过程中都谦卑而宁静，与梵合一。

制感隐藏在调息的过程中。思想被感官往外拉，渴望世俗的享受。通过习练调息，感官被反向接入，它们的能量往回流，向着思想的更内在充满，这样，感官就脱离了享受对象。制感让感官得到训练，被缚在永恒、纯净、真实、一的内在光芒之上。

dhāraṇa（专注）、dhyāna（冥想）和 samādhi（一种存在状态，没有“我”的感觉）被帕坦伽利称作 saṃyama 或整合。从 sthūla（粗糙）到 sūkṣma（精微）的整合，saṃyama 多种多样。（见表 10）

表 10　主观整合（人的内在世界）的阶段

序号	梵文	释义
1	śarīra saṃyama	身体的整合
2	prāṇa saṃyama	呼吸的整合
3	indrīya saṃyama	感官的整合
4	mano saṃyama	思想的整合
5	jñāna saṃyama	客观知识的整合
6	buddhi saṃyama	主观知识的整合
7	citta saṃyama	意识的整合
8	ātmā saṃyama	灵魂的整合

无论在体式习练还是调息，亦或研读或在专注和冥想的过程中，都把瑜伽的全部八瓣归拢并转化，这是 kaivalya 或深度修习（antarātma-sādhana）。

通过规律的不间断的习练瑜伽，影响内部修习的障碍（《瑜伽经》第 1 章第 30、31 节）被去除，身体和意识之间、意识和真我之间的完美的结合被建立。这是瑜伽的目标，也是正法的目标。

《瑜伽经》宣称，带着热忱和投入、不间断地习练瑜伽八瓣时，如在第 2 章第 27 节所解释的，会体验意识或智慧的七个阶段。但是，在现代语言中，它们被等同于解剖体的知识、生理知识、思想的知识，包括了获得的客观知识和主观体验到的知识。这些让人靠近真我，对自己的存在有所领悟。

在 saṃyama 中，认知者（grahītṛ）、认知的工具（grahaṇa）和被认知的对象（grāhya）被净化并结合。克里希那神把 saṃyama 表述为，知者（jñānaṃ）、知识（jñeyaṃ）和认识的对象（parijñātā）都结合起来（《薄伽梵歌》第 18 章第 8 节）。多样性消失了，身份消解了（《瑜伽经》第 1 章第 41 节）。修习者生活在纯朴的纯净之中，被称作神圣的状态。在那合一的光辉中，身体、思想、智性和意识全都沉浸在真我的海洋中。生和死停顿了；没有任何移动，甚至个体存在感也消失了。

最接近的例子是海洋。海洋的表面是狂暴的，但是在海底是宁静安详的。尽管瑜伽士活在身体之中，并实现他在世间的所有活动，但他仍然保持镇静和平静。从粗钝（sthūla）到精微（sūkṣma），从精微（sūkṣma）到原因（kāraṇa），这样他生活在 guṇātita（从自然的性质中解脱）的状态中，作为 jīvanmukta 或 mokṣa，像一般的个体那样生活和采取行动。那么这不就是最高的智慧状态吗？正如瑜伽指向 ātma darśana mārga，正法的目标不就是活出并体验 ātma sākṣātkāra 吗？

如果你把瑜伽的目标和方法与正法的目标和方法做对比，你会轻易地理解这两者都追求同样的目标。

瑜伽把我们从对身体的狂热崇拜引领到真我的修养上，从个体到社会，从社会到大的世界，正法也是如此，像一棵大树，庇护着人类整体，引导人走向正直的道路。遵循瑜伽道路的人，把瑜伽当作正直的义务，在正法的顶点，品尝灵性的芬芳甘露，瑜伽亦如是。

正如一棵树的灵性芬芳的顶峰是多汁美味的水果，瑜伽修行和正法的顶点是 ātmānanda jīvana[①]。

---

① 然而，根据《瑜伽经》（第 4 章第 7 节），一位有成就的瑜伽士不仅避免非正法或黑暗行动，甚至超越正法或正当的行动。在《摩诃婆罗多》这样讲道："摒弃正法和非正法，摒弃真实和非真实，摒弃（思想）你就摒弃了一切。"

"抛开所有正法的义务，在"我"里面臣服和求庇护。我会让你们从一切罪之中解脱，"克里希那神在"自我臣服的道路"中说（《薄伽梵歌》第 18 章第 66 节）。

2.19 瑜伽讲求修习的效率

今天是帕坦伽利纪念日（Patañjali Jayantī）。你们很多人叫我从自己的经历出发，谈谈帕坦伽利的《修习篇》（Sādhana-pāda）。你们知道，我不是一个嘴上的人，而是行动的人。我的目标是习练并保持在瑜伽中。谈话不是我的目标，也不是我的习惯，更不是我的职业。把经验变成语言，这对我来说非常困难。事实上，经验被语言化的那一刻，就失去了它的效力。语言是松散的，而经验是坚固结实的。经验令人更深地沉浸在习练中，而语言使人与经验分离。经验如天高、如海深。语言有局限。经验带人走向更深的旅程，而语言把人带到外部世界。修习必须被执行；它不能被语言化，因为它是谦逊的、沉默的。

言谈充满了 rajo dharma（激性的正法），没有 rajo guṇa（激性属性），就不容易谈起来。经验是 sattva dharma（光明的正法），因此，我不得不通过激性的语言来表达光明的的经验。rajo guṇa（激性属性）是表达性的，它表达思想，而 sattva guṇa（光明属性）只是照亮。因此，我就得依靠 rajo-sattva，才能表达出我的经验。作讲话时，我得建立 rajo-sattva guṇa，而在习练时，我是 sattva-rajo dharmi，保持这个平衡非常难。

通常来说，做演讲的人总是声音甜美。就像歌手培养、训练、调整他的声音，演讲者在谈话过程中，令自己的声音甜美顺畅。我从来也没有培养过我的声音，因为我从没想过我这辈子会作演讲。因此，我请求你们原谅我粗糙的嗓音。但是要了解到，尽管我的嗓音是粗糙的，但我的习练和经验是甜美的。在这个排灯节（Diwali），我请求你们接受我通过修习获得的经验知识。

人们常常认为修习要闭着眼睛，并且跟行动没什么关系。首先，摒弃这种误解的观念。帕坦伽利的瑜伽充满了富有活力的行动（kriyā）。

帕坦伽利的《瑜伽经》有四章：《三摩地篇》《修习篇》《力量篇》《解脱篇》。人们认为帕坦伽利只在《修习篇》中解释了如何修习，其他篇都只是哲学内容。

这不是真的，因为所有的四章都包括修习，从最粗糙的层面到最精微的层面。因此，这四章都是修习篇，适合智性和意识不同发展程度的修习者。

印度哲学不只是理论性的。它既包括理论也包括习练，以及这两者结合到一起。即便在《瑜伽经》里，sādhana kriyā 在四章里面都有体现。根据修习者的智性和灵性层次的不同，各章解释的修习层次也不同。修习层次随着修习者的智性的提升而提升。除了这些，不同层次的修习彼此相关、互相依存。一个人要把不同篇章中举出的修习联系起来。按照每个个体的智性成长，修习的不同性质，使每个人都达到他的意识修养层次。

正如理论与实践相结合，科学、艺术和哲学也相结合。瑜伽的科学以艺术的方式被采用，结果是灵性的体验。因此，瑜伽是 jñāna, vijñāna 和 prajñāna śāstra。jñāna 是学习的知识或认知。vijñāna 是通过试验进行调查，进而分辨是非。prajñāna 是辨别的智性，伴随着谨慎和明智，它基于经验，不断重复地被过滤和重新过滤。

简而言之，jñāna 就是知识的集合。vijñāna 是通过调查和辨别得到的专门的知识。当所学的知识和调查的知识被修习检验，就变成了 prajñāna。然后，就不再有知识了，只有智慧。

《三摩地篇》解释了 jñāna 和 vijñāna śāstra。《修习篇》通过经验联结了 jñāna 和 vijñāna śāstra。《力量篇》涵盖了 vijñāna 和 prajñāna 的理论和习练。第 4 章指导如何继续生活在 prajñāna 的状态中。

让我换种方式来讲。《三摩地篇》令一个有志者成为 jñānī,《修习篇》令 ajñānī（无知者）转变成为 sujñānī（博识的人）。sujñāna 是成熟的知识。《力量篇》使人成为 vijñānī，让人准备好变成《解脱篇》中讨论的 prajñāni。

当 jñāna-vijñāna-prajñāna 通过实践的方法被连接起来和实现。这就叫做 sādhana（修行）kriyā。

瑜伽的方法充满了修习，除了在文本的最后一节经文以外，帕坦伽利没有提出过结束修习。在最后一节经文中，他使用了 puruṣārtha（人生四目标）、śūnya（生活的四个目标不存在了）（《瑜伽经》第 4 章第 34 节）。这表示当修习者的所有目标都不存在了，修习就结束了。当他已经实现了所有要被实现的，没有再要他去实现的了，修习的结束才会发生。因此，我说按照帕坦伽利，修习从第一节经文开始，以最后一节经文结束。

帕坦伽利在不同地方用不同的术语表示修习。

在《三摩地篇》，他用 anuśāsanam 这个词。这个词表示出一种实践的路径。因此，anuśāsanam 强调应用和执行，而非思索。

《瑜伽经》中的另一个词是 abhyāsa，abhyāsa 是刻意的练习。它的意思是不断地、刻意地、有技巧地、智慧地重复练习。

在《三摩地篇》，帕坦伽利要我们做修习，以达到无种三摩地（nirbīja samādhi）。他要求习练者分析和检查他的意识（citta）的波动、变更、苦痛和潜能。他要求弟子调查意识的质量及其移动。他要弟子带着信念、尊敬、能量、活力和英勇加速习练。帕坦伽利要瑜伽人培养记忆且净化它，使他的觉知通过强烈的沉思能够帮助他获得真正的知识。他甚至要求弟子培养对至高者的奉献（bhakti），这样内在的主（antaryāmin）就会指引他。他解释了 citta prasādanam 并且给出了几个让意识高雅地散开的方法。他要有志者通过 samāpatti 净化智性，使意识澄净，有助于沉思神。

瑜伽习练的整个根基就建立在第 2 章的基础上，这就是为什么它叫做《修习篇》。这一章被认为是瑜伽的起点。由于无知，初学者和新手总是被困在怀疑和懒惰的网中，怀疑在脑子里，懒惰在身体中。他需要被提振。瑜伽习练会提振他，从无知到理解，从不成熟到成熟。就像看护人照料小孩子，指引他正确的方向，直到他成熟起来。

在《修习篇》中，帕坦伽利使用了 kriyā 这个词。这个词表示行动。他了解人类心理学。他知道学者的脑力强大，他们很可能把知识转化为逻辑结构，却没有亲身的体验。通常，逻辑和习练似乎彼此远离。大多数时候，人们发现，有逻辑的东西看起来不实际，而实际的东西又似乎无逻辑。好像逻辑知识和实践知识彼此平行，从不交会。克里亚瑜伽是实践和逻辑的结合，用心的智慧和思想的智慧去推理和感受。

克里亚瑜伽是三层瑜伽，包括 tapas, svādhyāya 和 īśvara praṇidhāna。tapas 是自律，有志者燃烧掉自己的不洁，通过采取某些戒律，有志向达致完美。在这里，他出于自己的意愿遵守戒律。svādhyāya 是自我研习。他反思自己和自己的行为。他观看意识的苦，还有自己如何陷于其中。他认识到，意识的苦使他远离真我。为了去除这些苦，他得到的建议是纠正行动。所有这些步骤都属于自我研习。然后是 īśvara praṇidhāna，这是对至高的主的爱和依赖。当修习者在瑜伽的道路上取得进步，他会发现障碍折磨着他。因此，帕坦伽利要求修习者在业、智和奉爱三条路上打下根基，这三根支柱支撑他直到最后。于是，帕坦伽利把业、智和奉爱表达为 tapas，svādhyāya 和 īśvara praṇidhāna。kriyā 瑜伽或行动瑜伽是修习（习练）的关键点。它是一把万能钥匙，从根基到顶点的习练，每一步上都适用，陪伴着有志者在瑜伽道路上前进。

然后是 anuṣṭhāna 这个词。这个词表示有精神投入的虔诚习练。帕坦伽利让我们不要机械地重复瑜伽行动。kriyā 瑜伽要建立在 anuṣṭhāna 的习练之上。八支瑜伽要虔诚地习练这三个层次。

《力量篇》（Vibhūti-pāda）就像基于专注、冥想和三摩地的高等教育。第 3 章解释的 siddhi 是整合（saṃyama）的结果。当专注、冥想和三摩地被编织为一根线，就是整合。这会通向超自然能力。整合的过程属于修习的范畴。有 sādhana kriyā，但是它在最深层，你无法看到它、展现它或表达它。

肌肉和骨骼、行动器官、感觉器官、五个粗糙元素、五个精细元素、意识（citta）、思想（manas）、智性（buddhi）和小我（ahaṃkāra）被转化，以达到精妙和纯净的状态。帕坦伽利把这解释为 pariṇāma，意思是转化。在这个阶段，修习者从内到外完全地改变了自己的行为。

一般情况下，人们认为第 4 章是理论性的，没有讲 sādhana，但这不是真的。帕坦伽利没有解释任何 sādhana kriyā，但是指引人如何在修习中保持纯净，不要让她变得陈腐或被污染。他说，尽管意识受到观者的吸引，但是由于疏忽和忽视，产生了裂隙，意识和观者分离了（《瑜伽经》第 4 章第 27 节）。只有通过修习和对法云三摩地（dharmamegha samādhi）的理解，才能去除裂隙。

我希望现在清楚了，修习不局限在《修习篇》中。修习在所有四个章节中，都被强调。只是在第 4 章中，变得更精妙、精细和深邃。ātma sādhana 是所有 sādhana 中最最精妙的形式。

总结一下，《三摩地篇》可以被比作奉爱的道路，《修习篇》可以比作业的道路，《力量篇》可以被比作智的道路，《解脱篇》被比作不执着的道路。第 1 章是奉献的道路，第 2 章是行动的道路，第 3 章是知识的道路，第 4 章是弃绝的道路。但这种分类也仍然是在粗糙的层面。在精微阶段，它们不能被区分开。

《三摩地篇》是一切原质工具的升华，行动器官、感觉器官、思想、智性、意识和“我”性。因此，瑜伽的科学从边缘开始，从《三摩地篇》开始，来征服行动器官、感觉器官和思想。《力量篇》中的解释旨在征服 buddhi 或智性、ahaṃkāra 或小我、citta 或意识，最后是良心或 darmendriya，三摩地是瑜伽的最高状态，可以通过纯粹的意识直接达到或一步一步地、从身体的边缘起遵循修习来达到。因此，《修习篇》从粗身鞘、生理鞘、心理鞘开始，穿透《三摩地篇》中解释的智性鞘，并且把这两个篇章和《力量篇》联系起来，穿透智性鞘，进一步向直觉鞘、喜乐鞘和意识鞘，而《解脱篇》引领我们穿透真我鞘。（见表 11）

表 11 《瑜伽经》四章中的修习

篇章	道路	穿透层	限制	果实
1.《三摩地篇》（关于专注）	bhakti 道路（奉献的道路）	vijñamaya kośa*（智性鞘）（第 1 章和第 3 章同）	所有自然工具：行动器官、感觉器官、思想、智性、意识、“我”性，直接地	vicāra śuddhi 思想的净化（通过不同的 samāpatti）
2.《修习篇》（关于修习）	karma 道路（行动的道路）	annamaya kośa（粗身鞘） prāṇamaya kośa（生理鞘） manomaya kośa（心理鞘）	一步一步地，karmendriya（行动器官）jñānendriya（感觉器官）manas（思想）得到控制和稳定	ācāra śuddhi 行为和性格的净化，通向行动的净化
3.《力量篇》（关于成就）	jñana 道路（知识的道路）	vijñamaya kośa*（智性鞘） buddhimaya kośa*（直觉鞘） ānandamaya kośa（喜乐鞘） cittamaya（意识鞘）	antarendriya（精微器官） buddhi（智性） ahaṃkāra（小我） citta（意识） dharmendriya（良心）	通向 ātma darśana 的过渡状态（灵魂的照见）
4.《解脱篇》（关于解脱）	不执着的道路（弃绝的道路）	ātmamaya kośa（真我鞘）	混合的，整体的，达到顶点的	vīrāṭa puruṣa darśana（闪耀的壮观的真我的反映）（citiśakti 或真我的力量）

* 为了方便，智性鞘和直觉鞘被分开了，尽管它们都属于意识鞘。

《三摩地篇》将注意力专注在思绪上，净化和过滤思绪。思绪的净化叫做 vicāra śuddhi，各种不同的 samāpatti 就是为了这个目的。

《修习篇》把注意力引到净化行为和品性上，使行动净化。这叫做 ācāra śuddhi。《力量篇》吸引注意力来体会 jīvātman 的神圣光辉。siddhi（力量）是我们内在神性的证明。这就是为什么这章叫做《力量篇》。克里希那神在《薄伽梵歌》第 10 章勾勒了他自己的光辉。在这里，帕坦伽利在这一章强调了我们内在的神性。但是他没有忘记提醒我们 jīvātman 的光辉不如 paramātman 那么广泛，所以，就有了第 4 章。

这一章探讨 kṣetra 和 kṣetrajña，场域和场域的认知者。帕坦伽利让我们认识到 puruṣa（观者）、prakṛti（自然、原质）和我们之上的主的区别。在这个意义上，《解脱篇》对应于主的 viśvarūpa darśana（宇宙形式的形象）或主的宇宙形式。帕坦伽利表达了 citiśakti（真我的力量）。他是无所不知、无所不能、无所不在的。这就是 virāṭa puruṣa darśana（闪耀的、辉煌的、真我的反映）。

排灯节（Diwali）是光的节日，让主的光芒引领你找到他。

第三部分

帕坦伽利与他的瑜伽体系

ॐ

3.1 帕坦伽利的《瑜伽经》

——智慧的珍宝[①]

帕坦伽利的智慧珍宝是其关于人类探索视见真我（Self）的一本论著。这本论著分为四个篇章:《三摩地篇》(Samādhi-pāda),《修习篇》(Sādhana-pāda),《力量篇》(Vibhūti-pāda）与《解脱篇》(Kaivalya-pāda)。

第1章讲述了生命的意义；第2章阐明了有关自我进化的系统性核心律条；第3章引领我们为照见真我，继续强烈的修习；第4章是唱诵真我之歌，以尽享甘露。

三摩地篇[②]

1.1 现在，在对神之赐福的祈祷中，开始阐释瑜伽的神圣艺术。

1.2 瑜伽就是止息意识中的波动。

1.3 那时，观者安住于自己真正的光辉。

1.4 而在其他时刻，观者认同于波动的意识。

1.5 意识的波动有五种，有些是痛苦的，有些是不痛苦的，有些是可辨识的，有些是不可辨识的。

1.6 它们由正知、谬误、幻象、睡眠和记忆导致。

1.7 正知是直接的、被推论的或验证无误的。

1.8 错误的或由错觉产生的知识建立在非事实或非真的基础上。

1.9 缺乏实相的言语知识是幻象或想象。

1.10 睡眠是知识或思想之波非刻意的缺失。

---

① 建议读者一次性读完整篇译文或分章阅读。这将使你们对作者所阐述的《瑜伽经》有个清晰认知。

② 以下译文摘自［印］B.K.S 艾扬格:《帕坦伽利瑜伽经之光》，王东旭、朱彩虹译，海南出版社 2016 年版。该书为艾扬格瑜伽学院指定教材。——译者注

1.11 记忆是对语言与经验未经加工的回想。

1.12 修习与不执是止息意识波动的途径。

1.13 修习就是坚持不懈地努力，以平息这些波动。

1.14 长时间、不间断、警醒的修习，是控制心意波动的坚实根基。

1.15 弃绝就是超脱欲望的练习。

1.16 当一个人超越三德并觉知灵魂，就是终极的弃绝。

1.17 修习和不执形成四种类型的三摩地：自我分析，综合，喜乐，经验到纯粹的存在。

1.18 在这些经验中生起的“空”是另一种三摩地。潜在的业力是休眠的，一旦被唤醒，就会发芽，制造波动并干扰意识的纯净。

1.19 在此境界，一个人可经验到身体的消失或融入原质。这样可以引领他进入分离或独存之境。

1.20 必须带着信任、信念、活力、敏锐的记忆与强烈的专注进行修习，以突破这种灵性上的自满。

1.21 以最高活力与热情修习的人，接近目标。

1.22 弱的，中等的和强的修习者是不同的。

1.23 或者，通过深度冥想神并全然交托给神，“心”可以被控制。

1.24 神是至上存在，彻底脱离（二元）冲突，不被任何行动及因果影响。

1.25 神是所有知识那至高无上的种子。

1.26 神是最初的、最重要的和绝对的上师，不受时间的限制。

1.27 神圣的音节“唵”代表他，被称为普拉纳瓦。

1.28 不断重复念诵曼陀罗“唵”，并感受、觉知它的完整意义。

1.29 通过重复念诵“唵”来冥想神，移除掌控内在自我途中的障碍。

1.30 这些障碍包括疾病、懒惰、疑惑、粗心、懈怠、欲念、妄见、缺乏毅力和退步。

1.31 悲伤、绝望、身体不稳定和呼吸不均匀，进一步加重了“心”的散乱。

1.32 保持专一的持续努力能够阻止这些障碍。

1.33 通过培养友善、怜悯与喜乐，并对苦乐、善恶不动心，意识变得向善、平静而慈悲。

1.34 或者，通过保持柔和、稳定的呼气中感受到的以及呼气后的被动屏息中感受到的平静状态。

1.35 或者，通过专注于一个有助于保持心意与意识稳定的对象。

1.36 或者，通过专注于明亮、灿烂、超越悲伤的光，获得内在的稳定。

1.37 或者，通过专注于已开悟的圣人，他们已摆脱欲望和执着，平静而安宁；或者，通过专注于神圣的对象。

1.38 或者，通过在醒态期间回想并专注于梦态或深眠状态中的经验。

1.39 或者，通过冥想任何可导向意识稳定的渴望对象。

1.40 对专注的掌控带给我们洞察万物的力量，小至原子，大到无垠。

1.41 瑜伽士明白认识者、认识工具和认识对象是一，就是作为观者的他自身。好像一块纯净通透的宝石，他显示出一种无暇的纯净。

1.42 在这个被称为“有寻三摩钵底”阶段，词语、含义及内容交融，形成一种特殊的知识。

1.43 在“无寻三摩钵底”中，记忆与智性之光的区别显示出来，记忆被净化，意识不加反射地发光。

1.44 类似地，对精微方面的专注被理解为有伺三摩钵底和无伺三摩钵底。

1.45 原质最精微的层次是意识。当意识融入原质，就失去所有标记并变得纯净。

1.46 上述经文描述的三摩地状态需依赖于一个支撑物或种子，被称作“有种三摩地”。

1.47 对无伺三摩钵底的精通带来纯净。萨埵或光明不受干扰地流动，点亮自我的灵性之光。

1.48 当意识停留于智慧中，灵性直觉的真理之境来临了。

1.49 这种充满真理的知识和智慧有别于并超越了那些来自书本、见证和推论的知识。（由此不再依赖于经文 1.7 的内容——译者注）

1.50 新生命始于这充满真理之光。旧业被抹去，新业不再生成。

1.51 当新的智慧之光也被舍弃时，无种三摩地来临了。

修习篇

2.1 刻苦修习，自我研习和研习经典，将自我交托给神，就是瑜伽行动，这被称为克里亚瑜伽。

2.2 修习瑜伽可以减少痛苦，并导向三摩地。

2.3 五种破坏意识平静的痛苦是：无明或缺乏智慧，我见或以自我为中心，执着于欢愉，厌弃痛苦，贪生怕死。

2.4 缺乏真知是一切痛苦与悲伤之源，无论它们是休眠的、微弱的、中断的还是完全活跃的。

2.5 错将短暂当作永恒，将不净当作纯净，将痛苦当作欢乐，将非阿特曼当作阿特曼，这是缺乏灵性知识的表现，也就是无明。

2.6 我见是把我当做观者。

2.7 欢愉导致欲望与情感上的依附。

2.8 痛苦导致憎恨。

2.9 自我保存或对生命的执着是所有痛苦中最为精微的，甚至智者也是如此。

2.10 通过一个回归的过程，精微的痛苦不断减弱，直至全部消除。

2.11 由粗糙和精微的痛苦造成的意识波动，可以通过冥想消除。

2.12 前世积累的根源于痛苦的印记，将在今生和来世经验到。

2.13 只要行动之根存在，就会导致不同的出身、寿命和经历。

2.14 根据我们好的、坏的或好坏混杂的行动，我们把生活质量、寿命和出身经验为快乐或痛苦的。

2.15 智者懂得，由于波动、原质三德和潜意识印象，甚至连快乐的经历也染上了悲伤，于是他就远离它们。

2.16 尚未到来的痛苦能够也将会避免。

2.17 痛苦产生的原因是将观者与观看对象连接或等同，补救的方法是使它们分离。

2.18 原质，它的三德——萨埵、罗阇、答摩，以及它的演化物——元素、心意、感觉器官和行动器官，它们的存在永恒地服务于观者，为的是享乐或解脱。

2.19 原质分为四个阶段：可辨别的，不可辨别的，可分化的，不可分化的。

2.20 观者是纯意识，他目击原质而不依赖于它。

2.21 原质与智性的存在只是为了服务于观者的真正目的，那就是解脱。

2.22 对于解脱的存在者，与原质的连接已中止，原质的目的已达成，但原质的过程依然影响其他人。

2.23 观者与观看对象的连接，是为了观者发现自身的真实本性。

2.24 无明（缺乏灵性认识）是错误地认同观看对象的原因。

2.25 通过正知可以摧毁无明，这样就断开了观者与观看对象的连接。这就是解脱。

2.26 分辨知识在思想、语言与行动中不停息的流动摧毁无明——痛苦之源。

2.27 通过这不间断的分辨知识之流，一个人获得七个层次的完整知识。

2.28 通过虔诚地修习瑜伽的各个方面，不净被消除，智慧王冠发出荣耀之光。

2.29 禁制（道德命令）、劝制（确定的规则）、体式（坐姿）、调息（呼吸的控制）、制感（感官朝向源头的内化）、专注、冥想和三摩地，是瑜伽八支。

2.30 禁制的五柱是：不害、不说谎、不偷窃、不纵欲和不贪婪。

2.31 禁制是重要的、强有力的、普适的誓戒，不受地点、时间、阶级的制约。

2.32 劝制包括：洁净、满足、苦行、自我研习和将自己交托给至上神或神。

2.33 那些与禁制和劝制相反的原则，要用分辨的知识回击。

2.34 不确定的知识引发暴力，无论是直接造成的，间接造成的，还是已被宽恕的。不确定的知识由轻微、中度或强烈的贪婪、愤怒或迷惑引发，它导致无尽的痛苦和无明，通过内省能够终结它们。

2.35 当不害在语言、思想、行动之中确立起来，一个人好斗的天性就会消除，在他面前，其他生命的敌意也不复存在。

2.36 当修习者稳固地立身于诚实的修习，他的语言就变得如此强大而有力，以致无论他说什么都会实现。

2.37 当修习者稳固地立身于不偷窃，珍宝就会到来。

2.38 当修习者坚定地立身于不纵欲，知识、活力、勇气和能量流向他。

2.39 当一个人摆脱占有的贪婪，前世与今生的知识就会显现。

2.40 身体与思想的洁净使人不愿为了自我满足而与他人接触。

2.41 身体洁净，意识纯净，感官被控制，认识内在自我所需的快乐觉知也会出现。

2.42 从满足与善意中，出现最高的快乐。

2.43 苦行烧尽不净，并点燃神性的火光。

2.44 自我研习引向对神的觉悟或与择神的联结。

2.45 将自我交托给神带来三摩地的完美之境。

2.46 完美体式带来身体稳健和思想的仁慈。

2.47 当体式的完成变得毫不费力时，体式就臻于完美，修习者即抵达内部的无限存在。

2.48 从此时开始，修习者不再被二元性所扰。

2.49 调息是对吸气、呼气和屏息的控制。只有达到体式的完美后才可以练习调息。

2.50 调息包括三个活动，绵长而精微的吸气、呼气和屏息。三者根据持续时间和部位被精确地控制。

2.51 第四种调息超越了内部与外部之分，看上去无需刻意也毫不费力。

2.52 调息去除了遮蔽知识之光的面纱，预示着智慧黎明的到来。

2.53 心意也变得适于专注。

2.54 从与外部对象的接触中收回感官、心意与意识，随后将它们向内拉向观者，这就是制感。

2.55 制感导致对感官器官的完全控制。

力量篇

3.1 将意识固定于一个点或一个地方，这是专注。

3.2 注意力稳定而持续地流向一个点或同一个地方，就是冥想。

3.3 当冥想对象吞没冥想者，显现为主体时，自我意识便消失了。这就是三摩地。

3.4 专注、冥想和三摩地，三者构成专念。

3.5 从对专念的掌握中，出现觉知之光和洞见。

3.6 专念可应用于各个领域，产生效用。

3.7 相对于前五支，瑜伽的这三支是内在的。

3.8 同样，相对于无种三摩地，专念是表。

3.9 观照潜意识印象的生起和受控之间的那些寂静刹那，是意识朝着控制的转变。

3.10 控制印象的生起，带来不受干扰的宁静之流。

3.11 心中分散的注意力减少，指向一点的注意力增加，就是朝着三摩地的转变。

3.12 当心意的波动达到平静时，指向一点的意识便出现了。保持强烈的觉知，从指向一点的注意力进入无所指向的专注，就是进入心注一处。

3.13 通过这三个阶段，驯化的意识得到转变，从其潜在状态（法）走向进一步的净化（相）和净化之顶点（境）。通过这种方式，元素、感官和心意发生了转变。

3.14 基质（根原质）在一切状态中存在并保持其特质，无论是显现的、潜在的还是被征服的状态。

3.15（修习方法中）连续的依次变化导致意识中的不同变化。

3.16 掌握法、相、境三种转变，专念于意识的控制、三摩地、心注一处状态，瑜伽士获得对过去与未来的知识。

3.17 语词、对象和观念重叠，产生混乱，通过专念，人知晓一切存在者的语言。

3.18 通过直接感知自己的潜意识印象，瑜伽士看见自己的前世。

3.19 他获得读心的能力。

3.20 如有必要，能够泛泛读懂他人心意的瑜伽士也能精确地识别心意所不能触及的特定内容。

3.21 通过控制精身，瑜伽士可任意中止从自身发出的光线，如此，他于旁人不可见。他能让可感知力返回，从而使自己再度可见。

3.22 通过上述方式，他能阻止声、香、味、色、触。

3.23 行动的结果是即刻的或延迟的。通过专念于自己的行动，瑜伽士将预知自己死亡的确切时间。

3.24 通过完善对一切对象的友善和其他美德，他获得道德与情感的力量。

3.25 通过专念于力量，瑜伽士将如大象一般强壮。

3.26 隐藏之物，无论是近是远，都向瑜伽士显露。

3.27 通过专念于太阳，瑜伽士将知晓七个世界和体内的七个宇宙中心。

3.28 通过专念于月亮，瑜伽士将知晓星星的位置和星系。

3.29 通过专念于北极星，瑜伽士知晓命运的进程。

3.30 通过专念于肚脐，瑜伽士获得关于人体构造的完美知识。

3.31 通过专念于喉咙凹处，瑜伽士征服饥饿和干渴。

3.32 通过专念于喉咙凹处的龟脉，瑜伽士能让自己的身体和心意如乌龟一样不动。

3.33 通过专念于头顶之光（眉心轮），瑜伽士视见悉达。

3.34 借着灵知官能，瑜伽士成为一切知识的知者。

3.35 通过专念于心脏部位，瑜伽士彻底知晓意识的内容与倾向。

3.36 通过专念，瑜伽士能轻而易举地区分萨埵和灵魂，灵魂是实在的、真实的。

3.37 通过那种灵性感知，瑜伽士获得非凡的听觉、触觉、视觉、味觉和嗅觉官能。他甚至可凭自己的意愿产生这些非凡官能。

3.38 这些成就是三摩地的障碍，尽管它们在现实生活中是力量。

3.39 通过消除束缚之因，并让意识自由流动，瑜伽士任意进入他人身体。

3.40 通过掌控上行气，瑜伽士可在水上、沼泽上、刺上行走，而不碰触它们。他也能漂浮。

3.41 通过专念于平行气，瑜伽士像火一样发光，他光环闪耀。

3.42 通过专念于空间和声音的关系，瑜伽士可听到遥远的神圣之音，听觉器官耳朵抓住空间里的声音。这是对风的征服。

3.43 通过认识身体和空的关系，瑜伽士转变自己的身体和心意，让它们轻如棉絮。那样，他就能在空中漂浮。这是对空的征服。

3.44 通过专念于大无身（脱离身体的状态）——意识在体外活动——遮盖知识之光的面纱被摧毁。

3.45 通过专念于元素——它们的粗糙、精微、形式、结合与效用，瑜伽士成为全部元素之主。

3.46 从此，显现身体的完美，抗拒元素活动的能力，以及缩小之类的力量。

3.47 身体的完美包括形体美，优雅、力量、紧致，以及钻石般的坚固和光彩。

3.48 通过专念于认识过程、私我和原质结合的目的，瑜伽士可掌控感官。

3.49 通过掌控感官，瑜伽士的身体、感官和心意的速度与灵魂的速度匹配，而不依赖原质的各个初始因。瑜伽士征服原质第一谛（大/觉/宇宙意识/玛哈特），而无需意识的帮助。

3.50 只有知晓智性与观者之分别的人，才能获得关于存在的一切和显现的一切的至上知识。

3.51 通过摧毁束缚的种子，甚至连这些力量（悉地）也弃绝，瑜伽士获得永久解脱。

3.52 当天界的存在者靠近时，应当既不执着也不惊讶，因为令人不快的关联可再度发生。

3.53 通过专念于刹那和诸刹那的连续流动，瑜伽士获得崇高知识，摆脱时空的限制。

3.54 借着这种知识，瑜伽士能够准确地区分相似客体之间的差异，这些客体无法通过身份、质的标志或空间位置来区分。

3.55 瑜伽士的崇高知识的基本特征是，他立刻清晰而完整地领会一切客体的目标，而不进入时间或变化的序列。

3.56 当智性之纯度等于灵魂之纯度时，瑜伽士已然臻达解脱，即瑜伽之圆满。

解脱篇

4.1 成就可通过出生、服草药、曼陀罗、苦行或三摩地获得。

4.2 原质之能量的丰沛流动带来出身的转变，有助于发展的进程。

4.3 原质的有效因虽不使原质的潜力成为行动，但有助于移除发展的障碍，就像农民筑堤灌溉田地。

4.4 被建构的或被创造的心意源自个体意识（小我）。

4.5 意识为一，但它的分支成为诸多不同类型的活动和无数思想之波。

4.6 在圆满者的这些意识活动中，只有那些从冥想发出的，才是摆脱了潜在的印象和影响的意识。

4.7 瑜伽士的行动非白非黑。其他人的行动有三种，白的，黑的或者灰的。

4.8 这三种类型的行动留下印象，这些印象在条件有利和成熟时显现。

4.9 生命（生活）是个连续的过程，尽管它被种族、时间和地点分隔开来。由于记忆和潜意识印象之间有着不间断的密切关系，因而行动的结果从此世原封不动地传到来世，仿佛两次出生中间没有分隔。

4.10 这些印象、记忆和欲望一直存在，因为生的欲望是永恒的。

4.11 印象和欲望由它们对原因和结果的依赖捆绑在一起。没有后两者，前两者也会停止运作。

4.12 过去和未来的存在就如现在的存在一样真实。随着刹那滑入必将作为未来而出现的推移，人的智性与意识中的知识之特性受到影响。

4.13 时间三相和原质三德有节律地混合与交织。它们将原质的性能构成转变为粗糙的和精微的。

4.14 由持续的原质三德（萨埵、罗阇和答摩）所引起的时间中的和谐交替，导致客体的改变，但客体的独特本质或实在性不变。

4.15 由于心意内容的特性不同，每一个人会根据自己的思想方式有差别地看待同一个对象。

4.16 客体独立于任何意识对它的认知。那么，当没有认知它的意识时，它会怎样?

4.17 根据意识的染着或期望，客体成为已知的或未知的。

4.18 普鲁沙永远是光明的、不变的。作为心意的主人，他始终知晓情绪和意识方式。

4.19 意识无法照亮自身，因为它是个可认知对象。

4.20 意识无法同时理解观者和它自身。

4.21 如果意识在人的存在中是多重的，每一重可认知另一重，那么智性也将是多重的，因而心意的投射将是多重的，每一重都有自己的记忆。

4.22 当意识映现和确认其源头——不变的观者，并呈现观者的形式时，它将自身的觉知和智性区分开来。

4.23 意识，由观者和观看对象映现，似乎无所不知。

4.24 尽管意识这一构造物与无数的欲望和潜意识印象交织在一起，但它为了观者存在，因为它亲近观者和客观世界。

4.25 对认识到心（意识）与阿特曼之别的人而言，两者之间的分离感消失了。

4.26 随后，意识被强烈地吸向观者或灵魂，这归因于它提升了的智性之引力。

4.27 尽管取得了这种进步，但如果在间歇期间疏忽的话，过去的潜印象就会造成裂隙，在意识与观者之间制造分裂。

4.28 同样，随着修习者努力摆脱痛苦，他必须明智而审慎地处理这些潜印象，以便根除它们。

4.29 甚至对这种最高状态的发展也漠不关心，并保持极其专注的、有分辨力的觉知的瑜伽士，臻达法云三摩地：他沉思美德与正义的芳香。

4.30 随之而来的是痛苦的终结和行动的终结。

4.31 然后，当不净的遮蔽被移除，瑜伽士获得最高的、主观的、纯粹的、无限的知识，而可知的、有限的知识则显得无足轻重。

4.32 当臻达法云三摩地时，原质三德止息。它们已然达成目的，它们的连续交替终止。

4.33 随着三德的交替停止运作，时间——诸刹那的连续推移——停止。时间之流的这种解构只有在这最后的解脱阶段才是可理解的。

4.34 当瑜伽士成全人生四大目标并超越三德时，解脱来临。四大目标和三德返回它们的源头，意识立足于其自身原本的纯净。

如此，瑜伽的灵性之旅到此结束。
帕坦伽利的智慧珍宝至此结束。

3.2 帕坦伽利瑜伽

帕坦伽利的《瑜伽经》分为四个篇章。第一章讲职责（正法），引领修习者（sādhaka）学习灵性知识。这一章教导修习者如何在获得知识后安排自己的人生，称为《三摩地篇》（Samādhi-pāda）。第二章讲谋生（artha），即将所学知识运用于实践，称为《修习篇》（Sādhana-pāda）。在第三章《力量篇》（Vibhūti-pāda）中，他阐述了带来财富知识的方法和观点以及如何影响与滋养修习者。在第四章《解脱篇》（Kaivalya-pāda）中，帕坦伽利称灵性觉悟优于前述所有成就，同时建议修习者弃绝这些成就并继续习练，以通往最后的目标即解脱。

第一章阐述了伦理与道德、正确的行动与培养美德（śīlatā）之法，它还呈现了驯化意识的方法。

第一章称瑜伽是一种普世宗教并能引领个人在其影响之下成为信徒。它讲述的瑜伽准则是如何使人从贪恋世俗享乐转为关注永恒喜乐。

真我（Self）是纯粹的被驯化的主体。瑜伽是门学科，它通过自身引领个体抵达真我。

它不仅涵盖了人生的四个种性（varṇa）、四个发展时期（āśrama）、四种属性（guṇa）与四大目标（puruṣārtha），还包含四种修习：为感知存在的核心即真我（ātmanubhava）而进行的外修（bahiraṅga）、外修到内修的过渡（bahiraṅga-antaraṅga）、内修（antaraṅga）与深修（antarātma）。

瑜伽首先作用于身体、感官与能量，其次是心意，接着是平静智性（buddhi）与意识（citta），随后它引领修习者触碰真我（ātmanivedana）[①]。

第一章谈到发展心意与意识，以抵达脱离世俗悲伤与失望的三摩地（samādhāna）。心意与意识既能约束人，也能解放人。因此，瑜伽从规训心意开

① 对神全然、纯粹而直接的臣服。

始，而心意在意识的最外层，浸染着原质的惰性（tamasic）、激性（rajasic）与悦性（sattvic）。征服心意的这三种属性，即抵达意识的三摩地（samādhāna citta）。因此三摩地（samādhi）的最后是灵性的三摩地（spiritual samādhāna）。

心意通过感觉器官与行动器官获取信息，并被正知（pramāṇa）、谬误（viparyaya）、幻象（vikalpa）、睡眠（nidrā）与记忆（smṛti）所影响。借助帕坦伽利瑜伽八支（aṣṭādaḷa）里的修习与不执（《瑜伽经》第 1 章第 12 节），可以检测与控制这五种心意波动。

瑜伽修习是长时间、不间断、警醒的修习（《瑜伽经》第 1 章第 14 节），而不执则培养心意抵抗那些与瑜伽习练不相适应的想法（《瑜伽经》第 1 章第 15 节）。

修习分为四种：微弱的（mṛdu）、中等的（madhyama）、强烈的（adhimātra）与极其强烈的（tīvra）（《瑜伽经》第 1 章第 21、22 节），同时不执分为五种：从行动中分离感知（yatamāna）、远离欲望（vyatireka）、控制心意（ekendriya）、驾驭或控制欲望（vaśikāra），以及征服傲慢或私我的终极不执（paravairāgya）。①

因此，瑜伽是一条双重道路。瑜伽八支（aṣṭādaḷa）的前四支是进化，后三支为回归，而第五支是二者的过渡阶段。

通过遵从瑜伽八支的内容，游离与徘徊的心意变得稳定，并能清晰地思考与分析事物和想法（vitarka）。它能帮助修习者更加接近个体小我（asmitā），而非用于区分感官与灵性之乐。由于修习者更加贴近小我，他就能更受鼓舞并体验到极乐或喜乐（ānanda）（《瑜伽经》第 1 章第 17 节）。在这极乐的境界之中，他可能会忘记自己的瑜伽戒律。在此，帕坦伽利特别强调修习者不应停滞在这一阶段，而应带着信任、活力、严谨、记忆与专注（《瑜伽经》第 1 章第 20 节），去抵达最高或绝对的独存之境（即无种三摩地，nibīja samādhi）。

帕坦伽利讲述了两种抵达方法。一种是有支撑，另一种是无支撑。他从向神臣服说起，称神是最初的老师（《瑜伽经》第 1 章第 26 节），神脱离了行动的因果影响（《瑜伽经》第 1 章第 24 节），是所有知识的种子（《瑜伽经》第 1 章第 25 节）。

随后他建议修习者培养友善、怜悯，对善恶不动心，并且无论经历任何情绪问题都保持喜悦（《瑜伽经》第 1 章第 32 节）。除此之外，他还提倡以下方法：习练调息并侧重呼气之后的被动屏息（《瑜伽经》第 1 章第 34 节）；在所选习练中

---

① 参阅作者所著《帕坦伽利瑜伽经之光》。

保持全然专注（《瑜伽经》第1章第35节）；理解知识超越悲伤的光芒的含义（《瑜伽经》第1章第36节），沉思视为人生向导的灵性导师（《瑜伽经》第1章第37节）；沉思睡眠与梦境的知识（《瑜伽经》第1章第38节）；或者冥想任何引向意识平稳的令人愉悦的对象，而这对象应当符合瑜伽修习的框架（《瑜伽经》第1章第39节）。帕坦伽利提倡这些技巧，展现了他对意识的深入研究（citta parikrama）。对这一修习（sādhana）的持续遵从，他说，将使修习者的心意如水晶般明澈，并明白求道者、观者与寻求观者是一。对求道者、观看对象与观者的误解，源于将记忆与心意视为两个独立的客体。心意（biṃba）与记忆（pratibiṃaba），并非两个独立的客体，它们是一，并无二致。[①] 上述修习（sādhana）使人抵达成熟智性之境并照见观者（seer）。

这个话题很宏大，但我们的时间很短暂。因此，让我在结束这场演讲之前，先讲讲其他几章吧。

帕坦伽利谈到五种痛苦（《瑜伽经》第2章第3节），以及五种身体与意识层面的波动（《瑜伽经》第1章第5节）[②]，它们源于欲望，并会引发身体、生理、情感、智性与灵性层面的疾病。这些疾病乃人们自食其果，因此他反复强调瑜伽的重要性。

帕坦伽利将瑜伽分为三个层次：苦行（tapas），自我研习（svādhyāya，从身体到内核层面研读自我）与臣服于神（īśvara praṇidhāna，个体能量臣服于宇宙能量）。帕坦伽利引领我们在瑜伽习练里发展出规训的思想，内心里规训的洁净与纯粹，以使智性纵向横向成长，并使人居于平静与安宁之中，身体平静与心意安宁。潜藏在修习者人性里的神圣品质会浮出表面并使生命变得完整。

帕坦伽利将这一智性的品质称为高尚的智慧（vivekaja jñāna）。通常，当智慧呈现出这样的高尚状态时，八种超自然能力（aṣṭa siddhi）就会在修习者身上显现并诱惑他使用它们。随后他将被傲慢玷污或因傲慢而陶醉。

这八种能力包括①身体变得很小（aṇimā）、②任意变大（mahimā）、③变重（garimā）、④变轻（laghimā）、⑤得到任何东西（prāpti）、⑥实现任何愿望（prākāmya）、⑦超越一切（īśatva）、⑧征服任何人或任何事（vaśitva）。

---

① 遮娑斯泊底·弥室罗（Vācaspati Miśra）, Tattva-vaiśāradī, II.17。
② 参阅《帕坦伽利瑜伽经之光》。

修习者应当摒弃这一切力量以便智性的通透状态得以保存，以贴近原始的、鲜活的、存在的核心。智性（buddhi）与真我（ātma）的结合，就是瑜伽的终点。伴随着这种结合，意识消散并安住于真我的居所。这是帕坦伽利瑜伽的顶峰。

3.3 瑜伽之灵

——瑜伽的不朽

瑜伽触及一个人生命的各个层面，包括身体、精神与灵魂。它是一种使人的生命拥有目标、充满意义并变得高贵的实用方法。

轻抿蜂巢的任何一端都能品尝蜂蜜的甜美，瑜伽也是如此。瑜伽使一个人的行动器官、感觉器官、智性、意识与身体内成千上亿的细胞去适应观者的意识本质。瑜伽使修习者直接感知与体验自己的内在与外在世界，从而视见与感觉众生的天赐喜悦，并与他的同伴分享天赐财富与欢乐的甘露。

《瑜伽经》在编纂时涵盖了生活的各个层面，并深入挖掘它们。帕坦伽利，这部经典的作者，展示了瑜伽准则，且适用于每个人，无论他是初学者还是非初学者，聪慧者还是愚钝者。一个人可以沉入经文的海洋，品尝闪耀着纯净与神性波光的完整甘露。

瑜伽对拥抱它的人的而言是朋友。它能行之有效地将习练者从痛苦与悲伤的旋涡里拽出并使他们充满喜悦与欢乐地生活。它使懒惰的身体如心意般充满激情与活力，再使二者与真我保持和谐。

帕坦伽利是瑜伽的发明者，他是凭自己意愿降世的自主出生者（svayaṃbhū; svayaṃ: 根据某人的意愿；bhū: 存在），被视为不朽的灵魂。他将自己幻化为人形，体验着人类的悲伤与欢乐并找到克服它们的方法，这一切成就了他关于瑜伽的论著。在这篇论著中，他清晰无误、毫无保留地阐述了克服身体疼痛与心意波动的方法，使人尽享无障碍的喜乐与幸福。他的神圣词汇与思想精准而传统，即使经过数个世纪，他不朽的语言仍然鲜活、迷人、引人入胜。

《瑜伽经》是至上导师，即所有导师的导师，对人类智慧的提炼。正如珠宝师将珍珠串在一根线上形成项链，帕坦伽利将如同珍宝般的瑜伽经文编织成供习练者佩戴的智慧花环。这些经文帮助虔诚而勤勉的习练者们获得深刻的规训与高度的进化，并贴近人性的光辉。

这篇论著包含196条经文。它们从规训心意的律条准则开始，进而引向真我（Self）之光。

借助《瑜伽经》去习练与研读瑜伽，可引领修习者面对与感知他的真实本性。正如每一个音符对于一部音乐作品都是至关重要的，《瑜伽经》的每一个词汇都传达出关于自然与生命的深度想象与理解，以使修习者体验到解脱与自由。它们点燃修习者暗藏的神性之火，使他品尝到对同伴们的友善与激情的生命甘露。

论著以指引（anuśāsanam）一词开篇。指引，意指为了更好的生存与思考而塑造个性的行为准则。这种个性塑造，被称为职责法（dharma śāstra）。正法（dharma）之路通往解脱（kaivalya）之门。解脱，指脱离俗世事物与见解的自由，或者指远离世俗存在的自由。条理清晰的职责法体现在经文中关于帕坦伽利的瑜伽八支（aṣṭādaḷa yoga of Patañjali）的论述里。瑜伽八支的准则，伴随着奉献与虔诚，帮助习练者们稳定心意，并在任何环境下平衡地生存。

第一章《三摩地篇》（Samādhi-pāda）谈论了在生活中培养宗教信仰的方法。在这一章中，修习者（sādhaka）学习了解什么是至上灵魂（梵Brahman）。修习者被建议在语言、想法与行为中保持真实。通常情况下，读者们会质疑帕坦伽利为何突然以觉悟梵（Brahman）作为论著的开篇。

三摩地（samādhi）意指追寻本源的方法。这一本源，就是充分均衡地扩散于身体、感官、心意与智性层面的意识本质（adhyātma prasādanam）。

因此，帕坦伽利必然是想以灵性成就作为论著开篇，以诱惑与促使那些智性较高的灵魂在瞬间抵达三摩地，同时引领那些缺乏天赋者与非初学者们瞥见存在的本质，以使他们也能在某一天踏上通往照见真我（Self）这一人生目标的旅程。

第二章《修习篇》（Sādhana-pāda）阐释了在瑜伽习练中从基础移向顶峰的方法与途径。这一章为初学者描绘了抵达生命目标的实用途径。通过遵从这些所描述的瑜伽习练，他能获得身体与精神层面的健康，并带着满足的心情去享受这俗世的欢愉。

不是所有尝试学习瑜伽的人们都能成为灵性的追求者，但帕坦伽利仍然鼓励他们习练瑜伽，以使他们在未来的某一天对生命的灵性目标产生兴趣并乐意追随（《薄伽梵歌》第 7 章第 16 节）。

第三章《力量篇》（Vibhūti-pāda）阐述了超自然力。这些超自然力会将人引向欲望。为了避免欲望的沉沦，帕坦伽利教导习练者不执，以使其摆脱对力量的欲望而继续对自由至福的探索。超自然力均由三种属性组合而成，自然的这三种属性是三种宇宙私我，或称蕴藏于自然首要法则里的自然属性，即宇宙智性（觉 mahat）。帕坦伽利想要我们遵从他建议的智慧，去体验纯净存在中无为无形的境界。这一纯净存在的境界，即绝对意识或称绝对的独存之境，在此境界中，追求者与观者合一。

身体、心意与真我合而为一，从而摒弃各自的身份，正如恒河（Gaṅga）、亚穆那河（Yamunā）与萨拉斯瓦蒂河（Sarasvatī）三条河流的汇合一样！这三者的融合，称为瑜伽的不朽（yogāmṛta）！

愿帕坦伽利的恩典透过瑜伽的绚烂光芒降临众生，愿众生沉浸在瑜伽之光里，获得稳定与平静。

愿你们获得的瑜伽智慧，为你们带来身体的稳健、细胞的平静与心意的安宁。

3.4 瑜伽的行动

当今世界的共识是：生活总是充满压力。生活慢慢变得痛苦不堪。无论是身处发达国家、第三世界发展中国家，还是那些充满饥饿、渴望与营养不良，或者遍布战争与纷乱的国家的人们，都是不快乐的。

人们总与自己作对。不安全感与恐惧感总在困扰与威协着人类。距 1893 年斯瓦米·维韦卡南达（法名：辨喜，Swami Vivekānanda）参加芝加哥举办的首届世界宗教会议（the first Parliament of World Religions）刚好一百年，今年是斯瓦米维·维韦卡南达通用吠檀多语言百年纪念（Centenary Celebration year of Swami Vivekānanda's Universal Vedantic Message）。即使呼唤和平的号角已经吹响一个世纪，这个世界依然陷于动乱。人类正处于历史的十字路口。

我在美国密歇根安阿伯（Ann Arbor，Michigan）举办的美国艾扬格瑜伽会议（American Iyengar yoga Convention）① 中感知到了人类的纷争。这与我在加拿大多伦多举办的加拿大艾扬格瑜伽会议（Canadian Iyengar yoga Conference）② 的感知内容并无不同。同时，在离多伦多数千公里之外的伦敦水晶宫体育中心举办的欧洲艾扬格瑜伽会议（European Iyengar yoga Convention）③ 中，我依然感知到相同内容。不快乐的氛围弥漫于人类心中，它跨越宗教、历史、地理、语言与种族分歧。

为何人与人之间有那么多的不安全感、不信任感与恐惧感？通过自我疏离，一个人常与小到自己，大至这个世界作对。我曾试图思考与分析这深刻的普世悲伤与痛苦的原因。人类倾向于栽入充满悲伤的生活，而非追求价值与幸福。

斯瓦米·维韦卡南达（Swami vivekānanda）于 1893 年在芝加哥呼吁我们采取

---

① 1993 年 8 月 6 至 14 日举办。
② 1993 年 8 月 16 至 20 日举办。
③ 1993 年 8 月 24 至 30 日举办。

行动。人类需要灵性规训的指引，正如Kṛṣṇa（克里希那）神在《薄伽梵歌》里对阿周那（Arjuna）说的“起来战斗”。

sukhadḥukhe same kṛtvā
lābhālābhau jayājayau/
tato yudhyāya yujyasva
nai'varṃ pāpam avāpsyasi //

无论欢乐还是痛苦，得到还是失去，成功或者失败，
请准备好去战斗，然后你才不会犯下罪行。

（《薄伽梵歌》第2章第38节）

《羯陀奥义书》将当今世界的景象概括为：“蠢人沉没于黑暗，智者陷于自负并因虚空的知识而自我膨胀，他们四处走动，踉跄地来回，就像盲者牵引着盲者。”

我常常思考我们是否过于陷入这个世界。我们常将生活里的琐事太当一回事，却往往让自己停留在思考层面而不做任何有意义的行动。身体是个体灵魂（jīvātman）的游乐场，而这个世界是神的游乐场。我们的身体、心意与小我，统统联结着五个感觉器官、五个行动器官、五大元素（土，水，火，风、空）与五大属性（香、味、色、触、声）。心意是教导员，智性是裁判者。

要参与这场游戏，首先这个游乐场应当适合，同时游玩者应当够格参与。对于人类而言，参与这场游戏意味着让生命充满活力。圣哲帕坦伽利用他的智慧为我们所有人设计了游戏计划，以及这场游戏的参与者所应具备的素质包括活力、能量与乐观精神。这场游戏的关键是运用我们的才智，在我们的身体、心意、情感与小我之间构建出平衡。原质的元素带着自然为其设置的条件参与这游戏，各尽所能，以促进个人的发展。这不是原质与原人（puruṣa）之间的竞争，而是二者以友好的态度都尽量做到最好。参与这场游戏所需的条件蕴藏在自然设置的限制当中，即为实现人类发展付出最大努力。我们通常参与的这些游戏与瑜伽修习（yoga sādhana）之间最重要的区别在于觉悟真我（Self）。尽管我们会竞争、会玩耍，但在瑜伽里，我们不是为了寻求成功或者胜利。我们持续

游玩着直至生命的最后一刻或者如万能之主所期许的那么久。

关于斯瓦米·维韦卡南达为何选择在芝加哥向西方提出自己的主张，这曾引发许多疑问。他常建议在吠檀多宗教萌生与发展的印度及东方国家的年轻人去踢足球而非阅读《薄伽梵歌》。虽然哲学教导我们要自我克制与自我反省，开启内观之旅，但与此同时，贫穷与屈辱却在呼唤着人们去行动。

他想提醒众人不要转向隐居者式的生活。他呼吁人们"起来并觉醒"，唤醒人们从懒散在家转为采取行动，因为他知道"灵性成长"并非获得物质成就或满足世俗需求，身体不可能仅靠灵性修习支撑着。相反的情况是，西方国家却在物质财富上获得过多，而精神世界却萎靡不振。

帕坦伽利凭借其在瑜伽与语言方面的出众才华，将关于瑜伽的见解（yoga darśana）编成 196 条经文。这个世界病得不轻，并正在疯狂地以牺牲真我（Self）为代价去追求享乐（bhoga）。帕坦伽利的《瑜伽经》为人类进步埋下了种子。这个世界已经围绕物质与世俗欢愉转了很久，如今它转向了瑜伽，数以百万的人正在为了自己的身体健康、精神稳定与情感平静而习练瑜伽。

瑜伽的目的是完整的健康，它超越种姓、信仰、年龄或性别。健康与满足，是最有价值的收获。无论你是追求职责（正法 dharma），为了谋生（财富 artha），享受生活乐趣与俗世欢愉（物欲 kāma），还是自由与解脱（mokṣa），它都是必需的。《奥义书》（The Upaniṣad）称弱者无法享受生命的乐趣（bhoga），也无法获得解脱（mokṣa）。遮罗伽（Carakācārya）大师说，"健康是实现人类四大目标：正法（dharma）、财富（artha）、物欲享乐（kāma）和解脱（mokṣa）的最重要根基"。

痛苦或受苦包括三种类型：

1. 依内苦（ādhyātmika）自我困扰或引发的疾病，我们可以通过维持身体、心意与真我的和谐相处来减少或消除它。

2. 依天苦（ādhidaivika）因为基因原因导致的疾病，人们无法控制或治愈它。

3. 依外苦（ādhibhautika）体内元素比例失衡导致的不适。疼痛、悲伤、搅扰、烦恼、痛苦、压力、不适、折磨、悲痛、担忧、苦恼、疾病、折磨与恼怒，都源于无知。疼痛与痛苦的其他原由包括私我、执着、厌恶与贪生惧死。

人类需要做的，是看见他们的内在真我并保持内观。人是身体、心意与真我的合体。身体被称为起源（kṣetra）或者基地，而"内在的我"，身体的主人

被称为 kṣetrajñā。（《薄伽梵歌》）

帕坦伽利的瑜伽经是人类整体进化的种子。它的目标在于规训身体、心意、情感与智性，从而抵达蕴藏于内的至上意识（super conscious）。瑜伽本质上是灵性科学（mokṣa śāstra），身体或精神健康不过是它的基础。

《瑜伽经》的四个篇章分别为《三摩地篇》（Samādhi-pāda）、《修习篇》（Sādhana-pāda）、《力量篇》（Vibhūti-pāda）与《解脱篇》（Kaivalya-pāda）。

《三摩地篇》讨论了净化心意与培养意识（citta）的方法与途径；《修习篇》提供了通过移除无知来拓展意识的方法与途径；《力量篇》展示了瑜伽习练的多项果实，同时也提出了警告，即为了自我满足而运用这些果实将引火烧身，以及运用这些超自然力的诱惑可能引发瑜伽士的堕落；《解脱篇》引领修习者（sādhaka）抵达解脱之境。

瑜伽准则是为构建个性而观察伦理、身体、精神与智性层面的律条，这些律条所带来的压力应当是良性的。禁制（yama，道德与精神的戒律）与劝制（niyama，身体与精神层面的观察），是道德价值与行为模式的规则，它涉及个人与社会。它们既是个体律条也是社会的律条，文明的进步以规训心意为标志，瑜伽同时规训身体与意识。

痛苦（kleśa）是生活中不可避免且不得不承担的内容，我们的痛苦常因自己引发。我们向地球母亲倾泻各种有毒物体，将各种核污染物质倒向海洋或陆地。我们已经污染了自然资源，比如我们喝的水。我们通过工厂与制造基地向空气中排放大量有毒气体。这些是人类的真实需求，还是出于人类想要获得更多物质享受的贪欲？即使我们的生活变得简单，这些又能否为我们带来精神的安宁或给予我们更多闲暇？在富裕的家庭里，往往孩子、女人与男人都很无趣。他们不理解如何利用闲暇时间去关注自己的身体以使其保持健康与强壮，或者稳定自己的心意来滋养真我。他们所有人都在通过观看充满暴力、谋杀、痛苦、虚幻、犯罪、性瘾与醉酒的电影来逃避。

纽约、芝加哥以及这世界的许多城市，已经变得既不稳定也不安全。在这些城市里，你无法在房子外面享受正常的生活，甚至在房子里面也很难。世界各国都是如此。在日本这全球工业与经济的强国，自杀率已经超过危险指数。为何活着，如何活着，成了困扰年轻人与谋生者们的噩梦。老年人在为其安置的家中因无人照顾而死去。它们像缺乏活力的蔬菜般活着，他们在绝望里举起自己的双手，并朝向天空的方向，向往着上天能将他们带离这世界，带离这“活着的太平间”。

让我们回溯至 1966 年，难道我没有在自己所写的《瑜伽之光》（*Light on yoga*）中指明我们即将前往的未来吗？“这些瑜伽的戒律是为社会与个人同时准备的道德法则，当它们未被遵守时，动乱、暴力、虚幻、偷盗、淫荡与贪婪就会出现。”

播种什么，便收获什么。我们拥有过量的东西，暴力、亚健康、疾病、饥饿、营养不良、食荒、冲突、不睦、外争与内讧，从富裕的发达国家到发展中的第三世界国家，都是如此。我们难道没有意识到自己正在污染环境并伤害着地球母亲吗？禁制（yama）与劝制（niyama）是伟大的普世戒律，它们不受地理、宗教或伦理的限制。帕坦伽利提出的不害（ahiṃsā）法则，将我们与爱的根源相联结；不说谎（satya）谈到对心意的规训；不纵欲（brahmacarya）是克制人们性行为的法则，包括年轻人、男人与女人。这难道不是超越我们的需求与方法的积累（aparigraha）吗？瑜伽难道不是非宗教的吗？

瑜伽为我们而存在，就在此时此地。这些并非有关至上意识或灵性的话题，西方哲学与现代心理学对于吠陀（vedic）哲学中的“心识”这一概念并未说明。心意、智性与意识遍布人的各个层面。当心意主导大脑，智性与意识就被压制。有时智性淹没大脑，则心意被压制。你一定已经意识到，当你完全沉浸与专注某件事时，意识启蒙的光线便会从真我（Self）处闪现。意识的波动源自小我（asmitā）。正知使心意产生波动。在谬误（viparyaya）中，感觉器官会欺骗我们（《瑜伽经》第 1 章第 8 节），而在幻象（vikalpa）中，感觉器官正常运作，但心意无法正常工作（《瑜伽经》第 1 章第 9 节）。

令人意想不到的是为何斯瓦米·维韦卡南达会劝说年轻人去踢足球而不是阅读《薄伽梵歌》，这是从灵魂不朽的高台降至普通智性，他希望人们有更多的行动力与奋斗精神，而不是多过哲学的布道，开启真正的行动瑜伽。

他的愿望是摧毁令大众懈怠的想象世界，这懈怠被压制成不作为。圣哲与哲学家们已经向人们传递出一个错误讯息，世界虚妄（Jaganmithya）的理念透露着绝望与晦暗。在 1993 年这个转折点，即在芝加哥声明（Chicago address）的一百年之后，整个世界，特别是印度，需要“起身与醒来”的讯息，以呼吁大众采取行动，去“参与这场游戏”，去投入战斗！

“hat ova prāpyasi svargaṃ jitvā vā bhokṣyaśe mahīṃ”，克里希那（Kṛṣṇa）对阿周那（Arjuna）说，“如果你被杀死，你将去往天堂（svarga），但如果你在这场战斗中胜利，你将尽享这地球的主权与这世界的欢乐。”

人类应当剥离不值得的弱点。勇敢的人不会有脆弱的心灵。这世界已陷入混乱。请将斯瓦米·维韦卡南达说的话记在心上，并且下定决心去战斗吧。将你自己投入战斗吧，它将贯穿你的基地—身体（kṣetra）与基地的主人 — 真我（kṣetrajñā）。慰藉与前途，尽在帕坦伽利瑜伽（yoga of Patañjali）之中！

当私我（ahaṃkāra）被征服，意识消失，永恒之光将会显现。这就是帕坦伽利送给人类的良方，从世俗欢愉转向解脱与自由（kaivalya）。

3.5 帕坦伽利瑜伽经的精髓

今天，你们请我讲一讲帕坦伽利的《瑜伽经》。帕坦伽利是一颗不朽的灵魂，而我是个可朽的人。一个凡人怎么能谈论不朽灵魂的不朽之语呢？帕坦伽利的语言是原创和永恒的。关于他，我讲的是拾牙慧或重复罢了。因此，我感到我太微不足道，不足以讲述帕坦伽利和他的作品。我自己站在梯子的第一个台阶上，或者说，在瑜伽字母表的 A，我怎么能说出 Z，字母表的最后一个字母、瑜伽的顶点呢？

帕坦伽利

让我给你们讲一点帕坦伽利的背景。据说，他在公元前 500 年至公元前 200 年之间出生。没人能给出准确的日期，因为在印度，伟大的圣人们的生日都是根据当时流行的文法算出的。

帕坦伽利是一个 svayaṃbhū（根据自己的意愿出生）。就像主克里希那和主罗摩一样，处于他自己的意愿出生，他是一颗完全进化的灵魂，是神给我们的恩典。他的文字和话语历久弥新。我肯定，在接下来的世世代代，它仍然会是一门引人入胜的学问。他没有父母，根据印度神话，他是主阿迪舍沙（Ādiśeṣa）的化身。

阿迪舍沙（Ādiśeṣa）是伟大的蛇神，其身体是主毗湿奴的坐骑。据说，有一次，舞蹈之王湿婆邀请毗湿奴和其他神祇观看他著名的舞蹈：tāṇḍava nṛtya。湿婆跳舞时，毗湿奴非常投入。他随着湿婆优雅的动作振动起来。毗湿奴坐在大蛇阿迪舍沙（Ādiśeṣa）上。毗湿奴的重量在增加，压得蛇神喘不过气来，开始大口喘气。舞蹈结束时，阿迪舍沙（Ādiśeṣa）感觉毗湿奴的身体变轻了。重量的变化让他很惊讶，就问神："湿婆跳舞时，你怎么那么沉，但舞蹈一结束，你就变轻了？"毗湿奴回答道："我深深地沉浸在他的动作中，我的神经和身体振动起来，仿佛我自己在跳舞。”看到毗湿奴这么被舞蹈所吸引，阿迪舍沙（Ādiśeṣa）决定学习跳舞。[1] 但是，毗湿奴预言道：“你必须等待，湿婆会叫你做一些事。那时，你会降生在地上，然后你会学习舞蹈。”时间到了，湿婆叫他写一份关于语法的论著。阿迪舍沙（Ādiśeṣa）看到他的主人的预言实现了，毗湿奴的话和湿婆的恩典让他惊喜万分。他开始寻找一位母亲，要既是yogini又是tapasvini（做很多瑜伽和热切苦修的女人）。他冥想，等待着适合他的母亲，接纳他成为灵性之子，并让他实现志向。过了些时间后，他找到了葛妮卡（Goṇikā），她没有子女，又苦修了很多年。她正在向升起的太阳祈祷，说：“我的时间已经到了尽头，我积累的任何知识都是由你而得——太阳神。因为我没有可以传授知识的子女，我把我的知识还给你。”她捧着一些水作为奉献，闭上双眼祈祷。当她睁开眼要将水献给太阳神时，她看到一条非常细的蛇在她双手捧着的水中。一开始，她害怕，说：“我的水被污染了！”她说这话时，小蛇立刻现出人形，鞠躬并请求她接受自己做儿子。她接纳了他做儿子，给他取名帕坦伽利（Patañjali）——pata的意思是掉落，añjali的意思是祈祷时双手合拢。他也被称作Goṇikā putra（葛妮卡的儿子）。因此，帕坦伽利的意思是“祈祷时掉落到手掌中”。

小男孩长大了，葛妮卡（Goṇikā）越来越为他折服，并将自己所有的知识传授给他。

最终，帕坦伽利完成了他的第一个任务：语法论著。[2] 然后，他决定学习舞蹈。学习舞蹈时，他冒出了一个想法，身体的各种各样的动作可以用来理解身体的运作。他研究了身体系统，利用物质、元素及其功能的知识。通过研究外部身体和内部身体，他创立了一套系统，叫做阿育吠陀（āyurveda）。āyur的意思是生命，veda的意思是知识，因此āyurveda就是生命的知识，并非如今所理解的医学的知识。对生命力量的理解和医学有很大不同。很多学者相信，帕坦伽利关于医学的著作就是著名的《遮罗迦本集》（*Caraka-saṃhitā*），遮罗迦

① 这就是为什么很多印度舞者尊崇帕坦伽利为舞蹈之父。

② 当代，很难想象一个人可以既是语法学家、医学家，又是瑜伽大师。因此，一些西方学者推测，在语法学家Panini的作品基础之上的这本语法著作的作者，一定是Panini的儿子。但是，印度传统认为关于语法、医学和瑜伽的这三本著作都是同一个帕坦伽利的作品。

（Caraka）是他在阿育吠陀著作中使用的笔名。最终，他创作了瑜伽箴言，也就是《瑜伽经》（*Yoga-sūtra*）。

还有关于圣者帕坦伽利的教学的故事。据说他有一千个想和他学习的学生，他们想理解他的知识和经验。帕坦伽利同意同时教这一千个学生，但有一个条件，他要坐在一快大屏风后面上课。

他说，所有人不能透过屏风往里看或窥视，如果他们这么做，那么，所有人就会化为尘土。学生们同意了他的条件，没有见到他们的老师，就开始接受训练。有一天，在这一千个学生中，有一个学生变得非常不安，急切地想看看一个人怎么能同时教一千个学生。他如此激动热切，以至于忘了遵守老师的话。他透过屏风往里窥视。结果，立刻所有学生都化为了尘土。

不知是幸运还是不幸，那天，有一个学生没来上课。他后来知道左右同学都变为了尘土。因为这个学生未经老师许可就缺席，帕坦伽利诅咒他，他就变成了一个 Brahma Rākṣasa（梵天罗刹：沉沦于邪灵的婆罗门鬼魂）。

老师也高兴，至少有一个学生逃过了可怕的命运。这个学生意识到了自己的错误，他谦卑地找到老师。关于逃课，他向老师道歉，并乞求老师原谅他的错误。圣者很高兴，因为至少有一个学生逃离了可怖的命运。他祝福了这个学生，让他日后可以回到人形。然后，他指引这个学生瑜伽哲学的奥秘。通过这种方式，本来要失传的全部知识至少被保存下来，并且至少传给了一个学生。

《瑜伽经》（*Yoga-sūtra*）的结构：《瑜伽经》包括 196 节经文，分为四个章节。

帕坦伽利带着高度精进的智性状态，以“抑制意识波动（citta vṛtti nirodhaḥ）”开始。我们无从靠近意识或意识的源头（ātma），以了解它的波动。他从自然的最细小粒子开始，去拥抱原人（puruṣa，真我）。

在第 1 章，帕坦伽利解释了意识的状态和性质，并展现了通过对头脑的规训（mano sādhana）消除所有波动的方法。在这一章，他特意关照升华的灵魂。他教他们如何保持和维持意识的升华状态，以体验独处（kaivalya）的状态。

他还给出了规训意识的方式（思想、智性和小我）。帕坦伽利以对意识（citta）的培养开始本章，很多人把他的方法叫做胜王瑜伽（rāja yoga），rāja 的意思是国王。citta 被认为是身体、行动器官和感知器官的国王，处理意识的这种瑜伽叫做胜王瑜伽。帕坦伽利走得比 citta 更远，他让人追索头脑和意识的国王——观者。

在第 2 章，帕坦伽利指导未升华的灵魂。他解释了意识（citta）的较低层的工具，比如感官和头脑，展示了它们也可以变得自由和感受真我的方法。这一章是关于行动的，完整地涵盖了练习（abhyāsa）或努力。

在第 3 章，他讲述了瑜伽的神奇力量。这些力量相当于布告牌，证明一个人走在正确的道路上。这些成就是三摩地（samādhi）的阻碍，尽管它们是活跃生活中的力量（te samādhau-upasargāḥ vyutthāne siddhayaḥ,《瑜伽经》第 3 章第 38 节）。如果修习者（sādhaka）被这些力量统治了，那么他就像一个跑着躲风的人，被裹进旋风里。他提醒修习者要小心并保持对这些神奇力量疏离、默然，来继续他的修习（sādhana）。他举了例子，有被这些神奇力量之网抓住的人，也有那些解脱于它们的人。例如 Nahūṣa（纳乎刹）成为了天帝。但由于他滥用自己的力量，他从天堂跌落，以蛇形被遣回地上。Ūrvaśī（广延天女）变成了一株蔓草。由于 Gautama（乔达摩）的诅咒，Ahalyā（阿赫勒娅）变成了一块石头。当他对神奇力量没有兴趣，瑜伽士达到了生命的顶点。Nandī（南迪），一头公牛，到达了湿婆神那里，变成了他的坐骑。Matsyendra（鱼王摩蹉），变成了地上最伟大的哈达瑜伽士（haṭha yogi）。

第 4 章解释修习者（sādhaka）在人群中处于王者状态。我们通过这一章学到，瑜伽是一种方式、一种努力、一种限制和整合。它是一种方式，练习应当练习的和学习应当学习的（abhyāsa）。不执是一种限制的方法，避免应当避免的，限制应当限制的（vairāgya）。帕坦伽利指出了三摩地（samādhi）和解脱（kaivalya）的区别。在三摩地中，修习者（sādhaka）体验观者和追求者、主体和客体、观察者和被观察者、行动者和观察者之间的合一。在解脱中，他不仅表达他的体验，他还生活在活力的光明的状态中，在世界上游走并履行他的日常责任，他自己却不被牵扯进工作或其他人上。

《三摩地篇》

在第 1 章（《三摩地篇》）中，帕坦伽利穿越心意（mind），将意识（citta）解释成一个盒子，这个盒子装满了心意、智性与私我（ahaṃkāra）。出于方便与快速理解的考虑，我使用了“心意”这个词来指代意识。心意有萨埵（sattva，悦性）、罗阇（rajas，激性）与答磨（tamas，惰性）三种属性。正如我们的心意有三种属性，我们的行动也有三种属性：白（悦性），灰（激性）与黑（惰性）。瑜伽律条将人的心意与行动置于这三德之下，他们变得或白，或黑，或灰。

> karma-aśukla-akṛṣṇaṃ yoginaḥ-trividham-itareṣām.
>
> 瑜伽士的行动非白非黑。其他人的行动有三种，白的，黑的或者灰的。
>
> （《瑜伽经》第 4 章第 7 节）

在脱离三德的行动（guṇātīta karma）中，神我（原人，puruṣa）在纯净中显现，瑜伽士体验到智慧的永恒知识。这一境界称为三摩钵底（samāpatti）或者有想三摩钵底（samprajñāta samādhi）。

三摩地包括有种（sabīja）三摩地与无种（nirbīja）三摩地两种类型。bīja 的含义是种子。有种三摩地（sabīja samādhi）的实现需要有意的努力，并得依靠一个支撑物或种子。它分为有寻（savitarka），无寻（nirvitarka），有伺（savicāra），无伺（nirvicāra），喜乐（sānanda）与自我觉知（sasmitā）。有寻与无寻是沉思粗糙物，而有伺与无伺是沉思精微物。喜乐是对精微感觉的掌控，而自我觉知（sasmitā）是主导平凡的小我（asmitā）。无种三摩地没有种子的支撑，这类沉思是不需刻意努力的体验。

表 12　三摩地的分类

- 三摩地
  - 有种三摩地
    - 有寻（正确的分辨）
    - 无寻（无分辨）
    - 有伺（正确的反映）
    - 无伺（没有反映）
    - 喜乐（纯粹的喜悦）
    - 自我觉知（体验到悦性的存在）
  - 无种三摩地

每个人都有属于自己的独特心意。心意的独特属性分为五种：愚钝（mūḍha）、懒惰（kṣipta）、波动（vikṣipta）、平稳（ekāgra）以及超越这四种境界的受控（niruddha）。心意，伴随着它的品性，来回移动，并随着正知、谬误、幻象、睡眠与记忆而变化。记忆是维持与保持前述支撑的潜印象的艺术。这些移动与变化可能是痛苦或非痛苦的。痛苦的部分，我们可以立即感知到，而非痛苦的则被隐藏起来并可能在未来显现。尽管神我（原人，puruṣa）是纯净的，但他仍会被欢乐与悲伤撞击或影响，就像居于网中央的蜘蛛，并且这些体验将成为痛苦的一部分。

痛苦包含哪些方面呢？疾病、懒惰、疑惑、粗心、懈怠、欲念、妄见、缺乏毅力和退步以及沮丧。

无明（avidyā，无知或者缺乏知识与见解）是所有痛苦的根源。帕坦伽利解释说正知来自直接感知（pratyakṣa）、推论（anumāna）或见证（āgama）。他归纳说，结束考验与错误是抵达正知的最好途径。这直接的体验可以通过修习（abhyāsa）与不执（vairāgya）获得。修习（abhyāsa）包括三种类型，它可能是微弱的、中等的或强烈的。它随着修习者的能力、能量与行动方式而变化。

请带着对目标的虔诚与激情，带着忠诚、勇气、稳定、平静、韧性与毅力，长期不间断地习练。你需要避免带着消极的想法在生活里蹉跎，因为这些反复的想法会形成六种问题：欲望（kāma）、愤怒（krodha）、吝啬（lobha）、痴迷（moha）、骄傲（madā）与嫉妒（mastsarya）。如果修习者（sādhaka）被这些问题困住，他会发现区分心意与小我将变得非常困难。

帕坦伽利讲述了如何训练心意并使它从消极走向积极的方法。普世的伦理法则将身体与心意同时引向积极的状态。因此，关键在于使身体变得洁净，感官被净化，心意被洗涤以迎接快乐的意识，最终抵达真我（Self）。无论出身、时间、地域或性别，禁制（yama）与劝制（niyama）的法则都需被遵守。当一个人遵从禁制与劝制时，便开始发展出诸如友善、激情、欢乐与冷漠（如果需要的话）的品质。对这些品质的恰当评判，帮助我们在与他人或社会的互动中发散意识。对每个人友善，即使他正处于得意的状态，如此你可以避免嫉妒；对需要帮助的人抱以热情；当有人比你更好时，保持愉悦；当你看见自己处于比多数人更好的位置时，对你自己感到高兴；如果有人做了恶的举动，引导他，如果多次引导，他仍不改变，那么对他抱以冷漠。

帕坦伽利展示了控制意识的方法。首先他建议一个人臣服于神，并且解释了神的品性与特质。他称神摆脱了所有痛苦，不被行动及其结果所影响。他将神视为“最初的老师”，“所有老师的老师”，并希望修习者去抵达神。神不受时间、地域与空间的限制，它通过神圣的音节“唵”（auṃ）来显现。“唵”应当通过念诵、谋生（artha）与观想（bhāvana）来实现。这有助于心意从智性与情感的波动里解脱出来，并引导一个人体验到真我（ātmanubhava）。

此时心意充满宁静并照见神我（原人,puruṣa），它以不可见的真我（avyaktan）停驻，以可见的真我（vyalda puruṣen）显现。现在他处于无种三摩地之境（《瑜伽经》第4章第29、30节）。

《修习篇》

在第2章《修习篇》（Sādhana-pāda）中，帕坦加利解释了人们不快乐的原因，并且总结出无明（avidyā）是一切悲伤的根源。随后他讲述了克服无明的方法。

正如我此前提及的心意的状态、特质与波动，帕坦伽利在本章引导修习者从最底端攀登阶梯，直至抵达顶端或最高境界，从而体验到三摩钵底智慧（samāpatti prajñā）或三摩地纯粹无染的境界。他展示了这一方法并将其称为克里亚瑜伽（kriyā yoga）。kriyā 指行动或修习（abhyāsa）。他将瑜伽八支重组为三部分，苦行（tapas），自我研习（svādhyāya，通过正确感知与见证进行自我学习）以及臣服于神（īśvara praṇidhāna）。

他列举了五种痛苦，并称它们可以是休眠的、微弱的、中断的或活跃的。这些痛苦可能源自过去的业，也可能形成于现世。过去世与现世所累积的业，会随后影响现世的生活，或为来世埋下种子，一如生与死的轮回。

为了终结这些业的累积，帕坦伽利展示了克里亚瑜伽的方法。

经文谈到痛苦的三种类型。它们分别是自因性疾病，即依内苦（ādhyātmika）；元素失衡性疾病，比如缘于潮汐、旋风、干旱和饥荒，可干可湿，即依外苦（ādhibhautika）；以及基因或过敏性疾病（ādhidaivika）。当身体与小我联结时，依内苦产生。帕坦伽利建议我们要非常留意避免未来的痛苦。当欢乐滋生欲望，或因欲望不满而生出痛苦时，他想要我们理解"顺从"或"抵抗"当下（pakṣa or pratipakṣa bhāvana）的含义。顺从意味着进化之路（pravṛtti mārga），而抵抗是进化的反面，即退化之路（nivṛtti mārga）。

进化（prasava）指观者联结自然或原质，自然联结觉（mahat，也称宇宙智慧），而宇宙智慧以意识（citta）联结个体。而个体由以下组成：五大元素包括空（ākāśa）、风（vāyu）、火（tej）、水（āp）、土（pṛthvī）；五唯分别是声（śabda）、触（sparśa）、色（rūpa）、味（rasa）、香（gandha）；还有五种感觉器官与五种行动器官。请理解意识遍布于心意（manas）、智性（buddhi）与私我（ahaṃkāra）。退化进程（pratiprasava）是回归之旅，包括从身体到心意，从心意到智性，从智性到私我，从私我到原质，再从原质到观者。这回归之旅的境界，即我们所称的冥想（dhyāna）。[①]

克里亚瑜伽修习

禁制（yama）、劝制（niyama）、体式（āsana）与调息（prāṇāyāma）属于苦行（tapas）。禁制规训行动器官，而劝制规训感觉器官，体式使由五大元素构成的身体达至和谐，调息赋予这些元素的独殊品质以力量，包括声、触、色、味、香。

制感（pratyāhāra）与专注（dhāraṇā）是自我研习之线。制感使智性平稳，而专注是回归之旅，使得行动器官、感觉器官、心意与智性向真我（Self）方向撤回。在此境界，一个人开始瞥见非痛苦的波动（vṛtti）。它们是：止息波动（nirodha vṛtti）（意识受控的稳定状态）；平息波动（praśānta vṛtti）（意识的宁静状态）；引起波动（samādhāna vṛtti）（意识的活跃状态）；专注波动（ekāgra vṛtti）（意识的专注状态）；神性波动（divya vṛtti）（意识的纯粹状态）。

意识是原质的精微形式，它必须融入神我（原人，puruṣa），这就是冥想。因此专注（dhāraṇā）与冥想（dhyāna）称为内修（antaraṅga sādhana）或内观。这些方法是瑜伽的精微层面。个体灵魂（jīvātma）交托于宇宙灵魂（paramātma），是臣服于神（īśvara praniḍāhna）或深修，由此意识失去其身份。

据此，禁制（yama）到冥想（dhyāna）之旅在宁静之流中结束，没有任何波动，就像海洋不扬起任何波浪。如果意识是海洋，那意识的波动就是海洋的波浪。在这宁静之流（praśānta vahini）中，修习者安住其内在，此时，在他的境界中，法为永恒（dharma pariṇāmaḥ），相不变（lakāsana pariṇāmaḥ），而境也不变（āvasthā pariṇāmaḥ）。由此意识被隔离，而真我从地点、时间或变化中解脱。

遵循第 2 章的戒律，即使是无技傍身的个体，也能抵达最高知识——启迪之光。

帕坦伽利深刻地总结道，在克里亚瑜伽中走好瑜伽阶梯的每一步，不仅能

---

① 更多细节参阅作者所著《帕坦伽利瑜伽经之光》表 9。

使身体与心意的不洁得以净化，同时智慧之光也将闪现并以纯真（谦逊）取代无知或傲慢。

yoga-aṅga-anuṣṭhānāt-aśuddhi-kṣaye jñāna-dīptiḥ-āviveka-khyāteḥ.

通过虔诚地修习瑜伽的各个方面，不净被消除，智慧王冠发出荣耀之光。

（《瑜伽经》第 2 章第 28 节）

《力量篇》

在第 3 章《力量篇》（Vibhūti-pāda）中，帕坦伽利在阐述完专注（dhāraṇā）、冥想（dhyāna）、三摩地（samādhi）之后，谈到作为附产品显现的某些神奇力量。据说一位圆满的瑜伽士可以获得关于时间、星星、星球与未来的知识。他能读懂他人心意的运作。他能理解一切。在这种情形下，他成为全知者，但他无法成为知识的种子。他获得八大成就（siddhi）或称八种超自然力。他可以变轻或变重，变小或变大。他可以变得强大，并获得一切。他可以成为万物之主，并将任何东西置于自身控制之下。

帕坦伽利强调说，瑜伽修习者如果想实现目标的话，应当将所有成就放在一边。他必须通过活在当下并不被一系列波动所影响的方式来理解这一点，由此智性变得如真我般纯净。随后，他将体验到解脱（kaivalya 或 turiyāvasthā）。否则他将陷于这些力量的罗网之中，并失去一切。如果这样的事发生，他将不得不像一位清涩的初学者般重新开始习练瑜伽。

《解脱篇》

第 4 章《解脱篇》（Kaivalya-pāda）解释了独存之境。在这个现代科学技术世界里，我们谈论着杂交品种与高贵血统。帕坦伽利说解脱之境，可以通过出生（janma）、服药（auśadha）、唱诵（mantra）、在修行中燃烧热情（即苦行，tapas）与至高冥想（即三摩地，samādhi）来获得。

农民在两块地之间筑起堤栏，使得干旱的土地接受水的滋润。之后又拆除堤栏，使水流流向其他的田地将其滋润。一个人可以通过好或坏的行动，来推动或阻止自己的发展。正如犁地之后需要除草以使庄稼健康生长，好的行动引向灵性生命，而坏的行动则将他挡于世界之外。

私我（ahaṃkāra），是好或坏的行动的根本因（mūlakāraṇa）。瑜伽移除心意的杂草并将习练者引向心意的本源。这本源就是根心意（root mind）。根心意是所有潜印象（pūrva saṃskāra）的基础。潜印象被储存并在人的个性中制造出不同的心意。当这根心意被修习（abhyāsa）所遵循，修习者便远离业。只有单一心意的片面性才使人积累出行动印记。这些行动随着结果而反弹回来，正如原因与结果，创造出白的、黑的或灰的行动。当这单纯或强大的心意被遵循，瑜伽士便能从业的所有残余中解脱，并成为离欲之人。他将不再有愿望、行动或成果的障碍。他不带摇摆、变化或调整地行动。一切走向终结。他成为一名圆满的瑜伽士。

当灯芯、灯油与灯框组成一盏灯时，所有的分歧终止，一个人的语词、行动与智慧开始联结，他的知识变得完整而圆满。而对于其他人而言，他们的知识与认识水平，因为自身限制而发生变化，从而导致目标、行动与语言的不一致。

一个圆满的瑜伽士可以区分对意识的变化理解与对真我的无变化理解。他像一位不受牵拌与影响的见证者般，从事着俗世的工作。正如一排排的镜子折射出相同的客体，单纯的心意能感知到所有对象并像水晶般映照出它们。这被称为反射镜—再反射镜的真我境界（biṃba，指反射镜；pratibiṃba，指再反射镜[①]）。所有的推测、思考与分辩走向终结，解脱（mokṣa）被体验。

他安住于分别智（vidyā）中，不再有任何欲望、愤怒、贪婪、痴迷、骄傲与怨恨的染污。这称为充满真理的智慧（ṛtambharā prajñā）。蕴含真理的知识与成熟的觉知，催生善良觉知或宗教觉知（即法云三摩地 dharmamegha samādhi）。这一智性，脱离一切质疑的面纱，成为永恒的知识。而这崇高的智性与智慧，如暴雨般经久地倾注于瑜伽士身上，却不会影响他。这就是解脱（kaivalya），亦即瑜伽士的终极自由。

最后，我想引用圣哲毗耶娑（vyāsa）对《瑜伽经》的注释："瑜伽是瑜伽之师，活在瑜伽中以认识瑜伽，借助瑜伽发展瑜伽，借助瑜伽领悟瑜伽。"[②]

---

① 参阅遮婆斯泊底·弥室罗（Vacaspati Misra），Tattva Vaisaradi,II.17。

② 参阅 Vyasabhasya。

3.6 anuśāsanam——研读指引[①]

我擅长观察、表达与行动，但记性很差。因为我正从不同角度向你们阐释帕坦伽利的伟大思想，所以我认为我应当引用他的格言。尽管我并不擅长背诵格言，但我想它能帮助你们带着虔诚与活力行走在瑜伽之路上。

帕坦伽利《瑜伽经》四章

帕坦伽利《瑜伽经》(*Yoga-sūtra*) 分为四章:《三摩地篇》(瑜伽与至上意识的理论法则)、《修习篇》、《力量篇》、《解脱篇》。

我不了解帕坦伽利为每一篇章这样命名的原因。传达它们的内在含义很难，因为所有的章节都包含着某类克里亚修习 (kriyā sādhana) 或者是净化过程与行动的内容。没有一个章节不提到修习。他所提及的修习，建立在一个人的智性发展与意识规训的基础之上。这就是不同修习在所有章节中呈现光芒的过程。

《三摩地篇》(Samādhi-pāda) 是关于知识 (jñāna) 与分别智 (vijñāna) 的论著 (śāstra，一种以科学实验为基础的客观观察的文字记录)。第 1 章与第 3 章中提及的瑜伽修习 (yoga sādhana) 将客观观察与体验性知识转化为洞察智 (prajñā)。当第一章的理论，第 2 章与第 3 章的习练被转化成科学、艺术与哲学时，便形成瑜伽论著、瑜伽时间与瑜伽见解。因此，当知识 (jñāna)、分别智 (vijñāna) 与洞察智 (prajñāna)[②] 相融合，知识便成为独特的智慧或充满真理的智慧。

最后一章命名为《解脱篇》(Kaivalya-pāda)。作为一名圆满瑜伽士，他利用洞察智的主观经验来制造出内在的芬芳，来品尝存在—意识—喜乐 (sat-citta-

---

① 在帕坦伽利诞辰上的致辞，1990 年 10 月 16 日，拉玛玛尼艾扬格纪念瑜伽学院，普纳。

② 参考《瑜伽修习讲求效率》。

ānanda）的甘露。

抵达这一境界的瑜伽士平静地生活着，他借助自己的崇高智慧，毕生致力于使他的同伴获得进化。这就是四个篇章所讲述的修习。

所有大师（ācārya）们将自己的智性能量用于铺就解脱（mokṣa）之路。他们对解脱之路倾注了大量注意力，却未曾关注过生活的享乐（bhoga）。享乐意味着俗世智慧（laukika jñāna）。大师（ācārya）展示了如何通过将俗世智慧转变为灵性智慧（ādhyātmika jñāna）。

我们的大师（ācārya）与仙人们（ṛṣi）并非没有陷入俗世智慧。他们将俗世智慧当作必需品加以利用，但他们的思想仅从灵性角度来构建。只有卡瓦卡（Cārvāka）这位唯物主义哲学家曾说："乞求、借贷、偷盗，以及享受生命"，他说，"适者生存"。尽管如此，他仍是位指引者，也是其他哲学家的启迪者。其他哲学家将卡瓦卡的理念作为基础，并发现了人通过灵性修习获得进化的方法，这方法是缩减物质需求以抵达真我（Self）的知识。卡瓦卡拒绝了解观看对象背后的内容，而其余哲学家则致力于从观看对象背后去挖掘。

身体的元素与鞘层

我们知道，身体有八鞘（kośa）：粗身鞘（anamaya）、生理鞘（prāṇamaya）、心意鞘（ānandamaya）、智性与感知鞘（vijñānamaya and buddhimaya）、喜乐鞘（ānandamaya）、意识鞘（cittamaya）与灵魂鞘（ātmamaya）。前七鞘联结五大元素：土、水、火、风、空（见表 13）。第七层的内容是意识，即由宇宙智性转化而成的个体意识。第八层是真我。瑜伽修习是一个人从粗身鞘到真我鞘的探寻过程。

帕坦伽利更多谈讨人的内在，他只在有限的几处提及人的外在。这五大元素，以及宇宙智性，被视为永恒灵魂的外衣。这七层（鞘）应当通过瑜伽修习来揭开，因为它们是一个人微观世界的结构（pinḍāṇda）。①

---

① pinḍāṇda，字面意思是"肿蛋"，意指人的身体或微观世界。brahmāṇda，字面意思是"梵蛋"，意指宇宙宏观世界（《阿德瓦雅达拉嘎奥义书》）。有趣的是帕坦伽利在第 3 章的 34 节经文里，用 14 节经文讲述专念（saṃyama），讲述它的宏观世界（macrocosm）及其元素（《瑜伽经》第 3 章第 16—29 节），19 节经文在微观世界（microcosm）及其元素的层面讲述专念（《瑜伽经》第 3 章第 30—48 节），用 1 节经文同时在宏观与微观的层面讲述专念（《瑜伽经》第 3 章第 49 节）。

表 13　五种传统鞘层及其对应元素

身体鞘层	五大粗糙元素	五大精微元素
1. 粗身鞘（annamaya kośa）	土（pṛthvī）	香（gandha）
2. 生理鞘（prāṇamaya kośa）	水（āp）	味（rasa）
3. 心意鞘（manomaya kośa）	火（tejas）	色（rūpa）
4. a）智性鞘（vijñānamaya kośa）以及 b）感知鞘（buddhimaya kośa）	风（vāyu）	触（sparśa）
5. a）意识鞘（cittamaya kośa）以及 b）喜乐鞘（ānandamaya kośa）	空（ākāśa）	声（śabda）
真我或神我	超越粗糙与精微层	

为了跨过连接微观世界与宏观世界（个体与宇宙，原质与真我）的桥梁，我们必须理解宏观世界的能量。存在于每位个体身上的首要自然法则，是包含三层内容的意识（citta）。我已经说过，意识，是宏观世界即觉（mahat）中的微观世界的对应元素。这就是我为何将意识视为第七层，而第八层才是灵魂鞘（ātmamaya）或真我（Self）的原因。在我的知识所及范围内，我认为每位个体都必须跨过这七层边境或七个领地之后，才能抵达灵魂（ātman）之境。

修习克里亚

什么是修习（sādhana）？修习（sādhana），是带着观察、映现与精准动作的行动。sādhana 这个词，是第二章的标题，但在第一章中用的是 abhyasa 这个词。abhyāsa，意指不断重复一项行动。尽管 sādhana 是第二章的标题，但它在这一章的 55 节经文中甚至未出现过一次。令我们困惑的是，sādhana 这个词，在第二章是通过 kriyā（行动）与 anuṣṭhāna（修行）两个词来表达的（《瑜伽经》第 2 章第 1 节和第 2 章第 28 节）。为何帕坦伽利将这章命名为《修习篇》（Sādhana-pāda）并在篇首使用 kriyā 这个词呢？kriyā 指行动，是思想智性与心灵智性的汇聚。因此 kriyā yoga 一词用于再次强调修习（sādhana）的特质。同样地，第一章第 1 节的 anuśāsanam（指引）与第二章第 28 节的 anuṣṭhāna（虔诚专心的习练），传递的是相同含义，因为瑜伽的所有分支都需要指引（anuśāsanam）。

由此，似乎 kriyā, abhyāsa,anuṣṭhāna 与 sādhana 为同义词，这些词语背后的含义是相似的。问题在于，一个人必须增强他的修习（sādhana），从而在尽可能早的时间里推进与实现目标。请将这一章的“刻苦修习，自我研习和将自己交托给神，就是克里亚瑜伽”（tapaḥ-svādhyāya-īśvara-praṇidhānāni kriyā-yogaḥ，《瑜伽经》第 2 章第 1 节），与第一章的经文“现在，在对神之赐福的祈祷中，开始阐释瑜伽的神圣艺术”（yogānuśāsanam，《瑜伽经》第 1 章第 1 节）进行比较。修习者（sādhaka）需要付出戒律、要求与行动，以实现生命的最高目标。因此，尽管这几个术语有不同的表达，但是它们的内容并无二致。

行动（kriyā）就是苦行（tapas）。苦行与自律的理念在《薄伽梵歌》第十七章被讨论过。我们每个人都被痛苦所扰。我们学习如何克服或减轻这些痛苦。对于你与我这样的人，这些痛苦的解决方法在帕坦伽利的《修习篇》（Sādhana-pāda）里被清楚阐明。这一章的主题是引领我们从意识的粗糙层去理解与开始习练瑜伽，这是有关身体不同鞘层的理解。（见表 13）

在意识的所有层面，习练体式（āsana）与调息（prāṇāyāma），最根本在于净化（śuddhi）与行动（kriyā）。这一净化过程，是从精身鞘与生理鞘朝向空（ākāśa）的生命的律动。

身体的这些鞘层皆经历着净化、自律与苦行。瑜伽的首要法则是苦行（tapas），第二法则是自我研习（svādhyāya），用以冲刷所有的潜印象。这一章引领习练者们从已知走向未知。臣服于神（īśvara praṇidhāna）是第三法则。它有两层意思。一是抑制或征服私我（ahaṃkāra）。二是将自己交托给神。瑜伽的这三层含义，分别对应身体（kāya）、语言（vaca）与思想（manas）的净化，换言之，即纯粹的行动，优雅的语言与精湛的想法。这就是为何瑜伽充满了正确的行动（karma）、正确的知识（jñāna）与奉爱（bhakti）。

因此，我认为《修习篇》（Sādhana-pāda）适用于我们所有人。

从第二章开始阅读会比较容易，然后再读其他三章。在第二章中，粗身鞘（annamaya）、生理鞘（prāṇamaya）与心意鞘（manomaya）均被征服。而关于直觉鞘（vijñānamaya kośa）、智性鞘（buddhimaya kośa）、喜乐鞘（ānandamaya kośa）与意识鞘（cittamaya kośa）的律条，在第一章与第三章中曾被谈及。当这些都被实现时，一个人将通过第四章讲述的律条抵达灵魂鞘。①

---

① 参阅表 11，第 150 页。

痛苦

我们为何要践行苦行（tapas），自我研习（svādhyāya）与臣服于神（īśvara praṇidhāna）呢？修习（sādhana）是必需的么？我们都陷于无明（avidyā）之中，我们被波动的想法所扰，而这可能源于有缺陷的智性，对于所见所听或不可得的所想对象在精神或情感上的厌恶或执着。情感缺陷的居所正是心灵之屋，而有缺陷的智性则栖于思想之屋。

障碍（antarāya）萌发于意识（citta）。它引领我们每个人在面对所有的障碍时运用内在的潜质去寻求自己生命的提升。而恐惧是所有痛苦（kleśa）里最精微的，即使是一位智者也很难克服。

因此，《修习篇》（Sādhana-pāda）旨在将人从智性、情感与直觉的缺陷里拯救出来。正如我之前说的，缺陷的成因是灵性知识的缺乏，而这常因欲望、愤怒与贪婪所致，它们成为干扰意识的因素。这些缺陷在个体身上依次制造波动，从而直接或间接引发出后果，而这又将依次带来恒久的痛苦与恒久的不快乐。痛苦可以是微弱的，中等的或强烈的，这取决于行动的等级。克里亚瑜伽（kriyā yoga）是控制这些意识干扰的方法。

帕坦伽利在他的阐述中提到，痛苦可以通过冥想神来缓解。对神全然的沉思与专注，是克服无明（avidyā）的方法。他提出了五种精神状态（或波动），它们是：正知、谬误、幻象、睡眠与记忆（《瑜伽经》第 1 章第 6 节）。克里希那（Śri Kṛṣṇa）同样在《薄伽梵歌》第十七章提出：悦性、激性与惰性（tamo-rajo-sattva guṇa），并将这五种波动运用于每位个体。错觉、虚假的知识、误解、幻想的知识是感官、心意与智性的缺陷；睡眠是真我外衣惰性本质的复制；记忆是其他四种意识波动的游乐场。有趣的是，这五种波动带来五种痛苦与五种欢乐；追求不带痛苦的欢乐是非常难的事。

非痛苦可能转变为痛苦，痛苦也可能转变为非痛苦，因为痛苦隐藏着欢乐，而欢乐隐藏着痛苦。这些可辩识与不可辩识，可感知与不可感知的感受，被定义为正确的行动 / 错误的行动，或者美德 / 恶习（puṇya/apuṇya and dṛṣṭa/adṛṣṭa），以及可感知事物 / 不可见事物。帕坦伽利呈现他的想法，不是为了使我们变成智者或学者，而是为了实际的习练。他说灵魂（ātman）是纯净的，但是如果他与观看对象不断接触就会被染污（《瑜伽经》第 2 章第 12 至 20 节）。如果一面镜子是干净的，它就可以清晰地反映事物；如果它是不干净的，它就不能很好的反映。因此，灵魂（ātman）的镜子是智性，而智性必须不时地被征服，以确保它不会像一面不干净的镜子般发挥作用或变成染污观者的工具。

dhūmenā'vriyate vahnir
yathā'darśo malena ca /
yetho'toenāvṛto garbhas
tathā tene'dam āvṛtam //

当火被烟覆盖，就像镜子被尘土蒙敝，
就像胎儿被子宫包裹，个体灵魂被心意、智性与私我诱惑

（《薄伽梵歌》第 3 章第 38 节）

原质与原人联结的效用

《帕坦伽利的瑜伽经》、阿育吠陀的典籍与数论派哲学（sāṃkhya philolophy），都在讲述原人（puruṣa）与原质（prakṛti）的联结是痛苦的成因。他建议我们“扯断那条线”，并说“解脱（mokṣa）在这一分离之后即刻来临”（《瑜伽经》第 2 章第 17 节）。

因为意识到不可能所有人都能斩断联结原人与原质之线，他的目光向下移至我们的心意层，并引领我们理解五大与十一谛（bhūtendriya）。他想要我们通过自我约束与自我研习来正确运用它们，以使它们不仅服务于观者，同时也能更加接近观者。

当灵魂（ātman）通过正确使用原质诸谛而得以进化时，诸谛脱离观者。尽管如此，原质诸谛仍不会轻易离开普通人。帕坦伽利说，即使对于受规训的意识而言，生出分歧或陷阱的机会仍然存在，而他的建议是继续修习（sādhana）以保证意识不被分裂。当直觉鞘有力量诱惑小我并使其振荡与波动时，修习者必须运用智性的潜能来保证小我远离这些影响。我提醒你们每个人仔细体会下列警句的含义。

sattva-puruṣayoḥ śuddhi-sāmye kaivalyam.

当智性之纯度等于灵魂之纯度时，瑜伽士已然臻达解脱，即瑜伽之圆满。

（《瑜伽经》第 3 章第 56 节）

瑜伽如何借助原质与神我的联结实现进化？

在阐释完五大与十一谛（bhūtendriya）对于人类成长至关重要之后，帕坦伽利提出瑜伽八支，引领我们在瑜伽修习（yogic sādhana）中使用五大与十一谛，直至觉悟真我（Self）。

禁制（yama）涉及行动器官的规训，而劝制（niyama）将感觉器官引向正确的方向。每一支禁制的效果都藏于劝制之中，反之亦然。通过遵循不害（ahiṃsā），洁净（śauca）被引入，通过遵循不说谎（satya），满足（santoṣa）被引入。不纵欲（brahmacarya）引向自我研习（svādhyāya）。看看禁制五支如何与劝制五支巧妙联结吧，反之亦然（参见表 14）。无论我们收获什么，它都是神的礼物或恩典，并应当借助臣服于神来维持。当我们臣服于神时，自私的动机被移除，而动机本身变得不同。

表 14　禁制与劝制的相互联结

禁制（道德戒律）	劝制（遵行法则）
ahiṃsā（不害）	śauca（清洁）
satya（不说谎）	santoṣa（满足）
asteya（不偷窃）	tapas（苦行）
brahmacarya（不纵欲）	svādhyāya（自我研习）
aparigraha（不贪婪）	īśvara praṇidhāna（臣服于神）

当我们带着欲望、贪婪与愤怒行动时，它们会制造出各种痛苦（kleśa）与波动（vṛtti），而随着体式（āsana）与调息（prāṇāyāma）的习练，心意的痛苦与波动被缩减或控制，因为它们会清洁与净化身体的五鞘（kośa）。

当你做支撑头倒立（sālamba śīrṣāsana）或犁式（halāsana）时，你是否觉察到自己的意识状态以及它是如何运作的？同样的，你是否觉察到你的意识在其他体式里的状态？这就是为何我说智性与风元素（vāyu）及其对应官能触（sparśa）相联结，以及与意识与空（ākāśa）、声（śabda）相联结。你是否在每一个体式里觉察到触与空的力量？智性与意识的流动伴随着每一个体式而变化。因此，体式与调息教会我们去觉察意识的诸种变化并将它们联结成一条独流的方法。

在第一章中，帕坦伽利提到调息（prāṇāyāma）。“在柔和、稳定的呼气之后的被动屏息中体验平静与安宁”（“pracchardana-vidhāraṇābhyāṃ vā prāṇasya”,《瑜伽经》第1章第37节）。在第二章中，他展示了控制感官（indriya）的方法以及它们是如何与它们的对象脱离的。在第一章中，他将制感（pratyāhāra）解释为：通过专注于一个有助于保持心意与意识稳定的对象，意识逐渐变得平静、向善（viṣayavati vā pravṛttiḥ-utpannā manasah sthiti-nibandhani,《瑜伽经》第1章第35节）。这意味着当一个人完全沉浸于一个想法时，思想变得受控与平静。如果这不是制感，那是什么？往深层看，他建议我们关注摆脱欲望和已开悟的圣人（《瑜伽经》第1章第37节）。这是征服心意层（manomaya kośa）的技巧。专注（dhāraṇā）是抵达智性层（jñānamaya kośa）的途径，而冥想（dhyāna）是抵达意识鞘（ākāśamaya）（内在空间）的途径，直至它抵达真我（cidākāśa）。

根据帕坦伽利的说法：

将意识固定于一个点或一个地方，这是专注（deśa-bandhaḥ-cittasya dhāraṇā,《瑜伽经》第3章第1节）。

注意力稳定而持续地流向一个点或同一个地方，就是冥想（tatra pratyaya-eka-tānatā dhyānam,《瑜伽经》第3章第2节）。

或者，通过在醒态期间回想并专注于梦态或深眠状态中的经验（svapna-nidrā-jñāna-ālambanaṃ vā,《瑜伽经》第1章第38节）。

或者，通过专注于明亮、灿烂、超越悲伤的光，获得内在的稳定（viśokā vā jyotiṣmatī,《瑜伽经》第1章第36节）。

看看帕坦伽利如何系统地提出一种方法，而这方法能使人在睡眠、梦态与醒态中保持心注一处并察觉那永不消逝的光，所有的沉思引向成熟稳定的智性，“当意识停留于智慧中，灵性直觉的真理之境来临了”（ṛtambharā tatra prajñā,《瑜伽经》第1章第48节）。

当三德（triguṇa）在语言、想法与行动中被正确使用时，对瑜伽八支的征服便会实现。当它来临时，灵魂之门（ātma sākṣātkāra）开启。在这灵魂（ātman）之境，所有波动终结。而在此寂止之境，你从痛苦与行动中解脱（《瑜伽经》第4章第37节）。

瑜伽八支是伴随虔诚习练的行动法则，并通过苦行、自我研习与臣服于神的形式实现。他们是一个人走向完美的阶梯。此后，一个人脱离原质（prakṛti）与三德（guṇas），并因此脱离生命里的野心与目标。至此，个人对瑜伽的追求结束，他沉浸于观者的荣耀之中。

帕坦伽利以讲述瑜伽开篇，以超越语言或阐释的休止结束。

愿神庇佑你们所有人的瑜伽修习。

3.7 瑜伽，献给人类的礼物[1]

——帕坦伽利《瑜伽经》四章的摘要

《三摩地篇》

帕坦伽利的《瑜伽经》是一门艺术或科学，它阐述的内容为，规训个体的行为，使其抵达生命的最高目标，从而在任何情形下都能品尝到安宁与平静的灵性甘露。实际上，这也是印度哲学中对“至善”的理解。

认识心意

在讲述瑜伽律条之前，帕坦伽利用理性与科学的方法分析了意识（citta）。心意就像水银，因为容易滑动，所以很难抓取。帕坦伽利总结说，意识保持平静时，将安住于它的本源，即观者。如果意识不被征服，它将被听到、看到、闻到、触碰到或品尝到的客体所吸引并通过这些客体为自己制造出悲伤、痛苦与不快乐。

意识在五种感觉器官里游走，积聚出不同的印记。这些印记可以是痛苦的、非痛苦的，或令人快乐的。意识通过直接或正确的感知（正知）、错误的想法和行为（谬误）、想象、睡眠与记忆来聚集这些印记。意识（citta）在这些领域里不停旅行。

正知基于一个人的经验与推断，以及通过阅读神圣经典或权威人士的主张来获得。任性的思考引向虚假的理念与行动。想象可能停留在所听或所见的层面并缺乏事实基础。睡眠是忘却自我的境界，而记忆是各种经验的累积。

所有这些因素，制造出心意运作的不同情绪与模式，而这可能促成或毁坏个体的文化积累。而文明则在此基础之上发展或被毁。

---

① 摘自《艾扬格大师光耀七十年》，瑜伽之光研究基金会出版。

心意的规训

在讨论完思想的波动与模式之后，帕坦伽利展示了控制它们的方法，即修习与不执。一只小鸟不可能凭一只翅膀飞行，习练与不执是就像双翼，使个体抵达灵性之高境。

修习是系统性方法，而当这系统性的修习，在伴随专注与平静的前提下被不间断的长期坚持时，将控制个体的情绪并在其身心层面构建出稳定与安宁，引领其构建良好的根基。

干扰修习之路与阻碍修习进程的事物应被摒弃。当修习与不执被强烈地遵循时，意识的平静才能实现。随后安宁与清明也将显现。这引领我们进一步探索并认识意识背后的内容。诱惑不再影响习练者，他将成为披着外衣（或鞘）并安住自我的个体。他开始认真审慎地思考并清晰地推理。由此，他体会到触碰“我”（asmitā）的喜悦。他在此境界中不断进步并抵达寂静之境，这是一种被动醒觉的状态。这被动醒觉的境界，是灵性之旅的一个十字路口。如果他不明白自己要走哪条路，那么这境界就会变成一片灵性沙漠。他可能被永远困于其中。在此境界中，大脑不仅是寂静的，同时成为一个消极客体。这寂静之境称为寂止（manolaya）。通过习练倒立体式，例如头倒立（śīrṣāsana）、桥式肩倒立（setu bandha sarvāṅgāsana）、倒箭式（viparīta karaṇī）、犁式（halāsana）或加强脊柱前屈伸展式（uttānāsana）的改良体式，从而放松自己并为所有行动器官和感觉器官带来静止与安宁，个体可以体会到被动醒觉之感并体验到见证之境。在此，观者与观看对象失去它们的身份。只要寂止之境在思想与心灵的智性中停留，隐藏的潜质便会保持消极或被征服状态，但是当这被动之境消失，心意变得积极向外时，它们又会重新生起。

如果这一境界在瑜伽的最高目标里被染污，一个人的境遇就会变得像德里相咕（Triśaṅku）王一样。他被众友仙人（Sage Viśvāmitra）送去天堂，但因陀罗（Indra，众神之王）拒绝了他并将他遣返。众友仙人恼羞成怒，命令德里相咕（Triśaṅku）王停在原地并为其创造了一个新的天堂。因此，德里相咕（Triśaṅku）王既未抵达天堂也不被允许返回人间。身处这一关键时刻的瑜伽士（yogi）也面临相同情况。不容质疑的是，这一成就的境界，是瑜伽修习（sādhana）里的重大成功。如果修习者（sādhaka）被困于这一境界，他会失去对身体的觉知。尽管原质不会影响到这样一位修习者，但他仍然被困于这得法与不得法的中间地带之中。

如果他谨慎地对待这一成功，他将从这寂止之境（manolaya）开始强化自己的修习（sādhana），并抵达超意识之境（amanaskatva）里的解脱、自由与至福。

如果习练的强度很大，修习者（sādhaka）将很快抵达这一目标。如果他松懈了，目标将离他越来越远。

抵达解脱之境的方法

抵达独存或超意识之境（amanaskatva）的方法有很多，帕坦伽利提出了多种方法，他首先谈到臣服于神。他将神称为完全脱离痛苦与行动结果的“至上存在”。神是所有难以计量知识的种子。神是所有上师的上师，也是最初和最重要的那位。

神常以“auṃ”这个词为符号被人们熟知。这个词是神圣的，因为它赞颂神的成就。没有词可以离开 a,u,ṃ 这三个字母而发音。a,u,ṃ 是所有词语的种子，它们组成一个神圣的音节。这三个语音代表邀请，是个体与他人以及宇宙灵魂交流与谈话的媒介。这就是为何神在印度以 auṃ 这个词即普拉纳瓦（praṇavaḥ）的形式被推崇。重复念诵 auṃ，去感知它的真实含义，从而移除个体在通往身心健康、灵性成就与自由之路上的障碍。

自我实现的障碍

灵性健康的障碍，包括疾病、精神迟钝、怀疑、粗心、嗜睡，感官享乐、活在幻想之中、缺乏毅力、退步。它们会因为身体的悲伤、绝望、身体的不稳定，以及呼吸失去节奏而进一步加剧。

对抗障碍的方法

对抗障碍并使其减少或消除的方法有很多。比如在修习（sādhana）时保持专注，对众生抱以友善、热情与好意，培养对苦乐、善恶不动心的品质以构建心意内外的平静。帕坦伽利还解释了若干易被修习者（sādhaka）采用的方法，这些方法根据其精神框架，可以扩散意识的能量。它们是：a）呼气后屏息；b）专注某项有益于瑜伽准则的有趣话题；c）冥想明亮、灿烂并超越悲伤的光（真我）；d）跟从品性高贵之人的方法；e）在醒态、眠态与梦态中保持专注的觉知；f）冥想一个能让心意稳定的想法或对象，以使心意在其居所即身体内均衡扩散。

当这些方法被明智而审慎地运用时，修习者得以控制他的心意。他开始清晰地看见客体，无论它们是近是远，无限大还是无限小，同时他培养出极其敏锐的心意并保持它的独特、无污与纯净。当这一境界被感知，他会意识到小我、追求者、观看或探索的工具不是其他，正是观者自身。随后，修习者的语言及含义与感受巧妙融合，仿佛一道崭新的智慧之光降临在他身上。这崭新的智慧之光源于本能，独立于任何听到、读到或学到的内容，并促使修习者（sādhaka）进一步强化修习，以获得光明纯粹的智慧、喜悦与平静，而这些超越了对心意与意识的范围。这就是超意识之境（amanaskatva state）。由此，存在的核心在自身处闪耀光芒。帕坦伽利称其为无种三摩地（nirbīja samādhi）。

《修习篇》

由于意识（citta）贴近小我，帕坦伽利以灵性探索作为《瑜伽经》的开篇，因为那个时代的人们智性水准非常高。而从我们自身的智性水准来看，这一探索演变成内修（antaraṅga sādhana）或称内观。因此，若非先培养感觉器官与心意，规训意识是不可能发生的。

在描述完接近瑜伽顶峰的高级修习者之后，帕坦伽利意识到每一个体的智性结构不可能相同，于是通过在《修习篇》中的阐述，从普通智性的标准出发，在我们内部构建非凡而敏锐的智性。他以可见的部分——身体与感觉开篇，由此即使是普通智性的人也能找到一个切入点来进行瑜伽修习（yogic sādhana）。由此，他铺开了一条规训外在粗身（个体的可视灵魂）的道路。通过规训身体，个体得以贴近心意、智性与意识，去探寻自己内部的真实存在。

帕坦伽利从介绍克里亚瑜伽（kriyā yoga）开篇。其中包括：积极而勤勉的习练（苦行，tapas）、研习灵性经典以熟悉道德伦理并从身体到小我层面去理解自己（自我研习，svādhyāya），以及最终将自己交托于神（臣服于神，īśvara praṇidhāna）。它将这些行动称作克里亚（kriyā），其目的是实现自我。

悲伤的来源

帕坦伽利解释了五种引发悲伤与痛苦的原因。这些悲伤的显现或对个体心意的搅扰，源于缺乏正知（avidyā）、我见（asmitā）、执着（rāga）、厌弃（dveṣa）以及对死亡的恐惧（abhiniveśa）。悲伤的原因可以是潜伏的，隐藏的，微弱的或者高度活跃的。我见（asmitā）是一枚硬币的两面。如果一面代表傲慢，另一面则体现出规训的个体自我。当我见占据主导，自我沉没；当自我占据主导，我见隐退。

错误地或理所当然地将短暂视为永恒，不净视为纯净，痛苦视为欢乐，世俗欢愉视为灵性喜悦，私我视为真我，是缺乏知识（无明 avidyā）或者颠倒知识（viparyaya jñāna）的表现。无明成为滋生悲伤的温床。

欲望引向执着，欲望不满则引向厌恶（dveṣa）。执着于生命的保全，是贪生惧死（abhiniveśa）。

过去世的业塑造着现世与将来世。好的业吸引的痛苦少，而坏的业带来悲伤。过去世的业会影响现世与未来好几世。它们影响个体的出身与寿命，使个体在现世体验其影响。因此，一位智者即使在极度的欢乐与喜悦中，也能留意到悲伤的迹象并因此远离它们，而普通的灵魂则陷于欢乐与悲伤的混合之中。

悲伤源于缺乏对原人（puruṣa）与原质（prakṛti）联结的认识。外部世界诱惑与限制个体的欲望与不知满足的本性，她的美就在那，既为享乐，也为自由。只有谨慎而明智的使用她，才能体验到脱离欢乐与痛苦交织情绪的喜悦。在此，帕坦伽利通过阐述瑜伽八支来说明如何让欢乐与悲伤暂停或延期。

痛苦可能是自己引发的（依内苦 ādhyātmika）、出于遗传原因（依天苦 ādhidaivika），或者体内元素比例失衡所致（依外苦 ādhibhautika）。欲望、愤怒与贪婪，促使个体通过直接参与、外力驱动或间接支持的方式参与其中，并引发微弱（mṛdu）、中度（madhyama）或强烈的（adhimātra）悲伤。

个体仅需用一分钟的时间对欲望、愤怒与贪婪的成因作出分析，便能通过培养它们的逆向觉知来直接反击或征服它们。

原质（nature）的地图

为了说明原质与原人（puruṣa）之间的关系，让我来展开原质（nature）的地图并说明它所发挥的功能。

原质（nature）包含五大元素：土、水、火、风、空。这五大元素有着精微的显现特征：香、味、色、触、声（或振动）。香联结土，味联结水，色联结火，触联结风，而声联结空。原质（nature）的第一谛是觉（mahat）或称为宇宙智性。这一宇宙智性，在人类身上转化为意识（citta），并由心意、智性与我慢构成。此外，有五大感觉器官（眼、耳、鼻、舌、身）与五大行动器官（手、腿、嘴、生殖器官与排泄器官）。除了前述的原质（nature）诸谛之外，还有俗称的三德（guṇa），即悦性（sattva）、激性（rajas）与惰性（tamas）。这三德遍布原质（nature）诸谛的所有功能。原人（puruṣa）借助原质（nature）诸谛，既能实现享乐（bhoga），也可获得解脱。

原质（nature，prakrti）

原质（prakṛti），分为特殊的（可定义的）或普遍的（不可定义的），可标识的（liṅga）与不可标识的（aliṅga）。

五大元素、智性（包括宇宙智性与个体智性）、心意、感觉器官与行动器官是可定义与可区分的。私我或我慢（ahaṃkāra）与元素的精微官能（香、味、色、触、声）是不可定义且依托于自身的。在观者觉悟其本性时，上述诸谛都将获得融于根原质（mūla prakṛti）的力量。

神我（原人，puruṣa）

原人（puruṣa），又称观者（seer）或真我（ātman），是纯净的。它的知识及存在，是永恒与不可变更的，而原质的特征是变化。原人是万物的知晓者。原质的智性是诱捕原人并染污它的纯净。正如一面镜子蒙上灰尘，观者被它的镜子即智性所制。如果这智性跟随瑜伽之路，它将被净化并且与观者对等。随后观者映现出自身，正如一面干净的镜子精准地映现出影象一般。

知识的七重状态

习练瑜伽带来七重智慧，或称般若（prajñā）。它们是：（1）知晓须知的；（2）抛弃该抛弃的；（3）得到应得的；（4）做了该做的；（5）拥有该有的平静；（6）解脱该解脱的意识；（7）真我 — 照见观者。[①]

瑜伽八支

在解释完瑜伽积攒的智慧之后，让我们共同关注下瑜伽的八片花瓣。它们是禁制（yama）、劝制（niyama）、体式（āsana）、调息（prāṇāyāma），制感（pratyāhāra）、专注（dhāraṇā）、冥想（dhyāna）与三摩地（samādhi）。禁制与劝制是传统戒律。体式、调息与制感是渐进式的修习（sādhana），旨在帮助修习者（sādhaka）探索自己的内在。专注（dhāraṇā）、冥想（dhyāna）与三摩地（samādhi）是瑜伽的终结（yoga svarūpa），即成就（vibhūti）。以上八片花瓣一齐聚拢，称为瑜伽八支（aṣṭāṅga yoga）。

禁制与劝制

禁制的五个部分是：不害（ahiṃsā）、不说谎（satya）、不偷窃（asteya）、不纵

① 详情参阅作者所著《帕坦伽利瑜伽经之光》。

欲（brahmacarya）与不贪婪（aparigraha）。

保持诚实与忠诚，在语言、想法与行为上不存恶念，因不愿走向贪婪而拒绝礼物，以及过有节制的生活，就是禁制。

不害意味着对他人友好；不说谎使语言充满力量；不偷窃带来财富；不纵欲引向灵性智慧；不贪婪训练个体无所畏惧地活着。

劝制（niyama）包含五条戒律。它们是洁净（śauca）、满足（santoṣa）、苦行（tapas）、自我研习（svādhyāya）与臣服于神（īśvara pralnidhana）。

洁净指净化身体以迎接神；满足培养欢乐与仁慈的品质；苦行清除与净化身体、感官与心意；自我研习教导内在神圣的知识；臣服于神是将自我交托于创造者即至上神。

因此，这两方面的内容帮助习练者培养出高贵的品格。

体式

体式（āsana）指一种姿势。体式是将身体视为整体，并浸润着心意与真我所完成的姿势。它包括完成姿势与保持姿势两个方面。完成姿势是一种带着全然觉知的特定姿势的艺术化展现，而保持姿势指均衡地保持与维持身体、精神、意识、生理与灵性层面的新陈代谢，并在此过程中伴随连贯、平静与镇定。

当习练拥有效率且心意与意识的努力变得轻松自然时，体式会趋于完美。体式使个体从对身体的觉知转向对真我（Self）的觉知以实现转变。在完美的体式中，身体与心意，心意与真我的二元对立消失。

调息

帕坦伽利明确指出，调息（prāṇāyāma）应当在合格完成所有体式而非一种体式后习练，这也是他常向习练者们所提的建议。

个体的自然呼吸会因其身体或情绪状况而无规律地变化。因此个体应当带着觉察，有意识地调整这迂回曲折的呼吸之流。当你将注意力带至吸气与呼气的流动中时，调息便开始了。

调息包括吸气（pūraka）、呼气（recaka）与屏息（kumbhaka）。吸气的延长与呼气的伸展，就是时间（kāla）。吸气—屏息与呼气—屏息由躯干（deśa）完成，而动作的精准度（sāṃkhya）则通过充满节奏与顺畅的呼吸来实现。值得注意的是，在吸气中，因果体（kāraṇa śarīra）从内在移向广阔，此时空元素（ākāśa）遍布躯体粗糙层的每一处。屏息指在不缩减体式结构的前提下尽可能长久地维持呼吸所创造的空间。在内屏息（antara kumhbhaka）时，因果体、精微体与粗糙体融合为一。在呼气时，粗糙体经过内在体并靠近与联结深层体，同时不在限制于空间而是移除空间。在外屏息（bhaya kumbhaka）时会觉察到一种融合感，而粗糙体与精微体则在此联结因果体。这就是调息（prāṇāyāma）。

从有意识的调息之中（《瑜伽经》第 2 章第 49、50 节），帕坦伽利增加另一种调息法，它超越了有意识的调息法，即自然的吸气、呼气与屏息。在此，呼吸以一种无准备的方式借助其自身来完成。

习练调息，不仅移除了遮蔽智性之光的朦胧面纱，同时使心意成为适合冥想的工具。[①]

制感

心意通过调息从迷惘转为清明，而习练制感，则直接使心意受控并远离感觉器官与行动器官的纠缠与牵绊。反之，在瑜伽的前几支里，心意已在感觉器官与行动器官的间接帮助下被掌控。

表 15　瑜伽八支及其对应波动

八支（瓣）	止息波动（nirodha）
禁制	止息行动器官的波动
劝制	止息感觉器官的波动
体式	止息身体所有部分的波动，包括神经、肌腱、肌肉与韧带等及其功能
调息	止息生命气的流动
制感	止息心意的波动
专注	止息智性的波动
冥想	止息私我的波动
三摩地	止息意识的波动

当心意变得适合冥想，感官安住于自身，并停止诱惑心意去追寻享乐。

从此处开始，心意成为感官与意识之间的桥梁，向内指向智性与意识，去探寻它的灵性财富——灵魂（ātman）。

① 详情参阅作者所著《瑜伽之光》与《调息之光》。

《力量篇》

在前一章中，帕坦伽利列举了产生悲伤的几种原因，而悲伤往往会影响智性，同时讲述了如何清除蒙蔽于智性之上的尘土的实操方法，以使修习者培养出清明的思想与纯净的心意。当思想的清明与心意的纯净被建立时，他说道，“智性与意识将成为适合冥想真我（Self）的工具”。

这一章阐述了如何稳定原质的精微部分，包括智性、私我（作为主体与客体的“我”的感觉）与意识。为了净化观者这更为精微的三个鞘层，帕坦伽利在这一章引入对专注（dhāraṇā）、冥想（dhyāna）与三摩地（samādhi）的介绍。

专注（dhāraṇā）是止息智性的波动（buddhi vṛtti nirodha），以使其变得稳定、光明与成熟。冥想（dhyāna）是止息私我的波动（ahaṃkāra vṛtti nirodha），或指净化私我即“我”的概念，以及涉及意识的扩张与缩减（citta parikarma）。三摩地（samādhi）是从意识的这一境界转向观者的恩典（ātma prasādana）。

专念

在解释完专注（dhāraṇā）、冥想（dhyāna）与三摩地（samādhi）之后，帕坦伽利提出以上三支的融合称为专念（saṃyama）。

从这一融合中，修习者（sādhaka）意识到冥想者、冥想工具以及冥想客体不是其他，而正是居于他自身内在的观者。因此，他意识到主体、客体与工具是统一的，彼此并无不同。

给予高级修习者的指引

帕坦伽利建议高级修习者在一个确定的规则或秩序之中去追随自己每一个行动与想法的动静。通过重复追随自己的脚步，修习不需要在想法与行动之间创造空间就可以重新整合自己的行动与想法。这为他带来非凡的力量（vibhūti）。

帕坦伽利描述了瑜伽的38种益处。在这些益处之中，即使其中一种被感知到，修习者也应当相信他已走在正确的瑜伽之路上，[①] 并且所使用的方法是恰当的。在此基础上，他提醒修习者不要将它们误认为瑜伽的终极目标，而是继续修习，以使永恒喜悦的大门开启，去体验那无形的、绝对的存在之境。

---

① 参阅《帕坦伽利瑜伽经之光》第3章。

时间（kāla）

帕坦伽利称时间有三类：过去、现在与未来。不作推移的刹那是现在，现在是永恒的当下。刹那是不变与真实的。当它滑入推移之中，便成为制造变化的时间；当它滚入推移之中，过去与未来显现，而刹那消失。刹那的向前推移是未来，向后推移是过去。因为这刹那的推移，尽管客体始终保持自身的形态，感知的客体会随着时间的变化而变化。因此，行动及其结果会伴随刹那的推移而发生变化。如果修习者的心意与智性能始终对推移保持觉知，并且不被刹那的推移所困扰，那么他将体验到时间的无垠。随后修习者成为具有分辨智慧的人（vivekaja jñāni）或闪亮智慧的人（tāraka jñāni），伴随着高级的智性，并逐渐抵达分辨智慧，即智慧的王冠。

这高级的智性纯净、不受损害与染污，并且如真我（Self）般清澈。随后，他的身体、细胞、感官、心意、智性、意识与良心叩响真我的铃声。这就是解脱 —— 一种无形而绝对的独存之境。

《解脱篇》

这一章内容详尽但不太容易理解。它所讨论的主题，是不被白（悦性 sattvic）、灰（激性 rajasic）或黑（惰性 tamasic）的行动所破坏或染污，并且保持纯净、绝对与神性的意识。

意识的提升，可以通过高贵的出身、服用草药、曼陀罗、苦行或三摩地来获得。在修习中，原质的能量充分流动并推动着进化的过程，使修习者们获得灵性见解。

圣哲们如何服务这世界

帕坦伽利通过向圆满的瑜伽士指明行动，来阐述他们该如何有效地服务于这个世界且不使自己的智性或内在平静被染污。

行动包括四种类型，黑、白、灰与不受任何染污的行动。最后一种行动纯净、没有悲伤并脱离因果法则。圆满的瑜伽士行动时不受欲望、傲慢与动机的影响。

原因与结果不是别的，只是行动的映现。即使跨越好几世，无论是以人类还是其他生物的形式，记忆总能串起因与果之链，因为因与果已在我们的记忆深处被编码，并转动着业的轮辐去体验它。通过瑜伽，我们可以使它们推迟或暂停，或者不生出任何潜印记或映现。

有无知，就有潜印记

潜印记（vāsanā）与欲望（āśā）自时间的开端便存在，并储存于记忆之中。因此，记忆联结着过去行动的印记，仿佛现世只是过去世的延续。在圆满瑜伽士的生命里，欲望与印记会终结，当因与果的联结被纯净而无动机的行动扯断，欲望与执着将随之破灭与消失，此时瑜伽士超越了行动与反应。

正如我此前所说，尽管原质是永恒的，三德却总在变化。原质三德的融合创造出心意的多样化。因此，它经常在不同的时间以不同的方式觉察着客体。由于未受规训的心意包含情绪与行为的诸多特质，使得心意因为贯穿个体一生的三德（guṇa）属性而被塑造与改良。由于三德在有节律的连贯之中运作，每位个体的智性发展呈现出不同，并且每位个体会以不同的眼光看待同一客体，尽管客体的本质从未改变。比如，一个人在一位女士身上寻找到快乐，但这位女士同时是这个人的情敌的痛苦对象，也是苦行僧无法产生兴趣的对象。

瑜伽士深刻理解三德这种有节律的变化并与之保持距离。他安住于自己的真我（Self）之中，并且使这本质远离自己的本性，也远离观看客体。由此，他从偏见与行动的映现之中解脱。

神我与意识

观者是常在的、不变的、永恒的与持续发光的。他能觉察其意识里发生的所有变化。

如果真我（Self）是种子，意识就是树苗。树苗长成树茎，就是意识。从树茎生出的树枝是私我、智性与心意。树茎长成树干，树枝开出树叶，而树叶便是摇曳的思想之波（vṛtti），慢慢地，它们都成为真我的观看对象。正如树枝离了树根无法存活，同样地，意识依赖真我而存在。意识从真我处借来光亮，因此它不可能同时成为主体与客体。正如意识知晓这世界的所有客体，真我也知晓意识。只有智性，像桥梁般联结原人（puruṣa）与灵魂（ātman）。

在《蒙查羯奥义书》（*Muṇḍaka Upaniṣad*）里有类似的比喻，它解释了意识的两个方面，并启发我们理解真我（citi）与意识（citta）的区别。

传说有两只鸟栖息在一棵树上，并成为很好的同伴。一只鸟始终保持稳定、醒觉与不执，而另一只鸟却在树枝之间不停穿梭，并慢慢来到第一只鸟旁边。当它靠近第一只鸟时，也立即变得如第一只鸟般沉默与静止。第一只鸟代表真我，而第二只鸟代表持续制造波动，或与真我联结的意识。

观者是被动的无所不知的见证者，而意识（包括被创造与被启发的意识）是主动的、引人关注的，它直接联结外部世界。当这种联结被抑制，意识将被观者所吸引。

尽管如此，帕坦伽利仍警告说，即使是高级瑜伽士也无法避免倒退的危险。漫不经心或傲慢在修习者（sādhaka）身上制造出裂隙，而旧想法或旧习惯则可能随之复活，并干扰此前瑜伽修习（yogic sādhana）中构建的和谐之境。

如果瑜伽士能安住于这稳定、无形的境界，那么美德将如暴雨般注入他的心灵（法云三摩地，dharmamegha samādhi）。dharma 指正法，megha 指云朵。这正法的云朵，是为倾盆大雨而生。当雨落下，云便消失，阳光也将显现。同样地，意识戴着智慧王冠，借助瑜伽戒律获得转化。瑜伽至此结束。

3.8 瑜伽智慧的珍宝

yogena cittasya padena vācāṃ
malaṃ śarīrasya ca vaidyakena
yo'pākarottaṃ pravaraṃ munīnāṃ
patañjaliṃ prāñjalirānato'smi
ābāhu puruṣākāraṃ
śankha cakrāsi dhāriṇam
sahasra śirasaṃ śvetaṃ
praṇamāmi patañjaliṃ

让我们向最崇高的圣哲帕坦伽利致敬，
您编撰瑜伽成经，使我们满载平静与圣洁的正念，
您规范梵语的语法，使之清晰与纯洁，
使之成为身心康泰的灵药。
让我们臣服在最崇高的圣哲帕坦伽利足下，
您是头大蛇王的化身，诞生尘世成为圣哲，
您上半身为人类的形态，
手持传递圣音的螺号，和超越时光的火轮，
千头巨蟒被加冕于圣哲之首，
我们向教导善良知识的最高导师礼敬。

朋友们，谈论帕坦伽利的《瑜伽经》不是件容易的事。正如你们所知，这是一部简明精练的典籍。如果没有圣哲帕坦伽利的庇佑，洞察他的语言会很困难。今天是学习这部伟大著作的吉祥日子！愿主帕坦伽利庇佑我们，愿他的智

慧降临我们，让我们因一窥他的高深见解而被点亮！

我请求你们所有人，在开始你们的课程之前，唱诵这首帕坦伽利赞诗。如果你们无法用梵文唱诵，请试试英语的译文。通过这种方式，我们可以在自己的习练过程中祈求他的恩典。我们唱诵这首赞诗的原因很简单，那就是我们将他视为瑜伽的古鲁（guru）。这位伟大的圣哲赠予我们语法，使我们语言纯净；赠予我们良药，使我们身体康健；赠予我们瑜伽，使我们心意专注。当我们修习瑜伽（yoga sādhana）时，我们应当想到他，并且向他致以虔诚的敬意，从而使我们的心意能够专注他著作里的精彩内容。

坦伽利首先完成了他关于语法与医学的著作，但他内心肯定不太开心，因为觉得自己错过了某些事情。他想："我已经给予了人们正确使用语言的语法，我已经展示了保持健康的不同方法，但我从未针对心意的规训说过任何内容。"某些注释者认为这就是首节经文[①]以"atha"（现在）一词开篇的原因。有些人将这节经文译成"现在，阐述瑜伽"，用"现在"这个词来说明瑜伽这门科学在帕坦伽利讲解之前是不存在的。然而帕坦伽利并非瑜伽的创造者。他只是将过去说明过的内容写出新的版本。"现在"一词，并非在提示一个新的想法。这就像在我们的课堂上，当我们说，"现在，来吧，做三角式（trikoṇāsana）!"我们不就是那样说的吗？用"现在"这个词，将听者的注意力带到当前的情境之中。因此帕坦伽利也曾将他的读者的注意力带到一种被回避或被忽视的旧传统上。同时，anuśāsanam 一词并非阐述的意思（这是通常的英文翻译），我倾向于支持圣哲们的语言传统（世代流传的说法）。śāsana 一词，意指个人的法典，可以理解为这个世界的法典。尽管如此，这本书是关于人类灵性发展的准则，它为人们正确生活提供了直接的指引。因此这部经文以"现在"一词开篇，并解释正确生活的行为准则是什么。

帕坦伽利想，"我已经谈过了健康和语言的运用"，并说道，"现在让我谈谈心意"。他的语言引用了多部典籍，例如《吠陀经》与《奥义书》，这些引用是分散的，涉及瑜伽的理论与实践。帕坦伽利将它们系统整理并呈现为虔诚求知的学生们所能理解的知识。当这部典籍的创作完成，他便从这世上消失了。

---

① Athayoganuśāsanam（《瑜伽经》第 1 章第 1 节），现在，在对神之赐福的祈祷中，开始阐释瑜伽的神圣艺术。

正如传说中的那样，他追随主人毗湿奴神（Lord Viṣṇu）去了，用他的舞蹈去取悦自己的主人。而帕坦伽利《瑜伽经》的文本一直保留至今。正如我说的，关于这本书的形成时间依然是当下的讨论话题，但作为瑜伽的学习者，我们更应关注帕坦伽利说的内容，而不是他的出生时间与地点。

《瑜伽经》

《瑜伽经》是人类整体发展的种子。在第一章前三节经文中，帕坦伽利总结了整篇著作的精髓。

> atha yoga-anuśāsanam //
>
> 现在，在对神之赐福的祈祷中，开始阐释瑜伽的神圣艺术。
>
> （《瑜伽经》第 1 章第 1 节）
>
> yogaḥ-citta-vṛtti-nirodhaḥ //
>
> 瑜伽就是止息意识中的波动。
>
> （《瑜伽经》第 1 章第 2 节）
>
> tadā draṣṭuḥ svarūpe-avasthānam //
>
> 那时，观者安住于自己真正的光辉。
>
> （《瑜伽经》第 1 章第 3 节）

anuśāsanam 一词，意指准则或戒律。你们想从这戒律中发展出什么呢？你们可以止息意识的波动（《瑜伽经》第 1 章第 3 节）。但是意识如何能被止息呢？想法是无法被控制的，意识也是如此。在我们开始控制意识之前，我们必须首先理解意识的功能。当我们发现帕坦伽利在他开篇的经文中所使用的词语的深层含义时，这一理解就能到来。

帕坦伽利总结道，一旦意识被控制，存在的核心就会显现，并安住其居所（《瑜伽经》第 1 章第 3 节）。真我（Self）就像眼镜蛇，除非被唤醒，否则它不会抬头。通常意识会阻止真我显现。这就是为何意识需要被控制的原因。因为只有如此，真我才能被唤醒并自我显现。意识被成功控制的那一刻，你便抵达至福与自由之境。当你感觉到至福时，心意正从真我的基座中消散，而真我开始直接行动。

如果前三节经文已经涵盖瑜伽的整个主题，那么为何还有其余 193 条经文呢？印度的古代典籍常以结论开篇，再转而移向细节。现代的书籍却非常不同，，作者们常以基础开篇，再移向顶点。在古代书籍里，开篇会采用总结性的描述，先吸引学者们的注意，再引导他们自由挖掘主题的内容，使他们走到主体内容中来。

指引（anuśāsanam）一词，与禁制（yama）和劝制（niyama）密切相关。伦理戒律与个体个性的形成深度相关。我们每个人都由三德（guṇa）组成。我们的心意时而昏暗，时而活跃，时而安宁。你们应该不时经历过这些情境。他们如闪电般到来，又如闪电般消失。通过瑜伽这门科学，我们学会如何使心意挣脱惰怠与活跃，并长久处于宁静之境。为了抵达这样的宁静并维持它，帕坦伽利在四个篇章中讲述了多种瑜伽的方法与技能，这四个篇章分别为《三摩地篇》（Samādhi-pāda）、《修习篇》（Sādhana-pāda）、《力量篇》（Vibhūti-pāda）与《解脱篇》（Kaivalya-pāda）。

《三摩地篇》

三摩地（samādhi）由两个词组成。sama，意指相像的、相似的、吉祥、善良与美德，adhi，意指本源，超越和在其之上。因此，三摩地的含义为，与超越万物之上的灵魂（ātma）合一。在经文第 1 章第 3 节中，帕坦伽利谈到灵魂（ātma）这一存在的核心，需要通过端正的修习（sādhana）来唤醒。随后这一核心通过身体扩散，以激活纤维、血液细胞、神经细胞、感觉器官、行动器官、心意、智性与意识。这就是三摩地的真实含义。三摩地不是指昏睡的状态。adhi 意指我们存在的核心与根本，以及当这核心的精华遍布整个人体系统时的状态，这就是三摩地。第一章命名为《三摩地篇》，因为它阐述了旨在抑制与平息意识的内在习练（内修，antaraṅga sādhana）。对于普通智性的人而言，理解内修这一概念会比较困难。

意识（citta）

帕坦伽利为何选择先讲这一最难的主题呢？他想要了解导致痛苦与不安的原因，并从定义最基本的术语即意识（citta）开始，随后他解释了意识的结构与功能。我感到，理解心意不等同于意识，而是意识的一部分，对于瑜伽的学习者而言至关重要。意识包含了人类三个不同的侧面：心意（manas）、智性（buddhi）与私我（ahaṃkāra）。

假如心意主导意识的整个领域，而智性与私我被抑制，那么心意看似成为整个意识。假如你在思考某项艰深的课题，那么智性会淹没意识，而心意与私我被抑制。假如私我占据主导，智性与心意将被遮蔽。如果你被某种事物完全吸引而摒弃了心意、智性或私我的功能，意识便会像一束光般显现。

这就是个体混淆意识不同层面的表现。印度圣哲已经精确地将心意描述为包裹智性的外层，而智性为包裹私我的外层，私我又是包裹意识的外层，而意识作为整体是包裹真我（Self）的外层。

意识的波动

意识的三个层面都以真我（Self）为本源；他们从真我中萌发。这三个不同层面制造出波动（vṛtti），常译成思想之波。这些思想波动制造出“心意的受干扰状态”或者“充满压力的心意”。帕坦伽利对这些思想之波进行了分析并区分为五种类型（《瑜伽经》第 1 章第 5 至 11 节）。有时你会通过与客体的直接接触或对想法的感知而体验到思想波动，这是第一种类型。第二种类型是感觉器官误导或欺骗我们，常见的例子是观察者宣称兔子有角，同样的，黄疸病患者无法看清色彩。感官未被很好的训练，而错误的觉知以各种思想之波的形式生起。第三种类型是幻象。在此，感觉器官发挥作用，但心意无法正确地想象，思想之波基于幻象出现。第四种是睡眠。在睡眠中万物是寂静的，如果缺少了寂静，你会无法睡着。当你从好的睡眠里醒来，你会记起你的存在并说，“哦，我睡得很好”。尽管如此，观者作为一名始终保持清醒的见证者，仍会在“我睡得很好”这句话说完之后出现。瑜伽士称，你应当探寻见证你睡眠的证人。通过这样，思想之波可以成为理解意识的指引。睡眠不应与梦境相混淆。帕坦伽利使用了 abhava 这个词（指不存在或不存在的感觉），bhava 意指存在，abhava 是存在的反面或对存在的无感。此时只有空的状态。帕坦伽利认为这种“空”出现在深度睡眠里。对于普通人而言，他们经历的最接近三摩地的时刻是睡眠。睡眠里没有痛苦。即使是一位癌症病人也会睡觉。而在这样的睡眠里，他或她觉察不到自己是否患有癌症。当且仅当他或她醒来时，这感知才会回归，“我是位癌症患者！”。因此，睡眠是普通人心灵体验的最高境界。如果我们在清醒时能使心意远离波动或者抵达类似睡眠之中的意识状态，我们便抵达三摩地（samādhi）之境。

最后一种波动是记忆。根据帕坦伽利的说法，记忆既是朋友也是敌人，既是阻碍也是帮助。随后他谈论记忆的深度层面（《瑜伽经》第1章第20、43节），但在此处，他仅提及记忆的肤浅功能。他解释说记忆由来自其余四种类型的波动即正知、谬误、幻象、与意识的无感知所带来的潜印记构成。通过记忆，我们使过去对这些波动的体验显现。个体能使用记忆来重新收集这些经验并运用它们带来启迪吗？这并不意味着个体停留于这些体验之中，这意味着个体将这些体验视为超越过去的跳板。这就是思想之波通过记忆而实现的转变，因此记忆应当在结合其余四种波动时被理解。

波动及其对应的痛苦

正如思想之波有五种，痛苦也有五种，而与痛苦相对应的快乐也有五种。波动可以是痛苦的（kliṣṭā）或非痛苦的（akliṣṭā）。想要抓住这种非痛苦的境界非常难，因为快乐的思想波动有时会引发痛苦或藏于快乐里的痛苦。我们应当问问自己："这五种痛苦与快乐，分别是什么呢？"《修习篇》（Sādhana-pāda）阐释了这五种痛苦。帕坦伽利对这五种痛苦下了定义（《瑜伽经》第2章第3节）。痛苦（kleśa）与痛苦的（kliṣṭā）源于相同的词根，尽管它常被英译为苦恼（affliction），但二者的本质意义是相同的。

第一种痛苦是无明（avidyā），意指缺乏正知与灵性知识。我见（asmitā）指傲慢、私我或"我懂"的想法。如果一个人正在告诉另一个人某件事，在说话的这个人结束之前，另一个人的"小我"说，"啊，这没什么新鲜的，我已经知道了！"，这就是我见。其后两种是执着（rāga）与厌恶（dveṣa）。喜悦与欢乐引向执着，而执着引向厌恶与痛苦。帕坦伽利描述了执着与厌恶的过程，并且建议修习者们通过培养心意的宁静来避免执着。否则一个人将产生精神或心理疾病。

我们向心理医生寻求帮助，而瑜伽认为我们应当成为自己的心理医生，理解并消除我们自身存在的无明、我见、执着与厌恶的问题。这是帕坦伽利想让我们学习的内容。

最后一种苦恼，是贪生惧死（abhiniveśa）。我们知道，有时本能会浮出表面。习练瑜伽将本能转化为直觉。直觉，是内在声音演化而来的知识。这是从存在的内核（真我 Self）出发，与个体的私我、智性、心意、细胞、纤维、肌腱等进行的直接交流。通过这一进程，情感的波动终止，无畏的心灵产生。当直觉通过瑜伽修习（yogic sādhana）而占据主导时，所有引发痛苦的行为将会终止

（《瑜伽经》第 4 章第 30 节）。

修习与弃绝（abhyāsa- vairāgya）

帕坦伽利在经文第 1 章第 12 节与第 1 章第 16 节中提到，我们可以通过修习与弃绝来实现这种直觉的力量。但为何弃绝的想法会如此迅速地出现呢？当然，理解这个问题看起来并不容易。不受控制的心意怎么能弃绝呢？我们该如何弃绝呢？

帕坦伽利在第四节经文中给出了答案。

> vṛtti-sārūpyam-itaratra
>
> *而在其他时刻，观者认同于波动的意识。*
>
> （《瑜伽经》第 1 章第 4 节）

意识接近观者，也接近心意、感觉器官、行动器官与身体。由于意识与观者和身体的这种亲近，意识将观者拉近身体，或将身体拉近观者。

通过抑制意识，你能抵达令你觉悟真我（Self）的高级境界，但你无法在此境界停留太久。意识喜欢占据主导并倾向于控制一切。意识重新主张自己时，真我（Self）退去。正如强有力的磁铁能将铁石吸引过来，意识可将真我吸入它的思想之中。帕坦伽利说道，“你必须舍弃它”。一旦你舍弃了思想之波对真我的拉扯，意识将移向观者。随后观者与思想之波保持距离。如果观者跟随意识而去，你就被困住；但如果意识移向观者，你将从思想之波中解脱。

这一过程称为修习—弃绝（abhyāsa-vairāgya）。这两者无法分离。你应当保持习练。你该习练些什么呢？他没有描述任何习练，但他提到第一节经文中的指引（anuśāsanam），是用来抑制三德（guṇa）以控制意识波动的行为准则。这一修习对应第二章与第三章所描述的瑜伽八支。通过克服行为模式，我们的个性发生变化，我们平息心意与意识的波动。通过构建个性，我们的意识变得稳定。帕坦伽利想要我们理解意识在身体与观者之间的这一联结。

什么是修习？

通常人们会问，“我要习练多久的瑜伽才能体验到成果呢？我何时才能抵达真我（Self）呢？”帕坦伽利在经文第 1 章第 14 节中回答了这些问题。

sa tu dīrgha-kāla-nairantarya-satkāra-āsevitaḥ dṛḍha-bhūmiḥ

长时间、不间断、警醒的修习，是控制心意波动的坚实根基。

（《瑜伽经》第 1 章第 14 节）

他没有提及终极目标。他谈论了根基。什么是根基呢？他说是作为一切干扰之源的意识变得稳定。他没有提及三摩地（samādhi），但他提到稳定。当这稳定来临时，意识即处于被征服的状态（vaśikāra）。

弃绝就是超脱欲望的练习（dṛṣṭa-ānuśravika-viṣaya-vitṛṣṇasya vaśīkāra-sañjñā vairāgyam，《瑜伽经》第 1 章第 15 节）。它指：将意识带入被征服的不执之境（vaśikāra vairāgya）。修习（abhyāsa）与弃绝（vairāgya）就像禁制（yama）与劝制（niyama），一个是"不能做的"，另一个是"需要做的"。弃绝是为远离执着的练习。在第二章中，他描述了快乐是如何引向执着（rāga）的。sukha-anuśayī rāgaḥ（瑜伽经第 2 章第 7 节）欢愉导致欲望与情感上的依附。保持对执着（rāga）的远离，就是弃绝（vairāgya）。因此，修习与弃绝，是使意识远离身体并接近观者的方法。

修习者的类型

帕坦伽利提到修习者（sādhaka）包括四类：弱的、中等的、强的与高强的（mṛdu, madhya, adhimātra and tīvra，《瑜伽经》第 1 章第 21、22 节）。哈达瑜伽（haṭha yoga）典籍也描述了四类修习者。许多帕坦伽利的评注者只提及前面三类，而忽略了高强的修习者（tīvrasaṃvegin）。高强的修习者指充满极高热情的修习者（sādhaka），这类修习者已能抑制自己的意识，对他们而言，自由尽在手中且没有时限，而对于其他修习者而言，自由是有时限的。

许多人说，对于已经实现弃绝的人而言，自由很快也很容易到来。但像你和我这样的个体也能那么快实现弃绝么？只有当一个人的天资抵达最高境界时，弃绝才会迅速来临，而自由也能立即获得。我们知道，他们的天资是从前努力的结果。他们以帕坦伽利描述的那种方式在自己的前几世里不断修习，而后这前几世的潜印记塑造出他们的天资。我们可以说，我们不相信业（前世）或轮回。难道我们不是每天都在精进自己的行动吗？这一精进的过程必须持续下去，我们在现世所培养的意识的特质，将成为我们未来世的种子。这就是轮回。

一切归结为"训练你自己！"，即使你正陷于失败之中。那些说"哦，我一周练一次”，或者说“我一周练两次”或“我一周练三次”以及以此类推的人，都是值得我们鼓励的。他们是弱的（mṛdu）或中等（madhyama）的习练者。当一个人说“我每天全身心投入地练习四个小时”，这是强的修习者（adhimātra sādhaka）。记住，强的修习者并不包括将教学计入习练的人。教学不是习练，它不是修习（abhyāsa）。一个每天投入五至六个小时用心、专注与投入地习练的人，属于强的修习者。习练的强度可以区分等级。如果你的习练处于低潮，那么你是弱的习练者（mṛdu）；如果你保持平均强度，你是中等习练者（madhya）；保持高强度，则是强的习练者（adhimātra）。无论在习练里投入的时间与强度是怎样的，我们都应鼓励每个人保持这种规律的习练，尽管获得意识的稳定与觉悟真我（Self）需要时间。

大脑的四个区域

不间断的习练可以规训不受控的意识。此时意识在正知（pramāṇa）、谬误（viparyaya）、幻象（vikalpa）、睡眠（nidrā）与记忆（smṛti）之间的游离消失。分析（vitarka）变为吉祥的辩析（savitarka），推理（vicāra）变为正确的反思（savicāra）。辩析（savitarka）与反思（savicāra）将我见（asmitā，“我”的力量）转变为自我觉知（sasmitā，吉祥的小我），而喜乐（ānanda）转变为吉祥的至乐（sānanda）。

这几个方面覆盖了大脑的四个区域：前脑为分析区；后脑为推理区；脑底层为情感区，欢乐与痛苦在此经验；脑顶层被视为个体自我的基座。帕坦伽利分析与说明了大脑的功能与结构划分，这与现代心理学相似。如果大脑的分析区正确思考且推理区正确主导思考的过程，情感区则能获得吉祥的喜悦，而顶层区将构建出自我的稳定。

在这四个方面即所称的分析（vitarka）、推理（vicāra）、喜乐（ānanda）与小我或我见（asmitā），最后一个方面最难解释。在第二章中，小我称为我见或我慢，而在第四章中，它传递出另一种不同的含义：受规训的意识将人带至个体自我（nirmāṇa-cittāni-asmitā-mātrāt，《瑜伽经》第 4 章第 4 节）。在此，他将小我描述成受规训的意识。当意识通过瑜伽戒律获得稳定，意识的本质将转为充满真理的智慧（ṛtambharā prajñā，《瑜伽经》第 1 章第 48 节）。

寂止之境

当大脑的四项功能相互交织，个体体验到静默之境。帕坦伽利将其称为寂止之境（virāma pratyaya，《瑜伽经》第 1 章第 18 节）。此时大脑与意识暂停运作。

随后个体融入原质，并不被五大及五唯（tanmātra）所扰，他的身体消失。

例如，我们都曾在睡眠中体验过身体消失的感觉。那么这种状态能转为三摩地（samādhi）么？当然不会。这就是为何前者称为睡眠，而后者称为充满真理的智慧（sasmitā prajñā）的原因。这种状态称为寂止之境——介于有种三摩地（sabīja samādhi）与无种三摩地（nirbīja samādhi）之间的境界。

帕坦伽利关心的焦点是对瑜伽修习的理解与提升。他警告修习者（sādhaka）不要被这种身体消失的境界（寂止之境 prakṛtilaya）所困住，并引领他们离开这一境界，以带着强烈的专注投入修习（abhyāsa）。

śraddhā-vīrya-smṛti-samādhi-prajñā-pūrvakaḥ itareṣām /

必须带着信任、信念、活力、敏锐的记忆与强烈的专注进行修习，以突破这种灵性上的自满。

（《瑜伽经》第 1 章第 20 节）

在引导修习者（sādhaka）超越寂止之境（pratyaya）之后，帕坦伽利在此引入信念这一概念，因为他不想让任何人仅凭简单的相信去开始，而应拥有能培养信念的自我体验。主观真相显现时，个体收获信念。信念源于体验。在体验信念的过程中，个体收获活力（vīrya）。二者的结合形成戒律。

他劝导我们不要止步于体验这种空的境界或脱离身体的自由，而应继续修习（sādhana）。这可能看着像停留在空的状态。但他说那并非终点。这是修习者（sādhaka）对神性的惊鸿一瞥，促使他继续修习，直至抵达无种三摩地（nirbīja samādhi）之境。

瑜伽与神

帕坦伽利介绍了神的概念，并将神描述为一个音节而非一种符号。帕坦伽利是第一位介绍神的特质的人。印度哲学的其他五个正统流派，包括数论派（sāṃkhya）、正理派（Nyāya）、胜论派（Vaiśeṣika）、弥漫差派（mīmāṃsā）与吠檀多派（Vedānta），都是高度依赖《吠陀经》（Veda）的权威知识，尽管它们也接受神的存在。而其他两种教派，佛教（buddhism）与耆那教（jainism）则不相信神的存在。帕坦伽利将信仰神描述为一种平静心意的方法，并且将神定义为“不被任何行动及因果影响”（《瑜伽经》第 1 章第 24 节）。神超越了痛苦与欢乐。他建议我们专注与冥想神的音节 auṃ（《瑜伽经》第 1 章第 28 节），即宇宙之音（śabda brahman）。为了与他人交流，一个人首先得张嘴发出 a 的音。为了持续这一发音，一个人需卷动自己的舌头，发出 u 的音。最后合拢嘴唇，发出 ṃ 的音。因此，宇宙之音的根基是 auṃ。这就是为何它被视为我们的祈祷的种子（bīja）的原因。依据我们的哲学理论，臣服于有种曼陀罗（bīja mantra），就是臣服于神或梵（brahman）。

冥想

每当提起"冥想"这个词，现代人总会觉得那是件很简单的事。如果你问他们在做什么，他们都会说，"我在冥想。"帕坦伽利阐述了不同的冥想方法，因为他知道冥想并非适用所有人，意识的波动（citta vṛtti）总是不断发生。即使习练者已经控制了感官与心意，他依然不知道自己会在何时返回原形。因此，他说，"保持从禁制（yama）到冥想（dhāraṇā）的修习，是让冥想自然发生的正确方法"。首先问自己，我们是否有能力接受自己的弱点？我们能否通过冥想来摆脱痛苦、悲伤与烦恼？

你们是否听说过罗摩克里希那（Ramakrishna Paramahamsa）？他在癌症晚期备受折磨，所有的追随者都劝他说："既然你已经完全将自己交托给萨克蒂神（śakti），为何你不请她移除你在癌症里受的苦呢？"你们知道他是怎么回答的吗？他说："你们难道想让我把这些年的冥想用于移除这个病么？"（注：这类圣人是不会将至上的恩泽用于私我这个肉体的，因为他们会认为这是玷污了神的恩典。）我们（你与我）是否有这样的精神呢？你们已经听说过马哈西（Ramana Maharshi）吧！他同样患有癌症，并且癌细胞严重扩散，以至于医生们建议在他有知觉的情形下砍掉他的手臂。他立即答道："你们要我的手臂，是吗？那么，为何我要接受麻醉呢？砍掉它！"你们是否有那样的勇气呢？请从帕坦伽利将冥想视为一种方法这一角度来理解他吧。他首先向高强的习练者（tīvra saṃvegin）说明了冥想的方法，因为他们接近观者这个目标。由于专注（dhyāna）对于强的（adhimātran）、中等的（madhyama）与弱的（mṛdu）的习练者们而言既微妙又复杂，所以他为这些人提供了不同的替代方法。由此可知，对于那些仍未实现智性成熟（buddhi-paripakvata）的人而言，冥想是多么困难的事。

冥想的替代物

a）通过培养友善、怜悯与喜乐，并对苦乐、善恶不动心，意识变得向善、平静而慈悲（maitrī-karuṇā-muditā-upekṣāṇāṃ sukha-duḥkha-puṇya-apuṇya-viṣayāṇāṃ bhāvanātaḥ citta prasādanam，《瑜伽经》第1章第33节）。作为一名瑜伽习练者，我已经了解到，当一个人在灵性修习的道路上被身体、心意与意识的障碍所遮蔽时，必须保持与人互动与看顾好自己的原因。他想要我们之中的每一位正确地理解这些障碍，从而了解应何时观察友善与激情，何时觉知发展中的喜悦，以及何时对干扰我们修习（sādhana）的事物抱以冷漠。

b）或者，通过保持柔和、稳定的呼气中感受到的以及呼气后的被动屏息中感受到的平静状态（pracchardana-vidhāraṇābhyāṃ vā prāṇasya，《瑜伽经》第1章第34节）。帕坦伽利从冥想（dhyāna）的高级境界向后返回调息（prāṇāyāma）。你能看见这其中的重要性么？一个身患疾病的人只有两类选择，接受病情并臣服于神，或者挑战疾病并带着积极的想法战胜它。接受与臣服，都是冥想的方式。尽管如此，由于冥想并非适用所有人，他想要我们观察呼气并被动地维持它。在这一过程中，意识移至被动的境界并在吸气之前深入安宁的状态。这种安宁状态，称为平静心（praśānta citta）或寂静之境，因为思想之波被迫消散，至少在呼气时与呼气后是如此。

c）随后，他说，“或者，通过专注于一个有助于保持心意与意识稳定的对象。”（viṣayavatī vā pravṛttiḥ-utpannā manasaḥ sthiti-nibandhanī，《瑜伽经》第1章第35节）我曾跟随这一指引，并在体式（āsana）与调息（prāṇāyāma）中获得充分而全然的专注。依据帕坦伽利的描述，个体不应将体式称为身体的习练。任何吸引个体全然专注其中的理念，都会自然移向意识的更高层面。伟大的科学家们可以将心意与身体全然专注于一个目标长达24小时。他们对目标如此全然地投入、专注与沉浸，他们是真正的瑜伽士。

正如我对你们所说，这是我习练体式（āsana）与调息（prāṇāyāma）的方法。许多对我的批评都基于误解，而用以描述我的习练所使用的语言也都基于误解。结果是他们未曾用正确的方式来了解这门科学。一个人应当带着开放的心意进行深度习练，从而完整地理解这门艺术。一个人应当对学习保持开放态度。科学家们想击破颗粒以认识物质内在的结构与机制，而我对于将自己身体的分子拆解成原子以发现我的内部系统充满兴趣。我不得不继续探索动作与习练的质量。如果我说，“我头疼，而平衡头部能使我放松”，这就是习练的结果么？不！支撑头倒立（sālamba śīrṣāsana）能为我们带来更多的什么？我如何能使意识停留在支撑头倒立（sālamba śīrṣāsana）中而身体却保持警觉？我如何能使心意远离身体而带来警觉？我已经呈现出我的方法与过程。但这些只有在学生准备好时才能被理解。随后，他将体验到全然的专注。

d）现在，通过专注于明亮、灿烂、超越悲伤的光，获得内在的稳定（viśokā vā jyotiṣmatī,《瑜伽经》第 1 章第 36 节）。这超越悲伤的光，就是灵魂（ātman）。但是我们能否直接抵达灵魂（ātman）呢？你们能想象这有多难吗？

e）因此，他在下一节经文中提出了指引，“或者，通过专注于已开悟的圣人，他们已摆脱欲望和执着，平静而安宁；或者，通过专注于神圣的对象。他说，“想想那些圣人，比如马哈西（Ramana Maharshi），罗摩克里希（Ramakrishna Paramahamsa），基督，佛陀，或者其他人。将他们视为榜样。通过学习他们的行为方式来培养个性，然后观察它们如何使意识感到平静的。”（vīta-rāga-viṣayaṃ vā cittam,《瑜伽经》第 1 章第 37 节）

f）他建议我们了解、回顾与比较在醒态、梦态与深眠态中的意识的状态，并凭此生存与体验稳定（svapna-nidrā-jñāna-ālambanaṃ vā,《瑜伽经》第 1 章第 38 节）。

g）最后，他说冥想任何可导向意识稳定的渴望对象（yathā-abhimata-dhyānāt-vā,《瑜伽经》第 1 章第 39 节）。

意识的扩散

这些不同的方法帮助意识在身体的各个层面均衡扩散，就像水在地面均衡地溢出与扩散一样。意识在整个身体系统里扩散并找到适合栖息的层面，称为意识的扩散（citta prasādanam）或意识的环绕（citta parikarma）（《瑜伽经》第 1 章第 33 节）。在此，意识在身体的各个部分，各个细胞、分子与原子之间均等分布，随后修习者体验到整个身体没有别的，只有意识。在此境界中，记忆失去它限制与阻碍意识控制力的能力。

smṛti-pariśuddhau sva-rūpa-śūnya-iva-arthamātra-nirbhāsā nirvitarkā /

在“无寻三摩钵底（nirvitarka samāpatti）”中，记忆与智性之光的区别显示出来，记忆被净化，意识不加反射地发光。

（《瑜伽经》第 1 章第 43 节）

正如果实在成熟后坠落，记忆也将在它之前的位置跌落。由于心意、意识与记忆不可避免地联结，它们共同成熟并跌落。当这一切发生时，新的光亮与知识来临。意识斩断它与外在世界的联结，并转而与内在世界联结。这一内在世界，即观者（seer）或真我（Self）。从那时起，个体获得直觉智慧（ṛtambharā prajñā），即觉知永不摇摆的真理（《瑜伽经》第 1 章第 46 节）。

在这稳定之境中，不要让记忆去追逐什么，“我想重复这样或那样的体验”，或者“哦，今天我有段愉快的经历”。在这些时刻，记忆占据主导会使个体重新陷入思想之波中，随后意识消散会使个体重新回归思想中的智性。因此你们要当心别掉入记忆的陷阱。不要总是回忆过去，而应去想与去做些新鲜的事。

nirvicāra-vaiśāradye-adhyātma-prasādaḥ /

对无伺三摩钵底的精通带来纯净。萨埵或光明不受干扰地流动，点亮自我的灵性之光。

（《瑜伽经》第 1 章第 47 节）

在这一时刻，意识不再扩散，而真我登场。真我占据了整个身体，此时不再有任何支撑、形态、唱诵（mantra）、对呼气或理想对象的专注。你与我成为超越悲伤的光。

至此，《瑜伽经》中《三摩地篇》（Samādhi-pāda of the Yoga-sūtra）在无种三摩地（nirbīja samādhi）的至上境界中结束，随后，帕坦伽利为诸如我等未进化的灵魂或者已然从瑜伽的恩典里跌落的人们提供基础指引的《修习篇》（Sādhana-pāda）。帕坦伽利想要那些已经抵达这一境界的人继续修习，因为悲伤随时会来并干扰意识的宁静、生命力与观者。

heyaṃ duḥkham-anāgatam /

尚未到来的痛苦能够也将会避免。

（《瑜伽经》第 2 章第 16 节）

个体无法获知即将到来的陷阱。疾病分为九种，可归类为身体、精神与灵性层面的不适与烦乱。它们在第 1 章第 30 节的经文中有提及。它们之中的最后一种是退步（anavasthitattva），即无法保持直觉智慧（ṛtambharā prajñā）这一高级境界。因此，个体应当识别出从这一境界跌落的可能性。你可能会失去已经获得的力量。这种能力的流失，会使你重新变回一位初学者。

我们曾见过有些神职人员在抵达某种灵性高度之后认为他们已经拥有一切。他们忽略了修习（sādhana）并从他们所在的高处跌落。他们不仅无法接受这种跌落，并且不愿意重新开始自己的修习，最后以一种失败与失望的局面告终。我们已经读过、见过或听说过像这样的圆满灵魂从自己的灵性高度上跌落的故事。他们天资聪颖，但是没有坚持驯化与培养自己的意识以抵达无种三摩地（nirbīja samādhi）的至上境界。因此，我觉得，即使是对于神职人员与天资聪颖的人，《修习篇》（Sādhana-pāda）也很重要，它能帮助人们终生保持智性的警觉。

《修习篇》

《修习篇》（Sādhana-pāda）以介绍人类生而承继的痛苦（kleśa）的哲学背景开篇。帕坦伽利解释了何为痛苦以及克服它的方法。

痛苦

《修习篇》（Sādhana-pāda）从介绍痛苦（kleśa）的产生原因及根除方法开始。

> avidyā-asmitā-rāga-dveṣa-abhiniveśāḥ kleśāḥ /
>
> 五种破坏意识平静的痛苦是：无明或缺乏智慧，我见或以自我为中心，执着于欢愉，厌弃痛苦，贪生怕死。
>
> （《瑜伽经》第 2 章第 3 节）

> draṣṭṛ-dṛśyayoḥ saṃyogaḥ heya-hetuḥ /
>
> 痛苦产生的原因是将观者与观看对象连接或等同，补救的方法是使它们分离。
>
> （《瑜伽经》第 2 章第 17 节）

帕坦伽利说："不要让存在之核心与外部世界联结，而应避开这种联结以从痛苦与悲伤中解脱，无论它们属于身体、精神还是灵性层面。"但是他并未止步于此。他继续讲述了执着的来源，以及过去世中好与坏的行动如何影响现世的生活。他提醒我们关注数论派（sāṃkhya）哲学，也提到观者与观看对象的联结是痛苦的根源，以及个体当下行动的潜印象将决定他的未来。瑜伽与数论派都指出个体对自己的未来负完全的责任，因为个体的生命由过去世的行动的潜印象所塑造。个体应当调整与发展自我，从而避免被困于潜印象中。个体应当通过习练瑜伽，通过播下善业的种子，去创造一个美好未来。

“观者的所有手段都用于理解其自身，这一过程结合了原质的要素或准则。原质为观者的进化而生。观者的这些外衣，包括身体、行动器官、感觉器官、心意、智性、私我与意识，对观者而言都是用于进化的工具。这些外衣应当被看作进化过程的支撑而非障碍。”帕坦伽利这样说道。

尽管意识会持续地将观者拉向外部对象，但它也会服务于观者。不幸的是，外部对象常常将意识引至其他方向，仿佛它们才是观者的主人。这正是我们的世界不停发生着的事，因此帕坦伽利想要我们通过瑜伽戒律来掌控这些外衣，以使痛苦减少或彻底消除。

感官控制

有关调息的典籍建议你们像驯服一只老虎般驯服呼吸，帕坦伽利也提到借助不害、不说谎、不偷窃、不纵欲与不贪婪来驯服行动器官。假设你的心意对你说，“我想打那个人，我想杀死那个人”，但是你的手与腿却拒绝那样做，你还能杀死那个人吗？同样的，如果你想说谎，但你让双唇紧闭，你还能说谎吗？从这个角度，帕坦伽利开始谈论身体这个话题，尤其侧重探讨弱的与中等的习练者的行动器官（karmendriya）。

劝制（niyama）与内在身体密切相关。它们隐藏于体式（āsana）之中。我们习练体式是因为它们能借助循环系统来做身体的内部清洁，它们可以清洁身体的内部细胞。你可以通过淋浴来清洁皮肤，但你的内在身体怎么办呢？我们努力地抵制环境污染，但我们内在身体的污染怎么办呢？我们该如何消除这些不净呢？洁净，劝制的其中一支，指净化内在身体与外在身体，而它们是幸福生活的媒介。洁净与快乐必然促使个体驯化身体、心意与意识，同时通过纯净之线联结真我（Self），正如意识联结外在身体与内在身体。对劝制的遵行，就是自我约束。

迷幻药能刺激感官与大脑的反应，而瑜伽士通过自然的方式就得获得相同的感受。保持洁净可以控制感觉器官与行动器官。满足带来神经系统与意识的平静感；而热忱，比如苦行、自我研习则培养出分辩智（viveka khyati）。由此，帕坦伽利将个体从物质享乐与精神安宁带至灵性喜悦，而神经系统与心理系统由此被抚慰。这种情形，只可能发生在已经实现对意识的完全控制并能自发控制体内中央神经系统的个体身上。这就是瑜伽士为何能阻止心脏与大脑功能的原因。

体式与细胞系统

禁制（yama）规训行动器官，而劝制（niyama）规训感觉器官。但是细胞系统仍然会活跃，因为生理体（physiological body）是联结身体构造体（skeletal body）与心理体（mental body）的媒介。除非我们凭自身努力在自己身上发现这些联结，否则我们无法正确地习练瑜伽。当个体能够控制行动器官与感觉器官时，他的个性就会发生变化。由此，“向前一跳”的事就会在他身上发生。如果细胞系统不健康，疾病就会随之而来。因此，细胞必须保持健康，所以体式成为瑜伽的第三支。

让我引用几个体式来解释这其中的细节吧。当你做三角伸展式（utthita trikoṇāsana）时，你伸展双腿向下朝向双脚。随后你吸引双脚的能量向上，并与双腿的关节相联结，从而再次调整躯干以觉察身体、心意与私我之间的统一与和谐。当你做三角侧伸展式（utthita pārśakoṇāsana）时，你弯曲一边膝盖，并感觉到细胞系统从小腿处盘旋而上。由此你的能量与体内循环上移。而在三角伸展式（utthita trikoṇāsana）中，你将能量稳稳引至双脚。在三角侧伸展式（uttita pārśakoṇāsana）中，你观察到血液自脚底流向膝盖。你们曾感受过这些吗？

我们来观察战士 I 式（vīrabhadrāsana I）。在这个体式中，血液自膝盖底部循环至骨盆。在三角侧伸展式（utthita pārśakoṇāsana）中，你能感觉血液自小腿处向上流动，而后自膝盖流至前腿上方的臀部。当你进入战士 II（vīrabhadrāsana II）时，你将感觉到血液流经腿部后方。通过这样的安排来正确习练体式，血液循环与能量流动通过在腿部不同方向的运作获得强化，双腿获得净化。为了准确完成这一体式，你首先必须借助对由能量与循环所制造的热量的感知，来找出如何将血液与能量输送至不同区域。在三角侧伸展式（utthita pārśakoṇāsana）中，如果你感觉到的，是外部腿而非内部腿的热量，那么血液循环仅发生在身体外部而非身体内部。当血液循环在内部与外部同时发生时，意味着你正在做健康的体式。这就是体式所蕴含的洁净（śauca）。否则血液循环不能从血肉流至骨髓，内部腿的细胞不能接收营养且会死亡，只有外部腿的细胞能够获得滋养并保持健康。

伴随有觉知的努力与专注，你的血液与能量在体内均衡补给，细胞也变得健康。《瓦拉哈奥义书》（*Varāha-upaniṣad*）提到含有宝石的血液（ratna pūrita dhātu），这是种血液里一种特殊的基本成份。这本奥义书使用宝石（ratna）来指代血液里的健康成分（rakta）。它所传递的含义，是血液的质量应保持宝石的品质。这就是体式的功效，即构建出如宝石般的细胞系统，从而使身体可以自我保养，意识得以抵达生命的更高境界。

以艾滋病来举例。科学研究显示，细胞系统有其自身的智性与记忆。它

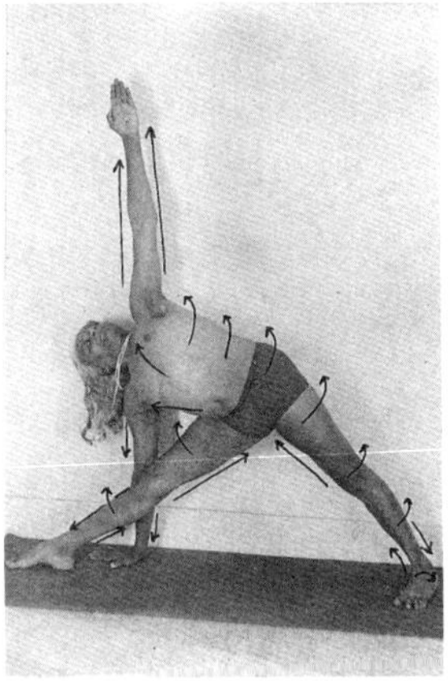

图 16　三角伸展式

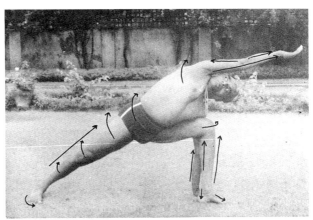

图 17　三角侧伸展式

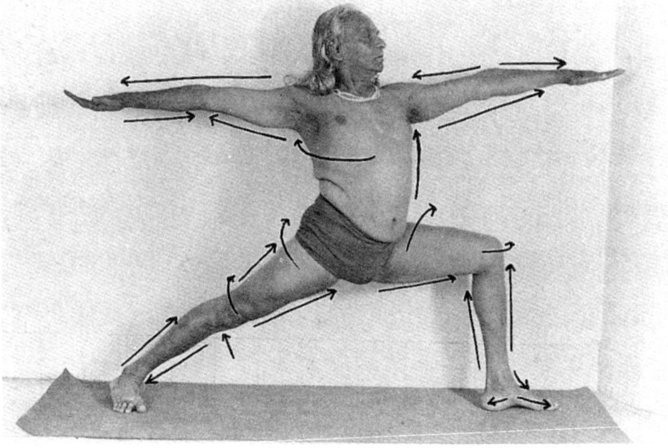

图 18　战士 II 式

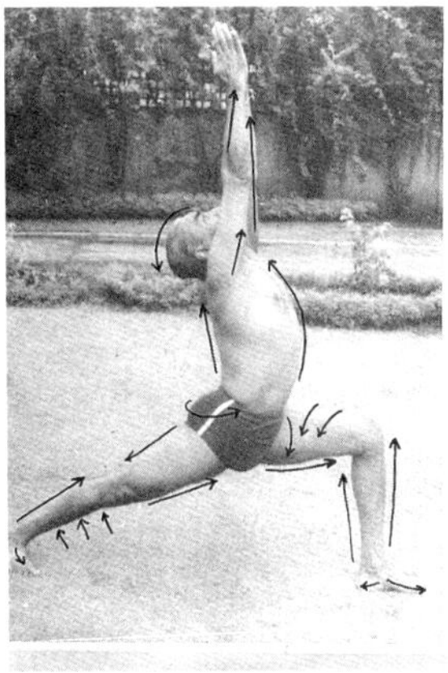

图 19　战士 I 式

不受大脑的指引。细胞系统的运作符合瑜伽著作的指引，即在不借助大脑的前提下直接作用于细胞。只有保持体式的完整习练，细胞持续的自我看顾才有可能发生。这就是帕坦伽利建议不要终止习练的另一个原因。即使是已经体验三摩地（samādhi）的人，也可能从这开悟之境跌落。占据着整个人体的细胞系统，需要通过习练瑜伽八支获得规制、提升、净化与神圣化。现代的所谓瑜伽士，几乎不能正确站立，更别说独自行走了，也没有可以教授他人的东西，他们说："哦，我已经体验到了这些与那些，因此我已不再需要这些习练了。"事实却是，他们忽视了自己的习练并失去了自己的力量，才会说出这样的话，这是对真相的背离。而虔诚的瑜伽学员不会听从这样的话，也不会理睬这样的建议，而是继续自己的修习（sādhana）。

调息

当细胞系统被清洁，神经系统被净化，生命能量就能通过气脉（nāḍī）不受阻碍地流动。这就是为何帕坦伽利称：调息是对吸气、呼气和屏息的控制（tasmin-sati śvāsa-praśvāsayoḥ-gati-vicchedaḥ prāṇāyāmaḥ,《瑜伽经》第 2 章第 49 节）。只有在所有体式达到完美之后才可以习练调息。

tasmin sati 意指，"在达到完美之后"，换言之，当所有体式（āsana）都达至完美时，他建议修习者（sādhaka）开始习练调息（prāṇāyāma）。这是规制吸气、呼气与屏息的艺术。这是帕坦伽利唯一一次指出瑜伽八支里相邻两支之间的过渡。他没有说你必须先习练禁制（yama），然后是劝制（niyama）与体式，他完全没有。但为能真正进入调息的习练，必须严格遵照在掌握体式后才去做的规则。

除非身体是洁净的，否则生命气无法自由流动。因此，调息被建议在掌握体式之后习练。当体式的完成变得毫不费力时，身体与意识，意识与真我（Self）之间的二元对立消失（《瑜伽经》第 2 章第 47 节）[①]。

许多人低估了经文 sthira-sukham-āsanam（《瑜伽经》第 2 章第 46 节）的含义，并将其译为：任何舒适的体式都可以用于调息（prāṇāyāma）与冥想（dhyāna）。紧接着，经文 prayatna-śaithilya-ananta samāpattibhyām（《瑜伽经》第 2 章第 47 节）清晰提到：当体式的完成变得毫不费力时，意识与体式和观者合一。对修习者

① 参照毗耶娑注释的《瑜伽经》第 1 章第 49 节。

而言，体式就是观者，观者就是体式。你们应当在所有体式里中去体验这种境界。当体式习练变得毫不费力时，修习者（sādhaka）才能体验到稳定（sthiratā[①]）与舒适（sukhatā[②]）。这一法则适用所有体式。

人们并未彻底理解帕坦伽利。人们在一个姿势里舒适地坐上五分钟，感到不舒服时就更换。这样做能带来体式的功效吗？我很怀疑。在之后第 3 章第 47 节的经文对稳定（sthiram）与舒适（sukham）的重要性作了进一步阐述。帕坦伽利在此提到稳定与舒适的实现应当伴随坚韧的信念、力量、优雅与光彩。当这一切被完成时，指引（anuśasāsana）（在体式中观察到的行为准则）一词便可被理解。守着陈旧的体式并削弱自己的身体与心意并非体式的意义所在。每一个体式当如利剑，必须能磨炼智性、激活意识并催奋习练者。通过不间断的习练与对体式的掌控，你们便可获得这些成果。如果仅仅坐在一个舒适的体式中，还会有任何的光彩、优雅或力量可言？现代的瑜伽士常以帕坦伽利的名义说着相反的言论，这真让我感到痛苦。

在体式达至完美之后，开始习练调息，即对吸气、呼气与屏息的规制。

许多评论者说帕坦伽利对于调息解释得很少，而《哈达瑜伽之光》（*Haṭhayoga-pradīpikā*）对此颇有描述。然而，让我们看看帕坦伽利说的话吧！首先他描述了我们所有人都知道的内容，即吸气（pūraka）、呼气（recaka）、内屏息（pūraka-kumbhaka）与外屏息（recaka-kumbhaka）。屏息（kumbhaka）是联结吸气与呼气的媒介。帕坦伽利在此用语精简。尽管如此，他在一节经文中提到有关调息的多个词汇（bāhya-abhyantara-stambha-vṛttiḥ-deśa-kāla-saṅkhyābhiḥ paridṛṣṭaḥ dīrgha-sūkṣmaḥ,《瑜伽经》第 2 章第 50 节）。他描述了调息的有意识的动作，分别是有规律的吸气、有规律的呼气与有规律的屏息，而个体应当学习通过充分使用躯干的空间来保持充分的呼吸。随后他继续建议人们保持深长而有节律的精准呼吸。这种充满节律且时动时停的呼吸可根据个体的能力而延伸或提升。他在经文第 2 章第 51 节（bāhya-ābhyantara-viṣaya-ākṣepī caturthaḥ）中继续介绍调息这门艺术与科学的多个层面，即第四种调息超越前三种，无需刻意也毫不费力。这两节经文非常简洁，使我们很难摸清其中的含义。通过上述经文，帕坦伽利

---

① 心意稳定。
② 身体舒适。

为我们指明了关于调息的完整而准确的技能，引领我们在粗糙身与精微身的层面充满节奏而精准地呼吸。

屏息的两种类型

第一种是刻意屏息（sahita kumbhaka），我在自己撰写的《调息之光》（*Light on prāṇāyāma*）中对此有深刻讲解。

第二种是非刻意屏息。在此意识变得专注。哈达瑜伽的典籍将这种非刻意屏息称为自发屏息（kevala kumbhaka）。在这种调息之中，你不会觉察到屏息的发生。这就像当我们全神贯注地观看朝阳之美，我们不会察觉自己是否在吸气、呼气还是屏息。帕坦伽利将这种无意图的屏息看成第四种调息（prāṇāyāma）（《瑜伽经》第 2 章第 51 节）。

调息的功效

帕坦伽利继续提到，当调息的前四个层面完成时，遮蔽心意与大脑的云雾——我们所有人都能觉知的怀疑与迷惑，都会消散（《瑜伽经》第 2 章第 52 节）。那时心意与意识被规训并成为适于专注（dhāraṇā）的工具（《瑜伽经》第 2 章第 53 节）。心意与意识获得通往专注大门的能力，并为抵达观者作好准备。

双胞胎兄弟：生命气与意识

当体式（āsana）与调息（prāṇāyāma）控制住细胞与生命气时，生命能量（prāṇa śakti）就会变得稳定。生命能量与个体自我（individual self）非常贴近。根据《奥义书》（*Upaniṣad*）的说法，生命能量与意识共同运作。请将意识及其组成部分看成一棵树，而观者是种子。催生出树芽的树苗，是意识（citta）。在这意识之中，只有一颗树芽长出。你看见这树芽并说，“这有株植物”。这幼芽就是小我 / 我见（asmitā）或私我（ego）。起初种子没有呈现出任何形态，接着树芽长成树茎，而这树茎分为智性与心意两部分。紧接着不同的树枝与旁枝自它们生发，这些树枝是行动器官与感觉器官。树叶们摇晃着，呼吸着，并将能量送至树根。这过程是瑜伽的回归法，能量在此间从树叶返回树根，而在第一个过程中，能量自树根生起，随后输送至树的顶端，这是进化法。

同样地，在我们的瑜伽体系中，我们通过将能量输入神经系统而在调息中分布能量，以此联结意识与真我。有人常说，“我没有足够的能量”，这是因为能量无法找到通畅的流动渠道。正如当河岸变化时，流水的航线也会变化，同样地，当我们的工作与生活模式改变时，能量的渠道也会改变。当我们问，“为何我的这一部分筋疲力尽？”那是因为能量通道的航线改变了。通常我们会说，这部分很活跃，可那部分却在休眠。通过习练调息（prāṇāyāma），核心能量将被动带着所需的部分触及这些区域，以恢复身体中那些麻木区域的活力。

《六问奥义书》（*Praśna-upaniṣad*）说呼吸与意识是孪生兄弟，而这对孪生兄弟常常同步运作。如果意识的动作是错的，那么呼吸会失去它的方向；而如果呼吸的动作是错的，意识就会受到干扰。因此，《六问奥义书》的核心在于孪生兄弟应当彼此一致，因为二者密不可分。当其中一位被控制，另一位即跟随之。

制感

帕坦伽利在这一章的最后一节经文中对制感作出定义。“从与外部对象的接触中收回感官、心意与意识，随后将它们向内拉向观者，这就是制感。”（《瑜伽经》第2章第54节）现在，你能看见现代人对瑜伽的理解的缺失部分了吧。帕坦伽利，这位瑜伽体系的构建者，宣称说当心意变得适合专注（心注一处）时，制感将成为一个平面，而心意已在此平面构建出长期的稳定。通过学习借助禁制（yama）与劝制（niyama）来控制行动器官与感觉器官，通过体式（āsana）与调息（prāṇāyāma）的习练来消除可辨识的痛苦，此时，心意这意志力的成因，必须通过制感（pratyāhāra）来保持静默，从而自感觉器官与行动器官中彻底抽离。心意被视作内在感官。从禁制到调息的修习，即从真我到粗身的进化之路，而制感是其中的过渡期即稳定期，可用于维持已经获得的修行成果。其余三者（专注 dhāraṇā、冥想 dhyāna 与三摩地 samādhi）是智性层面的“我”，即真我（Self）的冒名顶替者，连同意识转向真我的方法（这回归之旅也是进化之旅）。

关于制感的第一节经文（《瑜伽经》第2章第54节），提到通过禁制与劝制来抑制个体游移不定的行动，而体式控制细胞系统，虽然它不为我们所见，但依然能使其保持健康。

癌症或艾滋病症因不能被快速诊断而演变为无法感知的疾病，同时患者会感觉良好并表现出快乐，因为他的疾病是隐藏的且仍未显现。因此，它们属于不可辨认与非痛苦的疾病。当它们显现时，患者便会感到痛苦。这就是为何习练体式是必需的，它能使不可辨认的疾病通过对细胞的规训而得到控制。从制感（pratyāhāra）开始，修习（sādhana）开始朝意识的无痛苦境界发展（《瑜伽经》

第2章第55节）。

五大元素的能量

什么是宇宙呼吸所承载的能量（śakti）？答案非常简单。我们都在谈论昆达里尼（kuṇḍalinī），帕坦伽利也谈到它，但读者会错过它，因为它被称为原质能量（prakṛti śakti）。随后典籍如此描述昆达里尼能量（kuṇḍalinī śakti）：一条河流有其生命，流动的水有其生命，但它能发电吗？它不能，除非水流经管道并进入水力发电站的涡轮机。同样的，我们的日常呼吸有其生命，但它无法提供人体所需的足够能量。在热核能电站里，水被加热至很高的温度并处于高压之下。这种强热水流会带动涡轮机旋转并产生电能。

水的化学成分是H_2O，氢与氧分别代表水与火元素。通过在水里增加更多热量（火元素），新的能量被创造。这就是生命能量（prāṇa śakti）。我们都由五大元素土、水、火、风、空组合而成。在人际关系里，一个人将另一人介绍给第三者，他们便组合成三人组。同样的情况真实发生在元素之中。这三种相互合作的元素为土、风、空，而水与火互为对立元素。如果一幢房子着火了，你会怎么做呢？你会打电话报火警，而警察们会来浇水来使火熄灭。尽管水与火互为对立元素，但它们都拥有扩散的能力，而这会制造出非常强的能量。遵循瑜伽戒律可以在两种元素的互动中增强人体系统能量的潜质。随后能量被储存于人体的脉轮（cakra）并受到空元素的影响，这一切通过神经系统来运作，从而维持个体身、心、灵层面的和谐、平衡与一致。

《力量篇》

在此，帕坦伽利引领我们从心意看向精微的感官，即智性、“我慢”（或私我，ahaṃkāra）及意识。他描述了整合这些精微感官以抵达观者的方法。他描述了瑜伽的成果（vibhūti），而这会在抵达观者前实现。这些成果，不是通常被翻译的“超自然力”，而是行动的成果。修习（sādhana）是行动，而成果（vibhūti）指行动的果实。《三摩地篇》（Samādhi-pāda）描述了什么是深修（antarātma sadhna），而《修习篇》（Sādhana-pāda）则关注外修（bahiraṅga sādhana）并提及从外修到内修（antaraṅga sādhana）的过渡。《三摩地篇》描述了修习的最高境界，而《修习篇》提供了更为基础与实际的修习途径，它所针对的内容包括非精进者、初学者与从灵性恩典中坠落的人。这一章深入解释了内修（antaraṅga sādhana）以及内修向深修的转化过程。

关于专注

帕坦伽利从身体的内在与外在出发，描述了多种习练专注的方法。现在许多人推崇对外部客体如蜡烛或花朵的运用。如果一个人推崇外部客体，他为何不专注自己的内在呢，比如观察自己的喉咙、心脏，或者眉心中间？难道他看不见正在内在燃烧却往往不被察觉的智性之光吗？

毗耶娑，帕坦伽利的释论者，为我们提供了专注外在与内在的方法。当有人提议你观察一朵漂亮的玫瑰时，为何你不看看自己身体中那些漂亮的平衡行动呢？难道它们不属于专注行为吗？如果你盯着一只蜡烛看，你是在使用感觉器官；如果你运用皮肤去控制体式，那你在运用另一种感觉器官。你是否察觉这身与心的区分是多么虚假？因此不要被这些迷惑人的词语困住，不停尝试寻找真实的自己吧。

比如，在桥式肩倒立（setu bandha sarvāṅgāsana）中，你关注的是心。当你做倒手杖（viparīta daṇḍāsana）时，你该专注哪里呢？是双腿、双臂还是胸？或者将三者整合成一个专注对象？当你无法长期地全然专注时，你放弃了，并说，“哦，艾扬格先生，这不是别的，只是锻炼身体”，然而，在你的心意做好专注体式的准备之前，你不会有耐心在这体式中停留更久。

以支撑头倒立（sālamba śīrṣāsana）为例。在支撑头倒立中，如果你没有使肩膀保持平行，你会感到疼痛并失去平衡。你是否保持专注，以通过抬起与平行双肩的方法来维持身体的平衡？想想这个问题，你会意识到你正在做不止于身体层面的事。你正在通过点燃真我之光来促使心意与身体合二为一。我们还没深入学习每个体式就说，“哦，我做这是为了健康”，当你这样说时，便关闭了自己通过体式来获得其他功效的可能性。如果你说，“是的，我做这些是为了我的健康，但我也想观察下其他跟随健康而来的东西”，随后你可能会接收到更多的内在光亮。如果你关闭了自己的心意，它就永远不会超越这一阻碍；而这不能视为专注或冥想。

请理解这世界的外部客体都是宇宙灵魂的外衣，你可以专注外部客体，但它们不会将你引向内心世界，而瑜伽的习练能将你引至身体的核心。内在的身体由心意、智性、意识与真我构成。体式（āsana）与调息（prāṇāyāma）帮助身体联结心意、智性与意识，从而使人们持续专注观者。

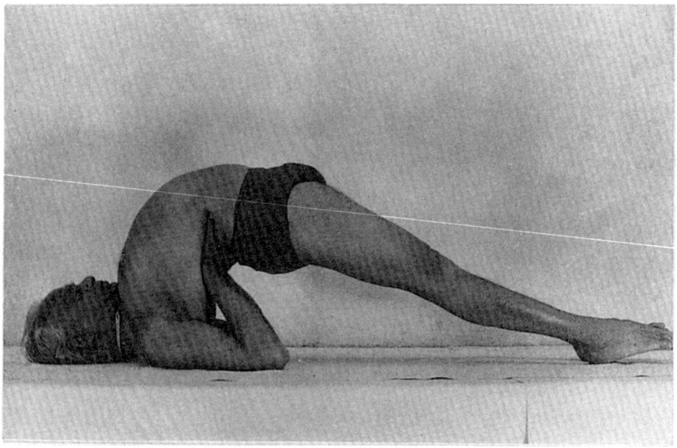

图 20　桥式肩倒立

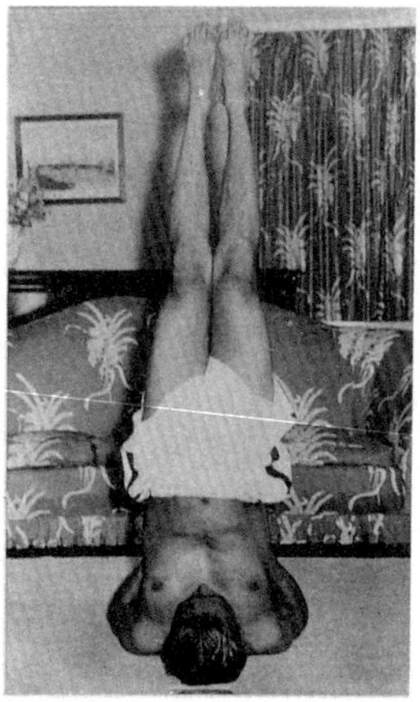

图 21　支撑肩倒立

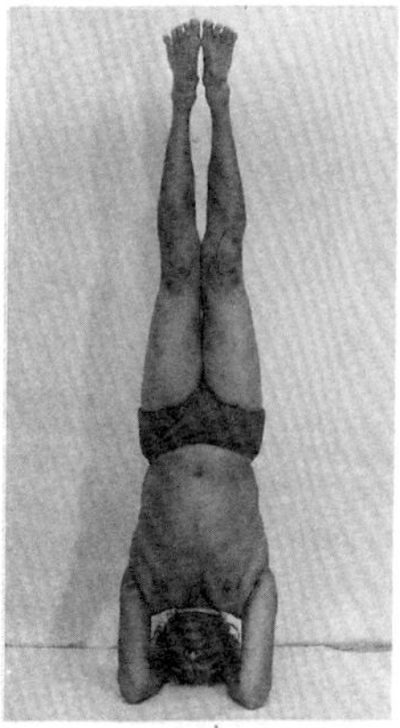

图 22　支撑头倒立

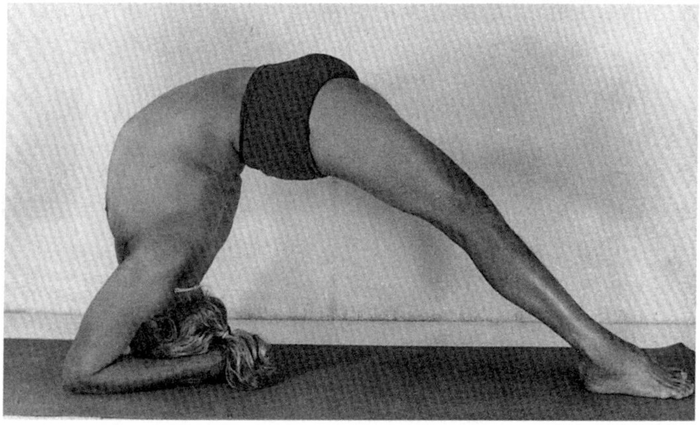

图 23　双脚内收直棍式

冥想（dhyāna）是能量与意识不间断的流动

瑜伽也涉及不同类型的阻碍。这些阻碍像锁或收束法（bandha）。在支撑肩倒立（sālamba sarvāṅgāsana）中，当胸腔被引向下颌，这是收颌收束法（jālandhara bandha）。锁的作用在于持续地避免心意与意识去超越某些基点。伴随这些限制的存在，我们应尝试多些延长专注的时间，以实现向心与离心运动的融合。帕坦伽利说：

tatra pratyaya-eka-tānatā dhyānam

注意力稳定而持续地流向同一个点或同一个地方，就是冥想。

（《瑜伽经》第 3 章第 2 节）

当一个人专注于某项客体，专注于自己，或者专注于一个体式或呼吸的动作时，冥想（dhyāna）便自动发生，此时意识没有波动。如果一个人持续地用单项意识的流动来维持单项能量的流动，就是冥想（dhyāna）。

有时你会在调息（prāṇāyāma）中观察呼吸，当它开始变好时，你的注意力会消失，而呼吸会突然变得粗重，这不是冥想。你必须控制住这样的趋势并确保在充满节律的吸气与呼气中不会出现停顿。在体式之中也是一样的，你必须克服身体关节与肌肉的所有障碍与阻隔，因为它们会干扰体式与专注的流畅进行。如果你用这样的方式习练，体式的动作与意识的流畅就不会被干扰。当你抵达这一境界时，请延长它的持续时间。如此你便已进入冥想。

《三摩地篇》

在《三摩地篇》（Samādhi-pāda）中，帕坦伽利将抑制波动的心意描述成类似于电击疗法的操作，“我抑制你并停止你的所有波动”。在《力量篇》（vibhti pāda）中，他说内在的意识不想波动并有抑制心意的自发倾向。在波动与抑制波动之间，存在着一个停顿或空间。

vyutthāna-nirodha-saṃskārayoḥ-abhibhava-prādurbhāvau-nirodha-kṣaṇa-citta-anvayaḥ-nirodha-pariṇāmaḥ /

观照潜意识印象的生起和受控之间的那些寂静刹那，是意识朝着控制的转变。

（《瑜伽经》第 3 章第 9 节）

帕坦伽利想让你找到这寂静的空间，你必须观察这空间并学习如何延长这寂静的停顿空间，只有如此，你才能抵达三摩地（samādhi）。在这停顿中，你会体验到极其短暂的寂静。不要专注抑制本身，而要专注这寂静的时刻。请在你的体式与调息习练中培养这种能力。训练你的大脑去获得这种敏锐与稳定以回应这一变化。学习对这停顿保持熟悉，就是变入控制（nirodha pariṇāmaḥ）。当你开始有意地延长这寂静时刻时，你便已实现变入三摩地（samādhi pariṇāmaḥ）（《瑜伽经》第 3 章第 11 节）。在《三摩地篇》中，帕坦伽利对三摩地作出定义，在此他描述了学习的过程与方法。

看看帕坦伽利是如何描绘这三种变入的：

a）变入控制，心意在波动与抑制之间转换时的停顿；

b）变入三摩地，在这一阶段，修习者开始延长两种境界之间的停顿；

c）变入专注，这是一种必须抵达的较高境界。ekāgratā 常译为专注，但如果我们将它拆分为 eka 与 agra，我们会对这个词产生更加精微的感知，它的字面含义是“一个基础”或“一个根基”。

在变入三摩地（samādhi pariṇāmaḥ）中，我们能感知到寂静。在这被延长的寂静空间，我们不再觉察到自我。在变入专注（ekāgratā pariṇāmaḥ）中，你会探索的更加深入，而心意与意识将栖息于灵魂（ātman）的居所。至此分离消失，你成为身、心、智、灵的真我。

修习之果

在接下来的《力量篇》（Vibhūti-pāda）中，帕坦伽利提出三十余种体验，其中可能有一种或几种，可以作为你们正确习练的成果而被体验到。从读心到辨别不可辨别的客体，都是习练的成果。正如人与人是不同的，习练成果也是不同的。如果你投入于自己的习练，这些力量中的一种或几种定能被感知到。帕坦伽利说，“这样的瑜伽果实不能仅仅当作正确习练的标志”。他想让你们对这些成果抱以冷漠并继续修习（sādhana）。有些已经品尝过这些成果的人已经困在这罗网中，他们说，“哦，我看见自己获得的东西了”，由此他们会瞬间困在这种新的痛苦（kleśa）之中，反之，他们也可能为摆脱这些痛苦而作出努力。帕坦伽利在瑜伽经中传递的信息是觉察你自己，并且只专注于自己的习练，而不被成果所牵绊。

观者与观看对象

《力量篇》（Vibhūti-pāda）的最后一节经文描述了解脱（kaivalya）之境。若个体坚持习练，这种境界终会到来。

sattva-puruṣayoḥ śuddhi-sāmye kaivalyam

当智性之纯度等于灵魂之纯度时，瑜伽士已然臻达解脱，即瑜伽之圆满。

（《瑜伽经》第 3 章第 56 节）

当观者从观看对象中抽离，原质的智性将等同于；观者，the seer 的智性。用帕坦伽利的话来说，解脱（kaivalya）即在这一刻发生，此时观者的智性与观看对象的智性合二为一。这是最高境界，而完美的自由在此实现。这是真我（Self）与原质的神圣联姻。

《解脱篇》

帕坦伽利解释了什么是解脱（kaivalya）（绝对的独存或自由之境），并说明为何一位瑜伽士应当从这绝对自由之境处继续前行。本章的重点在于说明为何一位已经抵达解脱的瑜伽士仍应继续在俗世里生活。在此境界中，瑜伽士对外部客体的欲望已经消失，他的欲望转向观者。在本章的开头，帕坦伽利解释了显现在瑜伽士身上的五种神性力量：

> janma-auṣadhi-mantra-tapaḥ-samādhi-jāḥ siddhayaḥ
>
> 成就可通过出生、服草药、曼陀罗、苦行或三摩地获得。
>
> （《瑜伽经》第 4 章第 1 节）

帕坦伽利称这些成就有些通过出生获得，有些则通过曼陀罗或草药获得，文中他并没有提到迷幻药，而这种药在本世纪非常流行而为我们所熟知。成就也可以通过虔诚的习练与冥想来实现。但唯有后两者可以抵达解脱（kaivalya）。

原质的能量

原质的能量称为昆达里尼（kuṇḍalinī）。在最初的传统中，它被称为原质能量（prakṛti śakti）。后来有典籍称其为昆达里尼能量（kudalini śakti）。在《哈达瑜伽之光》（*Haṭhayoga-pradīpikā*）里，原人（puruṣa）称为希瓦（śiva），而原质（prakṛti）称为夏克蒂（śakti）。帕坦伽利一直使用原人与原质这两个词。他用原质这个词来描述自然的能量是如何在瑜伽士身上丰沛流动的。这种流动并非因你或因我而生。只有当个体抵达纯净之境时，它才会发生。你们在有一点上被误导了，那就是昆达里尼是可以通过苦行（tapas）来唤醒的，而我正试图更正这一误解。

帕坦伽利说：

> jāti-antara-pariṇāmaḥ prakṛti-āpūrāt
>
> 原质之能量的丰沛流动带来出身的转变，有助于发展的进程。
>
> （《瑜伽经》第 4 章第 2 节）

因此，在这充沛的能量开始流动时，我们应当做些什么呢？你们听过不少圣人沦为罪犯或罪犯转为圣人的故事吧。他们尽管体验到了三摩地，却成为自己天性中释放的非凡能量的受害者。帕坦伽利借用了农夫的例子，来解释为何瑜伽士必须应对好这样的能量。

他说农民构筑堤坝来灌溉农田，而瑜伽士疏导原质的能量来成就自身灵性的发展与摆脱原质的束缚（nimittam-aprayojakaṃ prakṛtīnāṃ varaṇa-bhedaḥ-tu tataḥ kṣetrikavat，《瑜伽经》第 4 章第 3 节）。紧接着，瑜伽士将这原质的潜能转化为神性的能量，并使其在自己的思想与心灵中流动。因此，一位高级瑜伽士应当在自己的体内构建堤坝，以控制、保存与引导能量。

行动里的解脱

当个体能够控制这充沛的能量时，他就能理解行动（karma）的本质。《薄伽梵歌》（*Bhagvad-gītā*）称，"瑜伽是行动的技能"（yogaḥ karmasu kauśalam，《薄伽梵歌》第 2 章第 50 节）。这是这节经文的普遍翻译，但它对普通人不起作用。他认为，这技能是不带任何期待的行动。但帕坦伽利将这技能解释为一种控制。让我们看看帕坦伽利是如何解释 karmasu kauśalam 的。

> karma-aśukla-akṛṣṇaṃ yoginaḥ-trividham-itareṣām
>
> 瑜伽士的行动非白非黑。其他人的行动有三种，白的，黑的或者灰的。
>
> （《瑜伽经》第 4 章第 7 节）

我们这些普通智性的人倾向于好的、坏的或好坏相杂的行动。例如：当我们想要为他人提供帮助或给他人一些东西时，我们的心意会徘徊在帮与不帮上。这些就是你能用这三种类型来定义的行动。我们总在做这些行动，但瑜伽士的想法不会动摇。他对于自己的行动不会有混杂的念头或想法。他超越了这三类行动。当他获得那种自由时，他的行动变得练达。他摆脱了动机，而他的行动也随之摆脱动机。他平静地理解自己的行动及结果，并且可以预知自己行动的短期与长期结果（《瑜伽经》第 3 章第 23 节）。

摆脱时间的限制

帕坦伽利继续讲述了行动与时间的关系。据我所知，他没有摒弃过去、现在与未来的事实，他是唯一一位解释了过去、现在与未来的关系，以及时间与永恒的关系的人。他说，行动依赖时间，也依赖永恒。

刹那即永恒。刹那的推移就是时间。如果这刹那的推移回返，就是过去。如果刹那的推移向前，就是未来。不要将刹那移入推移，只需将它看作推移，而不使自己陷入推移的想法之中。这就像我们所说的移动的车轮，如果你能看见轮辐，你就能看见推移；如果你看不见轮辐，那么你就无法说出这推移是从何开始又从何结束的。当你的行动是自由的，你在时间面前也变得自由。

刹那是正面的，而刹那的推移不是正面的并会制造波动。如果你能学习如何观察刹那并安于其中，你就能避免被刹那的推移所限制并在推移中保持稳定。现在，你超越了推移。你征服了行动。这才是真正的练达。如果你抵达了这样的境界，你会征服时间。在此，意识失去它的身份。这是无情的消除，得益于向观者靠拢的精神重力。现在，观者从时间与行动中解脱。

习练的毅力：终极三摩地

在这新的意识境界里，破坏依然会发生，而这源于过去的潜印象。尽管取得了这种进步，但如果在间歇期间疏忽的话，过去的潜印记就会造成裂隙，在意识与观者之间制造分裂（tat-chidreṣu pratyaya-antarāṇi saṃskārebhyaḥ，《瑜伽经》第4章第27节）。当裂隙出现，意识开始波动远离观者，随后修习者应当强化他的修习。去看看帕坦伽利的指引是如何保持前后一致的，而保持习练的连续性非常关键。只有当裂隙停止出现，所有的潜印象消除，修习的探索才会抵达终点。此时已不再有继续探索的必要，因为灵魂（ātma）在内外存在。追求者发现追求对象与观看工具就是他自身，即观者。追求者成为灵魂与目标本身，而灵性的探寻终止。

《瑜伽经》中有两个词被用来描述这样的终极境界。在《三摩地篇》（Samādhi-pāda）中，帕坦伽利将其称为无种三摩地（nirbīja samādhi）；在《解脱篇》（Kaivalya-pāda）中，他称之为法云三摩地（dharmamegha samādhi，《瑜伽经》第4章第29节），其字面含义是”正法之云的三摩地”。这两个词就像是硬币的两面，它们是观察同一现象的两种方法。我们如何解释这”法云三摩地”呢？有时天空被云层连日遮蔽。你既看不见太阳也看不见雨，你变得很茫然。难道不是这样么？你问，“为何不下雨？为何我们看不见太阳”，这是神性的职责。云的职责是下雨，但它总是不下。这样的天气，就像我们的大脑。云层在我们的智性里形成并连日存在，智性（buddhi）被遮盖，而智性是我们内在的阳光。不要让那些云层停驻，让智性之光持续撞击你身体的所有边缘，就像月亮盈缺自有其节奏。

灵魂（ātma），真我（Self），是我们内在的太阳。它永不消失。因此当意识这属于我们波动的部分安驻于太阳（真我）之中，云层的雨落下，并最终消失。当这些云层消失，观者的智性之光将清晰映照耀身体的各个部分。它意味着一个人已经征服三德（guṇa）的原质属性并视见原人（puruṣa）。瑜伽至此结束。

这就是每个人一直寻找并想要体验的。如果今天不行，那么明天，如果明天不行，那么下周、下个月、明年，或者甚至是来世。即使它需用尽好几世，也请多些耐心并继续习练，直至视见观者。

我们都处于发展的过程之中。正如我在之前所说，随意的习练带来随意的结果，任性的习练带来任性的结果，而充分的习练带来充分的结果。

因此，朋友们，这就是点亮智性之光的方法。从身体开始，因为身体是遮蔽观者的外衣。正如当你去到一个封闭的房子，你会打开所有的门与窗，使浑浊的空气出去，新鲜的空气进来一样，那么保持你的习练，以使你的身体、心意、意识与小我不会因为内在与外在的黑暗而被染污与蒙蔽。抛弃那些染污，一件一件地褪去粗身、能量、心意、智性、意识鞘的外衣吧，直至你由内而外地成为观者。这就是完整的存在。那时，观者安住于自己真正的光辉（tadā draṣṭuḥ svarūpe-avasthānam，《瑜伽经》第 1 章第 3 节）。

准备迎接光明

我希望你们已经抓住了重点。研习与阐述帕坦伽利《瑜伽经》，是项极其复杂的命题，但是对于个人发展又是极其重要的。如果你没有做好必要的准备，当真我之光来临时，你会怎么样呢？你的灵性层面会生病！还记得当阿周那（Arjuna）问克里希那，“我想看看你是否真的是宇宙之神，向我呈现你的真实形象，你的原初本性，而非你迄今为止使用的化身”。克里希那神向阿周那示现了他的真实形象。阿周那不仅感到紧张，而且很害怕看见他的真实形象。所以他祈求克里希那神用神眼庇佑他，以使他拥有观看完整的神的能力（《薄伽梵歌》第 11 章第 8 节）。

还记得帕坦伽利的格言么？heyaṃ duḥkham-anāgatam，你不知道什么样的痛苦在等待着你。如果你不够强大，就无法承受神性之光。因此人们说，

“它在我冥想时发生过！我感到如此害怕。我不知道该怎么办！”他们无法应对，因此在精神上患病。有多少冥想者曾患精神分裂症？你们难道没有听过这些案例么？因此一个人应当仔细而审慎地延续灵性修习。培养你忍耐这些问题的能力，并努力保持住。这就是为何要有规律地习练体式（āsana）与调息（prāṇāyāma），以使你的神经系统与愿力足够强大以承受神性之光的来临。继续坚持吧，愿神庇佑你们所有人。

3.9 《瑜伽经》主题索引

为何习练瑜伽？

1.30 vyādhi-styāna-saṃśaya-pramāda-ālasya-avirati-bhrāntidarśana-alabdhabhūmikatva-anavasthitatvāni citta-vikṣepāḥ-te-antarāyāḥ

这些障碍包括疾病、懒惰、疑惑、粗心、懈怠、欲念、妄见、缺乏毅力和退步。

1.31 duḥkha-daurmanasya-aṅgamejayatva-śvāsapraśvāsāḥ vikṣepa-sahabhuvaḥ

悲伤、绝望、身体不稳定和呼吸不均匀，进一步加重了“心”的散乱。

2.16 heyaṃ duḥkham-anāgatam

尚未到来的痛苦能够也将会避免。

2.17 draṣṭṛ-dṛśyayoḥ saṃyogaḥ heya-hetuḥ

痛苦产生的原因是将观者与观看对象连接或等同，补救的方法是使它们分离。

2.23 sva-svāmi-śaktyoḥ sva-rūpa-upalabdhi-hetuḥ saṃyogaḥ

观者与观看对象的连接，是为了观者发现自身的真实本性。

2.26 viveka-khyātiḥ aviplavā hāna-upāyaḥ

分辨知识在思想、语言与行动中不停息的流动摧毁无明——痛苦之源。

2.33 vitarka-bādhane pratipakṣa-bhāvanam

那些与禁制和劝制相反的原则，要用分辨的知识回击。

2.34 vitarkāḥ hiṃsā-ādayaḥ kṛta-kārita-anumoditāḥ lobha-krodha-moha-pūrvakāḥ mṛdu-madhya-adhimātrāḥ duḥkha-ajñāna-ananta-phalāḥ iti pratipakṣa-bhāvanam

不确定的知识引发暴力，无论是直接造成的，间接造成的，还是已被宽恕的。不确定的知识由轻微、中度或强烈的贪婪、愤怒或迷惑引发。它导致无尽的痛苦和无明，通过内省能够终结它们。

4.10 tāsām-anāditvaṃ ca-āśiṣaḥ nityatvāt

这些印象、记忆和欲望一直存在，因为生的欲望是永恒的。

4.11 hetu-phala-aśraya-ālambanaiḥ saṅgṛhītatvāt-eṣām-abhāve tad-abhāvaḥ

印象和欲望由它们对原因和结果的依赖捆绑在一起。没有后两者，前两者也会停止运作。

4.30 tataḥ kleśa-karma-nivṛttiḥ

随之而来的是痛苦的终结和行动的终结。

预防与治疗

2.16 heyaṃ duḥkham-anāgatam

尚未到来的痛苦能够也将会避免。

4.28 hānam-eṣāṃ kleśavat-uktam

同样，随着修习者努力摆脱痛苦，他必须明智而审慎地处理这些潜在印象，以便根除它们。

什么是瑜伽？

1.1 atha yoga-anuśāsanam

现在，在对神之赐福的祈祷中，开始阐释瑜伽的神圣艺术。

1.2 yogaḥ-citta-vṛtti-nirodhaḥ

瑜伽就是止息意识中的波动。

2.1 tapaḥ-svādhyāya-īśvara-praṇidhānāni kriyā-yogaḥ

刻苦修习，自我研习和研习经典，将自我交托给神，就是瑜伽行动（克里亚瑜伽 kriyā yoga）。

2.4 avidyā kṣetram-uttareṣāṃ prasupta-tanu-vicchinna-udārāṇām

缺乏真知是一切痛苦与悲伤之源，无论它们是休眠的、微弱的、中断的还是完全活跃的。

3.9 vyutthāna-nirodha-saṃskārayoḥ-abhibhava-prādurbhāvau nirodha-kṣaṇa-citta-anvayaḥ nirodha-pariṇāmaḥ

观照潜意识印象的生起和受控之间的那些寂静刹那，是意识朝着控制的转变。

3.10 tasya praśānta-vāhitā saṃskārāt

控制印象的生起，带来不受干扰的宁静之流。

3.11 sarva-arthatā-ekāgratayoḥ kṣaya-udayau cittasya samādhi-pariṇāmaḥ

心中分散的注意力减少，指向一点的注意力增加，就是朝着三摩地的转变。

3.12 tataḥ punaḥ śānta-uditau tulya-pratyayau cittasya-ekāgratā-pariṇāmaḥ

当心意的波动达到平静时，指向一点的意识便出现了。保持强烈的觉知，从指向一点的注意力进入无所指向的专注，就是变入心注一处。

3.14 śānta-udita-avyapadeśya-dharma-anupātī dharmī

基质（根原质）在一切状态中存在并保持其特质，无论是显现的、潜在的还是被征服的状态。

3.19 pratyayasya para-citta-jñānam

他获得读心的能力。

3.20 na ca tat-sālambanaṃ tasya-aviṣayī-bhūtatvāt

如有必要，能够泛泛读懂他人心意的瑜伽士也能精确地识别心意所不能触及的特定内容。

3.51 tad-vairāgyāt-api doṣa-bīja-kṣaye kaivalyam

通过摧毁束缚的种子，甚至连这些力量（悉地）也弃绝，瑜伽士获得永久解脱。

4.18 sadā jñātāḥ-citta-vṛttayaḥ-tat-prabhoḥ puruṣasya-apariṇāmitvāt

普鲁沙永远是光明的、不变的。作为心意的主人，他始终知晓情绪和意识方式。

4.25 viśeṣa-darśinaḥ ātma-bhāva-bhāvanā-nivṛttiḥ

对认识到心与阿特曼之别的人而言，两者之间的分离感消失了。

4.26 tadā viveka-nimnaṃ kaivalya-prāgbhāram cittam

随后，意识被强烈地吸向观者或灵魂，这归因于它提升了的智性之引力。

4.29 prasaṅkhyāne-api-akusīdasya sarvathā viveka-khyāteḥ-dharmameghaḥ samādhiḥ

甚至对这种最高状态的发展也漠不关心，并保持极其专注的、有分辩力的觉知的瑜伽士，臻达法云三摩地：他沉思美德与正义的芳香。

瑜伽八支及其效用

1.3 tadā draṣṭuḥ svarūpe-avasthānam

那时，观者安住于自己真正的光辉。

2.18 prakāśa-kriyā-sthiti-śīlaṃ bhūta-indriya-ātmakaṃ bhoga-apavarga-arthaṃ dṛśyam

原质，它的三德——萨埵、罗阇、答磨，以及它的演化物——元素、心意、感觉器官和行动器官，它们的存在永恒地服务于观者，为的是享乐或解脱。

2.20 draṣṭā dṛśi-mātraḥ śuddhaḥ-api pratyaya-anupaśyaḥ

观者是纯意识，他目击原质而不依赖于它。

2.25 tad-abhāvāt-saṃyoga-abhāvaḥ hānaṃ tat-dṛśeḥ kaivalyam

通过正知可以摧毁无明，这样就断开了观者与观看对象的连接。这就是解脱。

2.28 yoga-aṅga-anuṣṭhānāt-aśuddhi-kṣaye jñāna-dīptiḥ-āviveka-khyāteḥ

通过虔诚地修习瑜伽的各个方面，不净被消除，智慧王冠发出荣耀之光。

2.29 yama-niyama-āsana-prāṇāyāma-pratyāhāra-dhāraṇā-dhyāna-samādhayaḥ aṣṭau-aṅgāni

禁制（道德命令）、劝制（确定的规则）、体式（坐姿）、调息（呼吸的控制）、制感（感官朝向源头的内化）、专注、冥想和三摩地，是瑜伽八支。

3.34 prātibhāt-vā sarvam

借着灵知官能，瑜伽士成为一切知识的知者。

3.35 hṛdaye citta-saṃvit

通过专念于心脏部位，瑜伽士彻底知晓意识的内容与倾向。

3.36 sattva-puruṣayoḥ-atyanta-asaṅkīrṇayoḥ pratyaya-aviśeṣaḥ bhogaḥ para-arthattvāt sva artha saṃyamāt puruṣa-jñānam

通过专念，瑜伽士能轻而易举地区分萨埵和灵魂，灵魂是实在的、真实的。

3.37 tataḥ prātibha-śrāvaṇa-vedanā-ādarśa-āsvāda-vārtāḥ jāyante

通过那种灵性感知，瑜伽士获得非凡的听觉、触觉、视觉、味觉和嗅觉官能。他甚至可凭自己的意愿产生这些非凡官能。

3.39 bandha-kāraṇa-śaithilyāt pracāra-saṃvedanāt-ca cittasya para-śaīra-āveśaḥ

通过消除束缚之因，并让意识自由流动，瑜伽士任意进入他人身体。

3.43 kāya-ākāśayoḥ sambandha-saṃyamāt-laghu-tūla-samāpatteḥ-ca-ākāśa-gamanam

通过认识身体和空的关系，瑜伽士转变自己的身体和心意，让它们轻如棉絮。那样，他就能在空中漂浮，这是对空的征服。

3.46 tataḥ-aṇimādi-prādur-bhāvaḥ kāya-sampat tat-dharma-anabhighātaḥ-ca

从此，显现身体的完美，抗拒元素活动的能力，以及缩小之类的力量。

3.47 rūpa-lāvaṇya-bala-vajra-saṃhananatvāni kāya-sampat

身体的完美包括形体美，优雅、力量、紧致，以及钻石般的坚固和光彩。

3.48 grahaṇa-svarūpa-asmitā-anvaya-arthavattva-saṃyamāt-indriya-jayaḥ

通过专念于认识过程、私我和原质结合的目的，瑜伽士可掌控感官。

3.49 tataḥ mano-javitvaṃ vikaraṇa-bhāvaḥ pradhāna-jayaḥ-ca

通过掌控感官，瑜伽士的身体、感官和心意的速度与灵魂的速度匹配，而不依赖原质的各个初始因。瑜伽士征服原质第一谛（大 / 觉 / 宇宙意识 / 玛哈特），而无需意识的帮助。

3.50 sattva-puruṣa-anyatā-khyāti-mātrasya sarva-bhāva-adhiṣṭhātṛtvaṃ sarva-jñātṛtvaṃ ca

只有知晓智性与观者之分别的人，才能获得关于存在的一切和显现的一切的至上知识。

3.51 tad-vairāgyāt-api doṣa-bīja-kṣaye kaivalyam

通过摧毁束缚的种子，甚至连这些力量（悉地）也弃绝，瑜伽士获得永久解脱。

3.55 tārakaṃ sarva-viṣayaṃ sarvathā-viṣayam-akramaṃ ca-iti viveka-jaṃ jñānam

瑜伽士的崇高知识的基本特征是，他立刻清晰而完整地领会一切客体的目标，而不进入时间或变化的序列。

3.56 sattva-puruṣayoḥ śuddhi-sāmye kaivalyam

当智性之纯度等于灵魂之纯度时，瑜伽士已然臻达解脱，即瑜伽之圆满。

4.3 nimittam-aprayojakaṃ prakṛtīnāṃ varaṇa-bhedaḥ-tu tataḥ kṣetrikavat

原质的有效因虽不使原质的潜力成为行动，但有助于移除发展的障碍，就像农民筑堤灌溉田地。

4.22 citeḥ-apratisaṅkramāyāḥ-tad-ākāra-āpattau sva-buddhi-saṃvedanam

当意识映现和确认其源头——不变的观者，并呈现观者的形式时，它将自身的觉知和智性区分开来。

4.25 viśeṣa-darśinaḥ ātma-bhāva-bhāvanā-nivṛttiḥ

对认识到心与阿特曼之别的人而言，两者之间的分离感消失了。

4.30 tataḥ kleśa-karma-nivṛttiḥ

随之而来的是痛苦的终结和行动的终结。

4.31 tadā sarva-āvaraṇa-mala-apetasya jñānasya-ānantyāt-jñeyam-alpam

然后，当不净的遮蔽被移除，瑜伽士获得最高的、主观的、纯粹的、无限的知识，而可知的、有限的知识则显得无足轻重。

4.32 tataḥ kṛtā-arthānāṃ pariṇāma-krama-samāptiḥ-guṇānām

当臻达法云三摩地时，原质三德止息。它们已然达成目的，它们的连续交替终止。

4.33 kṣaṇa-pratiyogī pariṇāma-aparānta-nirgrāhyaḥ kramaḥ

随着三德的交替停止运作，时间—诸刹那的连续推移 -- 停止。时间之流的这种解构只有在这最后的解脱阶段才是可理解的。

4.34 puruṣa-artha-śūnyānāṃ guṇānāṃ pratiprasavaḥ kaivalyaṃ sva-rūpa-pratiṣṭhā vā citi śaktiḥ iti

当瑜伽士成全人生四大目标并超越三德时，解脱来临。四大目标和三德返回它们的源头，意识立足于其自身原本的纯净。如此。

禁制

2.30 ahiṃsā-satya-asteya-brahmacarya-aparigrahāḥ yamāḥ

禁制的五柱是：不害、不说谎、不偷窃、不纵欲和不贪婪。

2.35 ahiṃsā-pratiṣṭhāyāṃ tat-saṃnidhau vaira-tyāgaḥ

当不害在语言、思想、行动之中确立起来，一个人好斗的天性就会消除，在他面前，其他生命的敌意也不复存在。

2.36 satya-pratiṣṭhāyāṃ kriyā-phala-āśrayatvam

当修习者稳固地立身于诚实的修习，他的语言就变得如此强大而有力，以致无论他说什么都会实现。

2.37 asteya-pratiṣṭhāyāṃ sarva-ratna-upasthānam

当稳固地立身于不偷窃，珍宝就会到来。

2.38 brahmacarya-pratiṣṭhāyāṃ vīrya-lābhaḥ

当修习者坚定地立身于不纵欲，知识、活力、勇气和能量流向他。

2.39 aparigraha-sthairye janma-kathantā-sambodhaḥ

当一个人摆脱占有的贪婪，前世与今生的知识就会显现。

3.24 maitrī-ādiṣu balāni

通过完善对一切对象的友善和其他美德，他获得道德与情感的力量。

3.25 baleṣu hasti-bala-ādīni

通过专念于力量，瑜伽士将发展出大象的体式、优雅和耐力。

禁制适用所有人

2.31 jāti-deśa-kāla-samaya-anavacchinnāḥ sārva-bhaumāḥ mahāvratam

禁制是重要的、强有力的、普适的誓戒，不受地点、时间、阶级的制约。

劝制

2.32 śauca-santoṣa-tapaḥ-svādhyāya-īśvara-praṇidhānāni niyamāḥ

劝制包括：洁净、满足、苦行、自我研习和将自己交托给至上神或神。

2.40 śaucāt-sva-aṅga-jugupsā paraiḥ-asaṃsargaḥ

身体与思想的洁净使人不愿为了自我满足而与他人接触。

2.41 sattva-śuddhi-sau-manasya-eka-agrya-indriya-jaya-ātma-darśana-yogyatvāni ca

当身体洁净，意识纯净，感官被控制，认识内在自我所需的快乐觉知也会出现。

2.42 santoṣāt-anuttamaḥ sukha-lābhaḥ

从满足与善意中，出现最高的快乐。

2.43 kāya-indriya-siddhiḥ-aśuddhi-kṣayāt-tapasaḥ

苦行烧尽不净，并点燃神性的火光。

2.44 svādhyāyāt-īṣṭa-devatā-samprayogaḥ

自我研习引向对神的觉悟或与择神的联结。

2.45 samādhi-siddhiḥ-īśvara-praṇidhānāt

将自我交托给神带来三摩地的完美之境。

体式

1.33 maitrī-karuṇā-muditā-upekṣāṇāṃ sukha-duḥkha-puṇya-apuṇya-viṣayāṇāṃ bhāvanātaḥ citta prasādanam

通过培养友善、怜悯与喜乐，并对苦乐、善恶不动心，意识变得向善、平静而慈悲。

2.46 sthira-sukham-āsanam

体式是完美的身体稳健、智性稳定和灵性仁慈。

2.47 prayatna-śaithilya-ananta-samāpattibhyām

当体式的完成变得毫不费力时，体式就臻于完美，修习者即抵达内部的无限存在。

2.48 tataḥ dvandvaḥ-anabhighātaḥ

从此，修习者不再被二元性所扰。

3.47 rūpa-lāvaṇya-bala-vajra-saṃhananatvāni kāya-sampat

身体的完美包括形体美，优雅、力量、紧致，以及钻石般的坚固和光彩。

调息

1.34 pracchardana-vidhāraṇābhyāṃ vā prāṇasya

或者，通过保持柔和、稳定的呼气中感受到的以及呼气后的被动屏息中感受到的平静状态。

2.49 tasmin-sati śvāsa-praśvāsayoḥ-gati-vicchedaḥ prāṇāyāmaḥ

调息是对吸气、呼气和屏息的控制。只有达到体式的完美后才可以练习调息。

2.50 bāhya-abhyantara-stambha-vṛttiḥ-deśa-kāla-saṅkhyābhiḥ paridṛṣṭaḥ dīrgha-sūkṣmaḥ

调息包括三个活动：绵长而精微的吸气、呼气和屏息。三者根据持续时间和部位被精确地控制。

2.51 bāhya-ābhyantara-viṣaya-ākṣepī caturthaḥ

第四种调息超越了内部与外部之分，看上去无需刻意也毫不费力。

2.52 tataḥ kṣīyate prakāśa-āvaraṇam

调息去除了遮蔽知识之光的面纱，预示着智慧黎明的到来。

2.53 dhāraṇāsu ca yogyatā manasaḥ

心意也变得适于专注。

3.40 udāna-jayāt-jala-paṅka-kaṇṭaka-ādiṣu-asaṅgaḥ utkrāntiḥ-ca

通过掌控上行气（udana），瑜伽士可在水上、沼泽上、刺上行走，而不碰触它们。他也能漂浮。

3.41 samāna-jayāt-jvalanam

通过专念于平行气（samana），瑜伽士像火一样发光，他光环闪耀。

3.42 śrotra-ākāśayoḥ sambandha-saṃyamāt-divyaṃ śrotram

通过专念于空间和声音的关系，瑜伽士可听到遥远的神圣之音。听觉器官耳朵抓住空间里的声音。这是对风的征服。

3.43 kāya-ākāśayoḥ sambandha-saṃyamāt-laghu-tūla-samāpatteḥ-ca-ākāśa-gamanam

通过认识身体和空的关系，瑜伽士转变自己的身体和心意，让它们轻如棉絮。那样，他就能在空中漂浮。这是对空的征服。

制感

1.35 viṣayavatī vā pravṛttiḥ-utpannā manasaḥ sthiti-nibandhanī

或者，通过专注于一个有助于保持心意与意识稳定的对象。

2.54 sva-viṣaya-asamprayoge cittasya-sva-rūpa-anukāraḥ iva-indriyāṇāṃ pratyāhāraḥ

从与外部对象的接触中收回感官、心意与意识，随后将它们向内拉向观者，这就是制感。

2.55 tataḥ paramā vaśyatā-indriyāṇām

制感导致对感觉器官的完全控制。

专注

1.36 viśokā vā jyotiṣmatī

或者，通过专注于明亮、灿烂、超越悲伤的光，获得内在的稳定。

1.37 vīta-rāga-viṣayaṃ vā cittam

或者，通过专注于已开悟的圣人，他们已摆脱欲望和执着，平静而安宁；

或者，通过专注于神圣的对象。

2.53 dhāraṇāsu ca yogyatā manasaḥ

心意也变得适于专注。

3.1 deśa-bandhaḥ-cittasya dhāraṇā

将意识固定于一个点或一个地方，这是专注。

冥想

1.29 tataḥ pratyak-cetana-adhigamaḥ-api-antarāya-abhāvaḥ-ca

通过重复念诵“唵”来冥想神，移除掌控内在自我途中的障碍。

1.38 svapna-nidrā-jñāna-ālambanaṃ vā

或者，通过在醒态期间回想并专注于梦态或深眠状态中的经验。

1.39 yathā-abhimata-dhyānāt-vā

或者，通过冥想任何可导向意识稳定的渴望对象。

2.11 dhyāna-heyāḥ-tad-vṛttayaḥ

由粗糙和精微的痛苦造成的意识波动，可以通过冥想消除。

3.2 tatra pratyaya-eka-tānatā dhyānam

注意力稳定而持续地流向一个点或同一个地方，就是冥想。

4.6 tatra dhyāna-jam-anāśayam

在圆满者的这些意识活动中，只有那些从冥想发出的，才是摆脱了潜在的印象和影响的意识。

三摩地

1.20 śraddhā-vīrya-smṛti-samādhi-prajñā-pūrvakaḥ itareṣām

必须带着信任、信念、活力、敏锐的记忆与强烈的专注进行修习，以突破这种灵性上的自满。

1.46 tā eva sabījaḥ samādhiḥ

上述经文描述的三摩地状态需依赖于一个支撑物或种子，被称作“有种三摩地”。

1.51 tasya-api nirodhe sarva-nirodhāt-nirbījaḥ samādhiḥ

当新的智慧之光也被舍弃时，无种三摩地来临了。

2.2 samādhi-bhāvana-arthaḥ kleśa-tanū-karaṇa-arthaḥ-ca

修习瑜伽可以减少痛苦，并导向三摩地。

2.45 samādhi-siddhiḥ-īśvara-praṇidhānāt

将自我交托给神带来三摩地的完美之境。

3.3 tad-eva-artha-mātra-nirbhāsaṃ svarūpa-śūnyam-iva samādhiḥ

当冥想对象吞没冥想者，显现为主体时，自我意识便消失了。这就是三摩地。

3.11 sarva-arthatā-ekāgratayoḥ kṣaya-udayau cittasya samādhi-pariṇāmaḥ

心中分散的注意力减少，指向一点的注意力增加，就是朝着三摩地的转变。

3.38 te samādhau-upasargāḥ vyutthāne siddhayaḥ

这些成就是三摩地的障碍，尽管它们在现实生活中是力量。

4.1 janma-auṣadhi-mantra-tapaḥ-samādhi-jāḥ siddhayaḥ

成就可以通过出生、服草药、曼陀罗、苦行或三摩地获得。

4.29 prasaṅkhyāne-api-akusīdasya sarvathā viveka-khyāteḥ-dharmameghaḥ samādhiḥ

甚至对这种最高状态的发展也漠不关心，并保持极其专注的、有分辩力的觉知的瑜伽士，臻达法云三摩地：他沉思美德与正义的芳香。

三摩地的类型

三摩地分为两种：有想三摩地或有种三摩地，无想三摩地或无种三摩地。

i）有想三摩地或有种三摩地

1.17 vitarka-vicāra-ānanda-asmitārūpa-anugamāt-samprajñātaḥ

修习和不执形成四种类型的三摩地：自我分析，综合，喜乐，经验到纯粹的存在。

1.18 virāma-pratyaya-abhyāsa-pūrvaḥ saṃskāra-śeṣaḥ-anyaḥ

在这些经验中生起的“空”是另一种三摩地。潜在的业力是休眠的，一旦被唤醒，就会发芽，制造波动并干扰意识的纯净。（寂止之境）

1.42 tatra śabda-artha-jñāna-vikalpaiḥ saṅkīrṇā savitarkā samāpattiḥ

在这个被称为“有寻三摩钵底”阶段，词语、含义及内容交融，形成一种特殊的知识。

1.43 smṛti-pariśuddhau sva-rūpa-śūnya-iva-arthamātra-nirbhāsā nirvitarkā

在“无寻三摩钵底”中，记忆与智性之光的区别显示出来；记忆被净化，意识不加反射地发光。

1.44 etayā-eva savicārā nirvicārā ca sūkṣma-viṣayā vyākhyātā

类似地，对精微方面的专注被理解为有伺三摩钵底和无伺三摩钵底。

ii）无想三摩地或无种三摩地

1.51 tasya-api nirodhe sarva-nirodhāt-nirbījaḥ samādhiḥ

当新的智慧之光也被舍弃时，无种三摩地来临了。

4.29 prasaṅkhyāne-api-akusīdasya sarvathā viveka-khyāteḥ-dharmameghaḥ samādhiḥ

甚至对这种最高状态的发展也漠不关心，并保持极其专注的、有分辩力的觉知的瑜伽士，臻达法云三摩地：他沉思美德与正义的芳香。

4.34 puruṣa-artha-śūnyānāṃ guṇānāṃ pratiprasavaḥ kaivalyaṃ sva-rūpa-pratiṣṭhā vā citi-śaktiḥ-iti

当瑜伽士成全人生四大目标并超越三德时，解脱来临。四大目标和三德返回它们的源头，意识立足于其自身原本的纯净。如此。

联结

2.17 draṣṭṛ-dṛśyayoḥ saṃyogaḥ heya-hetuḥ

痛苦产生的原因是将观者与观看对象连接或等同，补救的方法是使它们分离。

2.23 sva-svāmi-śaktyoḥ sva-rūpa-upalabdhi-hetuḥ saṃyogaḥ

观者与观看对象的连接，是为了观者发现自身的真实本性。

2.25 tad-abhāvāt-saṃyoga-abhāvaḥ hānaṃ tat-dṛśeḥ kaivalyam

通过正知可以摧毁无明，这样就断开了观者与观看对象的连接。这就是解脱。

修习

1.1 atha yoga-anuśāsanam

现在，在对神之赐福的祈祷中，开始阐释瑜伽的神圣艺术。

1.12 abhyāsa-vairāgyābhyāṃ tat-nirodhaḥ

修习不执是止息意识波动的途径。

1.13 tatra sthitau yatnaḥ-abhyāsaḥ

修习就是坚持不懈地努力，以平息这些波动。

1.14 sa tu dīrgha-kāla-nairantarya-satkāra-āsevitaḥ dṛḍha-bhūmiḥ

长时间、不间断、警醒的修习，是控制心意波动的坚实根基。

1.18 virāma-pratyaya-abhyāsa-pūrvaḥ saṃskāra-śeṣaḥ-anyaḥ

在这些经验中生起的“空”是另一种三摩地。潜在的业力是休眠的，一旦被唤醒，就会发芽，制造波动并干扰意识的纯净。

1.20 śraddhā-vīrya-smṛti-samādhi-prajñā-pūrvakaḥ itareṣām

必须带着信任、信念、活力、敏锐的记忆与强烈的专注进行修习，以突破这种灵性上的自满。

1.32 tat-pratiṣedha-artham-eka-tattva-abhyāsaḥ

保持专一的持续努力能够阻止这些障碍。

1.33 maitrī-karuṇā-muditā-upekṣāṇāṃ sukha-duḥkha-puṇya-apuṇya-viṣayāṇāṃ bhāvanātaḥ citta prasādanam

通过培养友善、怜悯与喜乐，并对苦乐、善恶不动心，意识变得向善、平静而慈悲。

附录

所获奖励与荣誉

1952 年　斯瓦米·悉瓦南达（Swami Shivananda）授予其“瑜伽士之王”（Yogi Raja）称号。

1962 年　瑜伽大师克里希那玛查雅（Śriman T. Krishnamacharya）授予其“瑜伽师什克沙卡·查克拉瓦蒂”（Yoganga Shikshaka Chakravarti）的称号。

1981 年　Vishwa Yoga Sammelan 授予其“瑜伽士珍宝”（Yogi Ratna）的称号。

1987 年　《调息之光》获位于印度瓜廖尔的拉克希米巴伊国家体育教育学院（Lakshmibai National College of Physical Education）颁发的 5000 卢比奖金。

1988 年　联邦明星注册部（The Ministry of Federal Star Registration）将“瑜伽大师 B.K.S. 艾扬格”作为称号进行注册，编号为 Monoceras Rabh 30M49sd+1i29。

1989 年　Vishwa Yoga Samaj 向其颁发瑜伽莲花奖章（Yoga Padmashri）。

1990 年　全印度体育教育暨联合老师协会（All India Physical Education and Allied Teacher's Association）向其颁发瓦希塔奖（Vashista Award）。

1991 年　印度联邦政府向其颁发莲花奖章（Padmashri Award）。

印度阿育吠陀国际委员会（International Council of Ayurveda）授予其“同盟委员会科学家”（Fellow Concili Scientiarum）的称号。

1992 年　位于斯里兰卡科伦坡的开放国际大学（The Open International University）授予其医学交流研究院（Medicina Alternativia Institute）终身会员资格与理学博士学位。

普纳 Tridal 向其颁发普尼亚·布尚奖（Punya Bhushan Award）。

1993 年　位于加尔各答的印度辅助医疗委员会（Indian Board of Alternative Medicines）向其颁发金奖。

1994年　位于印度科拉尔地区的卡纳塔卡瑜伽中心（Karnataka Yoga Center）主席授予其“维什瓦·曼纳瓦”（Visva Manava，宇宙人物）的称号。

1995年　位于印度加尔各答的开放国际大学（The Open International University）向其颁发针对辅助医疗的辅助医疗珍宝奖（Gem of Alternative Medicine Award）。

1996年　位于印度卡纳塔卡的迈索尔大学（The University of Mysore）授予其理学博士学位。

1997年　美国传记研究院（American Biographical Institute）评其为“年度人物”（Man of the Year）。

入选国际杰出领袖名录（International Directory of Distinguished Leadership）。

位于英格兰剑桥的国际传记中心（International Biographical Center）评其为“年度人物”（Man of the Year），并向其颁发20世纪杰出成就奖（The Twentieth Century Award for Achievement）。

位于英格兰剑桥的国际传记词典编辑委员会在第26版国际传记词典（Dictionary of International Biography）中编入以作者生平成就与荣誉为内容的纪念画报。

印度国际出版社（International Publishing House）向其颁发印度最佳市民奖（Best Citizen of India）。

卡纳塔卡婆罗门马哈萨巴协会（Karnataka Brahmana Mahasabha）授予其“维普拉·拉特纳”（Vipra Ratna）的称号。

1998年　分别入选印度、亚洲与世界名人录（Who's Who），获的“杰出成就人物”（Men of Achievement）、“印度杰出人物”（Prominent Personalities of India）、“当代全球知名作家”（Contemporary and International Authors）。

美国传记研究院评其为1998年度人物奖（Man of the Year 1998）。

入选1998年度国际杰出领袖名录（International Directory of Distinguished Leadership 1998）。

位于英格兰剑桥的国际传记中心（International Biographical Center）评其为“1998年度国际人物“（Man of the Year 1998）。

获“20世纪杰出成就奖”（Twentieth Century Award for Achievement）。

获评“20世纪两千名卓越人物”（Outstanding People of the Twentieth Century）与“20世纪五百名最具影响力的领袖”（*500 Leaders of Influence*）。

阿尔萨·维迪亚（Arsa Vidya）授予其“阿尔萨·库拉·斯雷斯塔赫”（Arsa-Kula-

Sresthah）的称号。

1999 年　普纳大学（Pune University）向其颁发“吉万·萨达纳·戈拉夫奖”（Jeevan Sadhana Gaurav Award）。

室利·穆里·马诺哈·乔希·赫德（Sri Murli Manohar Joshi HRD）与印度联邦政府科学与技术部部长向其颁发“吉安·凯里安慈善奖”（Gyan Kalyan Charitable Award）。

室利·柴坦尼亚·瓦什纳瓦·瓦尔迪尼·萨巴（Sri Chaitanya Vaishnava Vardhini Sabha）向其颁发阿卜西那瓦·帕坦贾利·马哈尔希奖（Abhinava Patanjali Maharshi）。

位于普那科特鲁德的扶轮俱乐部（Rotary Club of Kothrud）向其颁发扶轮卓越奖（Rotary Excellence Award）。

瑜伽大师基肖尔·维亚斯（Archarya Kishore Vyas）向其颁发斯瓦米·维韦卡南德·普鲁斯卡奖（Swami Vivekanand Puruskar Award）。

位于新德里的国际出版社（International Publishing House）向其颁发“1999 年度印度最佳公民奖”（Best Citizen of India Award 1999）。

印度国际传记研究院（The International Biographical Research Foundation of India）评其为“印度杰出人物”（Eminent Personalities of India）。

位于加尔各答的世界瑜伽协会（World Yoga Society）向其颁发 1999 年度瑜伽人物奖（Yogadron Award’99）。

2000 年　位于孟买的普里亚达尔沙尼研究学会（Priyadarshani Academy）向其颁发普里亚达尔沙尼奖（Priyadarshani Award）。

作者作品

《瑜伽之光》（*Light on Yoga*）

《调息之光》（*Light on Prāṇāyāma*）

《简明瑜伽之光》（*Concise Light on Yoga*）

《瑜伽的艺术》（*Art of Yoga*）

《瑜伽之树》（*Tree of Yoga*）

《帕坦伽利瑜伽经之光》（*Light on the Yoga Sūtras of Patañjali*）

《图解瑜伽之光》（*The Illustrated Light on Yoga*）

《瑜伽之光》（*Yoga Dīpikā*，马拉地语）

《瑜伽希望之树》（*Yoga Ek Kalpataru*，马拉地语）

《医药瑜伽》（*Ārogyayoga*，马拉地语）

《瑜伽花环之光》（*Light on Aṣṭānga Yoga*）

《瑜伽花环》（*Aṣṭadaḷa Yogamālā*，第 1—8 卷）

《瑜伽：通向整体健康之路》（*Yoga: The Path to Holistic Health*）

Yoga Sarvānasāṭhi（马拉地语）

《瑜伽教师基本导则》（*Basic Guidelines for Teachers of Yoga*，与吉塔·S. 艾扬格合著）

《檀香瑜伽》（*Yogacandan*，马拉地语）

《光耀生命》（*Light on Life*）

关于艾扬格瑜伽的其他作品

《身体是神殿，瑜伽是你的光》（*Body the Shrine, Yoga thy Light*）

《70 年光辉岁月》（*70 Glorious Years*）

《艾扬格传》（*Iyengar: His Life and Work*）

《瑜伽，献给神的花朵》（*Yogāpushpanjali*）

《瑜伽之流》（*Yogadhārā*）